2024中国临床医学研究发展报告

中国生物技术发展中心　编著

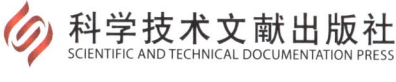

·北京·

图书在版编目（CIP）数据

2024中国临床医学研究发展报告 / 中国生物技术发展中心编著. -- 北京 : 科学技术文献出版社, 2024.9.
ISBN 978-7-5235-1854-0

Ⅰ.R4

中国国家版本馆 CIP 数据核字第 2024Q8F260 号

2024中国临床医学研究发展报告

策划编辑：郝迎聪　　责任编辑：韩　晶　　责任校对：张永霞　　责任出版：张志平

出 版 者	科学技术文献出版社
地　　址	北京市复兴路15号　邮编　100038
出 版 部	（010）58882941，58882087（传真）
发 行 部	（010）58882868，58882870（传真）
邮 购 部	（010）58882873
官方网址	www.stdp.com.cn
发 行 者	科学技术文献出版社发行　全国各地新华书店经销
印 刷 者	北京时尚印佳彩色印刷有限公司
版　　次	2024 年 9 月第 1 版　2024 年 9 月第 1 次印刷
开　　本	787×1092　1/16
字　　数	361千
印　　张	16.25
书　　号	ISBN 978-7-5235-1854-0
定　　价	148.00元

版权所有　违法必究

购买本社图书，凡字迹不清、缺页、倒页、脱页者，本社发行部负责调换

《2024 中国临床医学研究发展报告》
编写人员名单

编委会主任：张新民

编委会副主任：沈建忠　范　玲　郑玉果

主　　　编：范　玲

副　主　编：卢　姗

编写组成员：（按姓氏笔画排序）

马　倩	王　磊	王守岩	王跃明	王黎琦	毛开云
方子寒	方盛泉	甘荣兴	代晓阳	朱　敏	朱成姝
朱健康	刘　威	刘　晓	刘福囝	刘韬韬	江洪波
汤　壮	安　宇	许　锋	阮梅花	孙华平	寿成超
杜　君	杜宝洁	李　卡	李　楠	李子明	李丹丹
李冬雪	李苏宁	李浏博	杨　力	杨　阳	杨　靖
吴函蓉	何　蕊	张　鑫*	张　鑫**	张一平	张大璐
张丽雯	张英梅	张学博	张建民	陈　昊	陈　琪
陈大明	武瑞君	林建华	岳伟华	周志涛	孟　晶
赵国光	赵添羽	胡　承	洪　波	顾宇彤	柴晓珂
钱碧云	徐　烨	郭　伟	桑晓冬	黄　鑫	黄英明
曹　芹	曹国英	渠天欣	蔡广研	熊　燕	潘　纲
魏　巍	魏鹏虎				

* 作者单位为中国生物技术发展中心国际合作与人才处
** 作者单位为中国生物技术发展中心生命科学与前沿生物技术处

前 言

随着医学研究的创新发展，人类对疾病发生发展机制的认识与理解不断深入，临床诊疗技术不断完善和升级，疾病防治模式正在向更高效、更精准、更智能的方向发展。临床医学研究作为衔接基础医学和转化应用的关键环节，对促进医学新发现、推动成果转化、验证医疗技术与医药产品的安全性和有效性、完善临床诊疗标准规范等提供了重要支撑。加强临床医学研究，对提升临床诊疗技术和疾病防治水平，支撑健康中国建设具有重要意义。

为系统反映中国临床医学研究的年度概况和主要成就，总结发展经验，分析、研判未来趋势，中国生物技术发展中心自 2018 年起组织开展《中国临床医学研究发展报告》的编制工作。《2024 中国临床医学研究发展报告》（简称《报告》）延续了之前的框架，以文字、数据、图表相结合的方式，展示了 2023 年国内外临床医学研究的相关情况。《报告》共分四章：第一章梳理了国内外临床医学的研究论文、临床试验、机构建设和成果转化等方面的现状与趋势；第二章总结了 2023 年国内外临床医学研究的政策与法规，主要对临床医学研究的组织实施，以及重大疾病、技术与产品相关政策文件进行了梳理和分析；第三章介绍了 2023 年中国具有重要临床价值或对医学科技发展具有重要影响的代表性进展和成果；第四章浅析了 2023 年国际临床医学研究的年度热点，围绕"脑机接口技术及临床应用进展"主题进行论述。此外，《报告》还编录了与中国临床医学研究相关的一些文件和资料。

由于数据库统计口径不同，本报告中的地区统计略有差异。基于 Web of Science 的 Medline 数据库、核心合集检索的论文，中国的论文仅包含中国内地（大陆）、中国香港、中国澳门的相关机构发表或参与发表的论文，仅署名中国台湾相关机构的论文未在统计范围内。基于 ClinicalTrials.gov 数据库检索的临床试验数据，中国的临床研究仅包含发起者 / 合作者为中国内地（大陆）机构的研究项目，发起者 / 合作者仅为中国香港、中国澳门和中国台湾机构的临床研究项目未在统计范围内。

希望本报告能够为临床医学相关的政策制定者、研究人员、管理工作者、医疗工作者、产品研发人员，以及关心中国医学科技发展的社会各界人士提供参考。同时敬请各位读者批评指正，提出宝贵意见，以便我们进一步改进和完善。

编　者

2024 年 9 月

目 录

第一章 临床医学研究现状与趋势 ·· 1
 一、国际临床医学研究发展现状 ·· 1
 二、国内临床医学研究发展现状 ·· 19

第二章 2023年国内外临床医学研究政策与法规 ····················· 43
 一、国际临床医学研究政策与法规 ······································ 43
 二、国内临床医学研究政策与法规 ······································ 57

第三章 2023年中国临床医学研究重要成果选编 ····················· 73
 一、重要科学发现 ··· 74
 二、新技术新方法 ··· 102
 三、临床转化与产品 ·· 111
 四、临床标准规范与推广 ·· 125

第四章 2023年临床医学研究热点浅析：脑机接口技术及临床应用进展 ··· 132
 一、脑机接口技术概述 ··· 132
 二、脑机接口国内外部署及相关政策 ···································· 145
 三、侵入式脑机接口技术及临床应用进展 ······························ 150
 四、非侵入式脑机接口技术及临床应用进展 ··························· 163
 五、我国脑机接口发展的挑战与建议 ···································· 170

图表索引 ·· 174

附 录 ·· 177
 附录A 2023年度中国临床医学相关政策文件 ······················· 177
 附录B 国家临床医学研究中心名录 ···································· 180
 附录C 中国合格评定国家认可委员会（CNAS）认定的医学实验室 ··· 182

附录D　美国病理学家协会（CAP）认证的临床检验实验室 ················ 212

附录E　2023年度中国企业发起的国际多中心临床试验 ················ 222

附录F　2023年度国家药品监督管理局批准的创新药 ················ 233

附录G　2023年度获批创新医疗器械产品名单 ················ 237

附录H　2023年度国家科学技术奖励（医药卫生领域） ················ 240

附录I　英语缩略词表 ················ 247

致　谢 ················ 250

第一章　临床医学研究现状与趋势

临床医学研究是衔接基础医学和转化应用的关键环节，对于推进医学创新、加速科研成果向临床实践转化、提升医疗技术水平和疾病防治能力、支撑健康中国建设具有重要意义。随着人工智能、大数据等前沿技术及相关学科的快速发展与交叉融合，临床医学研究模式不断创新，整体研究水平和产出持续提升，为疾病的预防、诊断和治疗提供了新的思路和更多选择。本章从研究论文、临床试验、临床研究机构、成果转化等角度，介绍2023年国内外临床医学研究情况。

一、国际临床医学研究发展现状

2023年，全球临床医学研究持续稳步推进，临床研究机构建设得到进一步完善，药物与医疗器械研发取得一系列创新突破，为促进医学技术发展、提升临床诊疗水平发挥了重要作用。

（一）研究论文

本部分基于Web of Science的Medline数据库和核心合集，检索2014—2023年发表的临床医学研究论文，分析相关国家、地区和研究机构的产出情况；基于Web of Science核心合集，检索并统计不同国家、地区和研究机构在《新英格兰医学杂志》（*The New England Journal of Medicine*，NEJM）、《柳叶刀》（*The Lancet*）、《美国医学会杂志》（*The Journal of the American Medical Association*，JAMA）和《英国医学杂志》（*British Medical Journal*，BMJ）4类综合医学期刊的论文发表情况。

1. 全球临床医学研究论文数量较2022年略有下降

2014—2023年，Medline数据库共收录临床医学研究论文450.72万篇，平均每年约45万篇①（图1-1）。2023年的临床医学研究论文数量为42.29万篇，略低于2022年论文数（下降11.49%）②。从研究对象的年龄分布来看，针对成人（19～44岁）的研究论文数量最多，针对老年人群（65岁及以上）的研究论文数量次之（图1-2）；从应用领域来看，治疗方面的研究论文数量最多（155 915篇），流行病学方面的研究论文数量位居第二（101 662篇）（图1-3）。

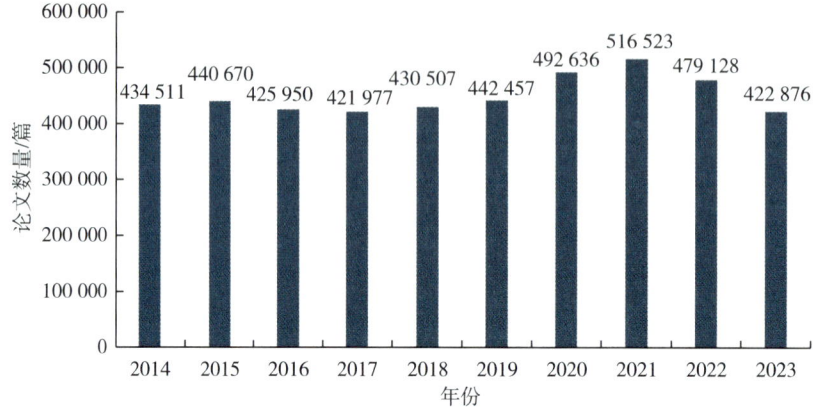

图1-1　2014—2023年全球临床医学研究论文数量

（数据来源：Medline数据库）

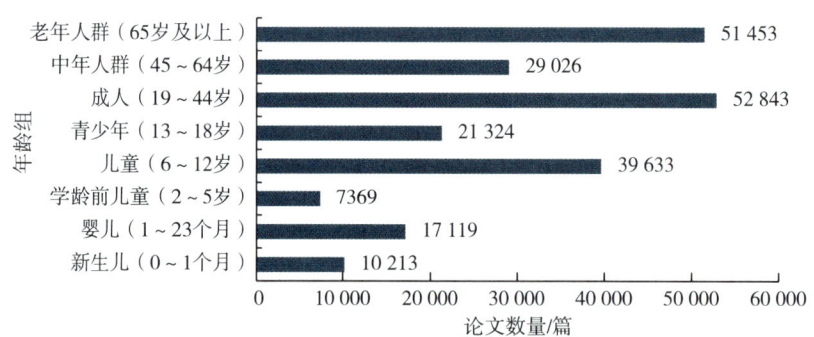

图1-2　2023年全球各年龄组临床医学研究论文数量

（数据来源：Medline数据库）

---

① 本报告中临床医学研究论文相关数据的检索时间为2024年6月2日。基于数据库更新等原因，本报告中2023年及以前的数据与历年报告有所不同，但整体趋势一致。

② 此处与《2023中国临床医学研究发展报告》中的统计数据进行比较。基于2023年9月4日的统计结果，2022年全球临床医学研究的论文数量为47.78万篇。

第一章 临床医学研究现状与趋势

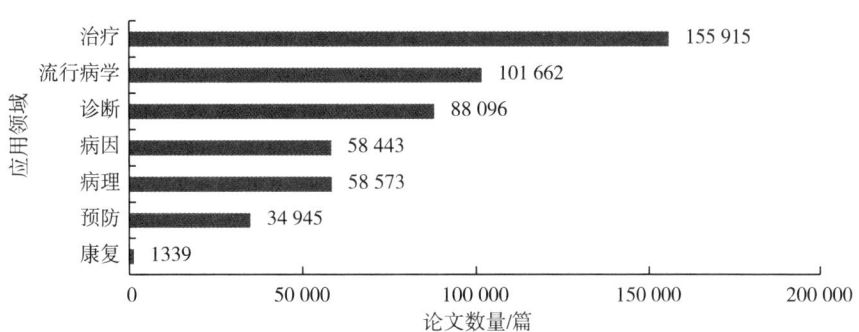

图 1-3　2023 年全球临床医学不同应用领域的论文数量[①]

（数据来源：Medline 数据库）

2. 肿瘤、心血管疾病、精神障碍是临床医学研究论文数量最多的 3 个领域

在各类疾病[②]中，肿瘤是临床医学研究论文产出最多的疾病领域。2023 年，肿瘤相关的临床医学研究论文数量为 10.83 万篇，占临床医学研究论文总数的 25.61%；心血管疾病相关论文共 6.51 万篇，位居第二；精神障碍相关论文数量为 3.74 万篇，由 2022 年的第 4 位升至 2023 年的第 3 位（图 1-4）。

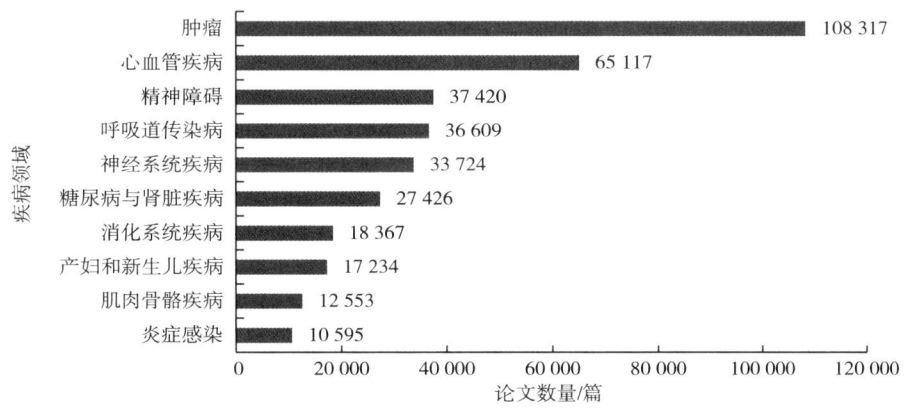

图 1-4　2023 年全球临床医学研究论文数量排名前十的疾病领域

（数据来源：Medline 数据库）

---

① 此处"应用领域"主要根据 Medline 数据库的医学主题词（MeSH）分类，包括治疗（Drug Therapy、non-Drug Therapy）、病理（Pathology）、诊断（Diagnosis）、流行病学（Epidemiology）、病因（Etiology）、预防（Prevention Control）、康复（Rehabilitation）相关的研究论文。

② 此处"疾病"分类主要参考美国健康计量与评估研究所（Institute for Health Metrics and Evaluation，IHME）的疾病分类。

3. 美国临床医学研究论文数量连续13年居全球首位

2023年，全球临床医学研究论文数量排名前十的国家依次为美国、中国、英国、意大利、日本、德国、加拿大、澳大利亚、法国、西班牙。其中，美国仍然以显著优势居全球首位，发表临床医学研究论文共116 195篇，占全球总数的27.48%。中国论文数为79 426篇，占全球总数的18.78%，位居全球第二（表1-1、图1-5）。

表1-1 2023年全球发表临床医学研究论文数量排名前十的国家

序号	国家	论文数量/篇
1	美国	116 195
2	中国	79 426
3	英国	37 736
4	意大利	23 684
5	日本	22 058
6	德国	21 426
7	加拿大	19 383
8	澳大利亚	18 019
9	法国	16 359
10	西班牙	15 745

数据来源：Medline 数据库。

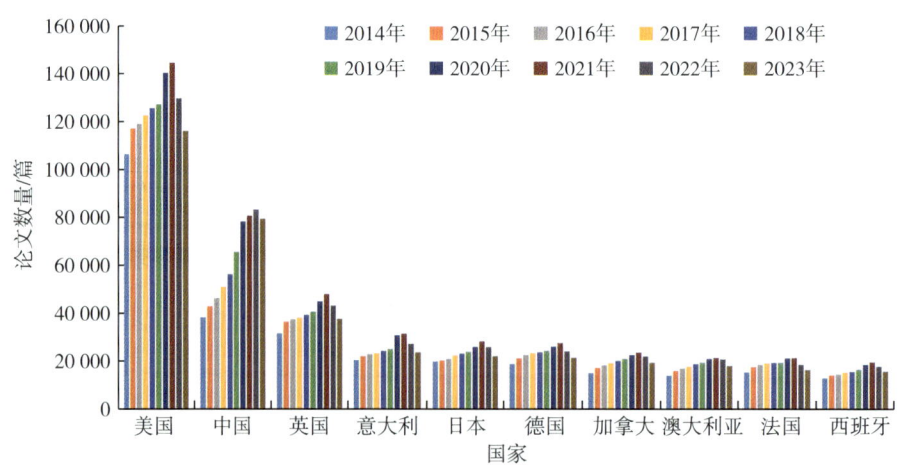

图1-5 全球临床医学研究论文数量排名前十国家的年度变化趋势（2014—2023年）

（数据来源：Medline 数据库）

2023年，在全球发表临床医学研究论文数量排名前十的机构中，有6个来自美国，其余4个分别来自法国、加拿大、英国和中国。其中，美国哈佛大学以13 005篇论文的数量居全球首位（表1-2）。

表1-2 2023年全球发表临床医学研究论文数量排名前十的机构

序号	机构	国家	论文数量/篇
1	哈佛大学（Harvard University）	美国	13 005
2	法国国家健康与医学研究院（Institut National de la Santé et de la Recherche Médicale，INSERM）	法国	6281
3	多伦多大学（University of Toronto）	加拿大	6060
4	约翰·霍普金斯大学（Johns Hopkins University）	美国	5710
5	妙佑医疗国际（Mayo Clinic）	美国	5361
6	伦敦大学学院（University College London）	英国	4674
7	宾夕法尼亚大学（University of Pennsylvania）	美国	4667
8	加利福尼亚大学旧金山分校（University of California，San Francisco）	美国	4434
9	麻省总医院（Massachusetts General Hospital）	美国	4206
10	中国医学科学院北京协和医学院（Chinese Academy of Medical Sciences & Peking Union Medical College）	中国	4029

数据来源：Medline数据库。

4. 美国、英国和加拿大在4类综合医学期刊发表论文数量连续7年居全球前三

2023年，*NEJM*、*The Lancet*、*JAMA*、*BMJ* 4类综合医学期刊上共刊登5370篇临床医学研究论文[①]。其中，美国以2189篇居全球第一；英国（1337篇）和加拿大（344篇）分别位列第二和第三；中国（274篇）居全球第五（图1-6）。

---

① 检索时间：2024年6月2日。本报告仅统计研究论文（Article）、综述（Review）、编辑材料（Editorial Material）、快报（Letter）4类文献，其他文献类型不在统计范围内。

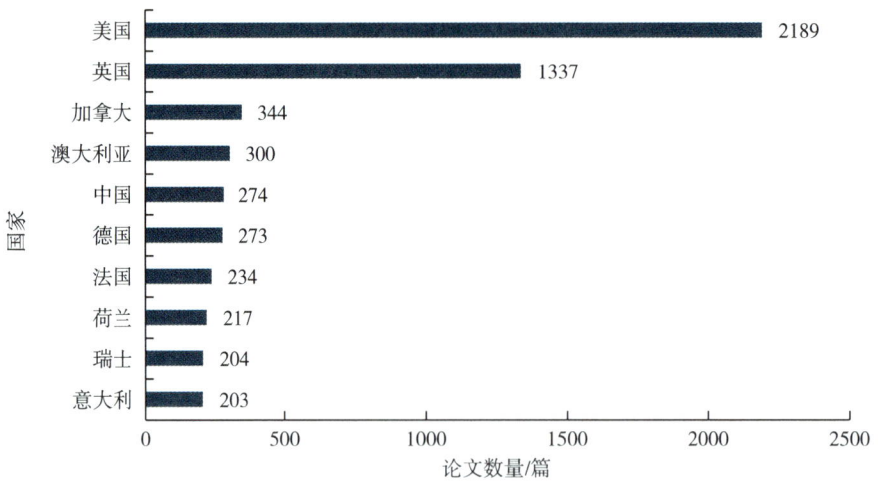

图 1-6　2023 年在 *NEJM*、*The Lancet*、*JAMA*、*BMJ* 上发表临床医学研究论文数量排名前十的国家

（数据来源：Web of Science 核心合集）

2023 年，在 *NEJM*、*The Lancet*、*JAMA*、*BMJ* 4 类综合医学期刊上发表临床医学研究论文数量排名前十的机构主要来自美国、英国和加拿大。其中，哈佛大学发表了 527 篇论文，占 4 类综合医学期刊年度论文总数的 9.81%；布莱根妇女医院（180 篇）和牛津大学（179 篇）分别位居全球第二和第三（表 1-3）。

表 1-3　2023 年在 *NEJM*、*The Lancet*、*JAMA*、*BMJ* 上发表
临床医学研究论文数量排名前十的研究机构

序号	机构	国家	论文数量/篇	占比
1	哈佛大学（Harvard University）	美国	527	9.81%
2	布莱根妇女医院（Brigham Women's Hospital）	美国	180	3.35%
3	牛津大学（University of Oxford）	英国	179	3.33%
4	伦敦大学学院（University College London）	英国	169	3.15%
5	约翰·霍普金斯大学（Johns Hopkins University）	美国	156	2.91%
6	帝国理工学院（Imperial College London）	英国	143	2.66%
7	麻省总医院（Massachusetts General Hospital）	美国	138	2.57%
8	多伦多大学（University of Toronto）	加拿大	137	2.55%

续表

序号	机构	国家	论文数量/篇	占比
9	加利福尼亚大学旧金山分校（University of California, San Francisco）	美国	133	2.48%
10	伦敦卫生与热带医学院（London School of Hygiene & Tropical Medicine）	英国	130	2.42%

数据来源：Web of Science 核心合集。

（二）临床试验

根据美国 ClinicalTrials.gov 数据库和世界卫生组织（World Health Organization，WHO）国际临床试验注册平台（International Clinical Trial Registry Platform，ICTRP）一级注册机构[①]的登记信息，2023年全球研究机构共启动82 225项临床试验。基于数据可及性及报告分析需要，本部分主要依据美国国立医学图书馆（National Library of Medicine，NLM）与美国食品药品管理局（Food and Drug Administration，FDA）建立的 ClinicalTrials.gov 平台[②]，统计分析2023年全球临床试验的开展情况。

1. 全球临床试验数量总体呈上升趋势，2023年与2022年基本持平

ClinicalTrials.gov 数据库登记数据显示，2014—2023年全球临床试验数量整体呈增长趋势。2023年共开展临床试验34 642项，较2014年（22 529项）增长53.77%，与2022年（35 177项）基本持平，略有下降（1.52%）。按研究类型划分，包括26 327项干预性试验和8315项观察性试验（图1-7）；根据临床试验阶段分类，Ⅰ期至Ⅳ期的临床试验[③]数量分别为3243项、4161项、1889项、1274项（图1-8）。

---

① 世界卫生组织国际临床试验注册平台（WHO ICTRP）包括澳大利亚、中国、欧盟等17个国家/地区的一级注册机构，根据国际医学期刊编辑委员会（International Committee of Medical Journal Editors，ICMJE）的要求，在其所属期刊上发表的论文必须在 WHO ICTRP 一级注册机构和 ICMJE 认可的注册机构中对临床试验预先进行信息注册，并在论文发表时列明临床试验的注册号。

② ClinicalTrials.gov 作为临床试验登记的重要数据库，为患者、医疗人员、研究者提供了大量临床研究信息，是当前国际上较为全面的临床试验登记网站之一。

③ "临床试验阶段"主要统计数据库中临床试验Ⅰ期至Ⅳ期的数据，未明确分期的临床试验未统计在内。

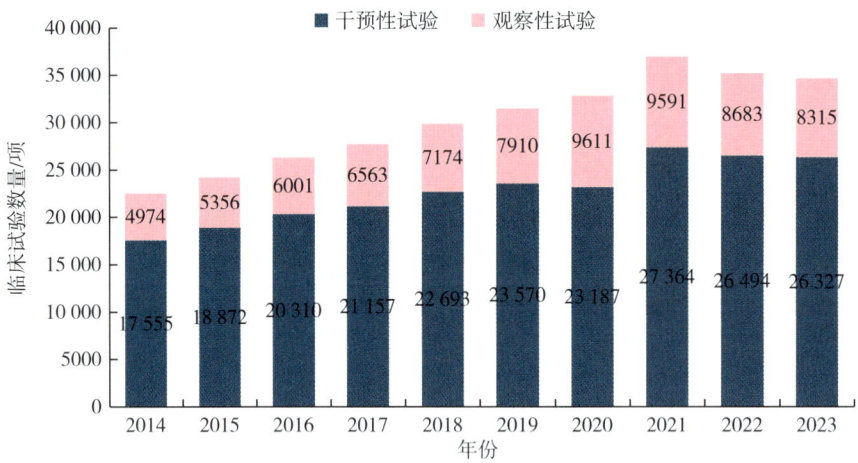

图 1-7　2014—2023 年全球临床试验登记数量

（数据来源：ClinicalTrials.gov 数据库[①]）

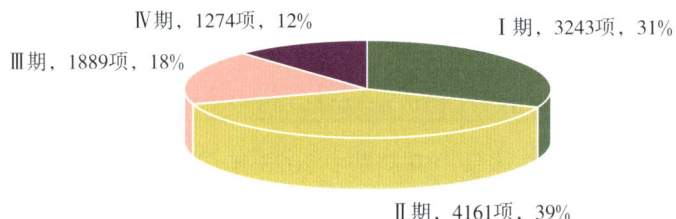

图 1-8　2023 年全球开展的Ⅰ期至Ⅳ期临床试验数量分布

（数据来源：ClinicalTrials.gov 数据库）

2. 美国、中国、法国临床试验数量居全球前三

2023 年，美国、中国、法国是 ClinicalTrials.gov 数据库中登记开展临床试验项目数量最多的 3 个国家。其中，美国机构登记临床试验 9211 项，占比 26.59%，居全球首位；中国紧随其后，共 4663 项，占比 13.46%；法国居第三位，共 2137 项，占比 6.17%（表 1-4）。

---

① 检索日期：2024 年 6 月 5 日。本部分下同，基于 ClinicalTrials.gov 平台检索当年开展临床试验（Study Start）的数量，基于数据库更新、补充、删减，以及临床试验补登记等原因，2022 年及之前的临床试验数量与系列报告有所不同，但整体趋势基本一致。

表1-4　2023年全球开展临床试验数量排名前二十的国家

序号	国家	临床试验数量／项	占比
1	美国	9211	26.59%
2	中国	4663	13.46%
3	法国	2137	6.17%
4	土耳其	2091	6.04%
5	埃及	1476	4.26%
6	加拿大	1446	4.17%
7	意大利	1393	4.02%
8	西班牙	1362	3.93%
9	英国	1328	3.83%
10	德国	1053	3.04%
11	韩国	827	2.39%
12	荷兰	773	2.23%
13	巴基斯坦	667	1.93%
14	澳大利亚	621	1.79%
15	比利时	615	1.78%
16	丹麦	602	1.74%
17	波兰	531	1.53%
18	瑞士	489	1.41%
19	巴西	458	1.32%
20	瑞典	430	1.24%

数据来源：ClinicalTrials.gov 数据库。

3. 高校在临床试验中发挥重要作用

ClinicalTrials.gov 数据库统计结果显示，2023年全球登记临床试验数量最多的20个机构主要来自美国、埃及、中国等国家，其中美国10个，居首位；埃及4个，居第二位；中国3个，居第三位；英国、法国、巴基斯坦机构各有1个。

从临床试验发起机构的类型来看，排名前二十的机构中有10个为高校，4个为科研院所，3个为企业，3个为研究型医院（表1-5）。

表 1-5　2023 年全球开展临床试验数量排名前二十的机构

序号	国家	机构名称	机构类型	临床试验数量 / 项
1	埃及	艾斯尤特大学（Assiut University）	高校	571
2	埃及	开罗大学（Cairo University）	高校	476
3	巴基斯坦	里法国际大学（Riphah International University）	高校	381
4	美国	国家癌症研究所（National Cancer Institute）	科研院所	379
5	法国	巴黎公立医院集团（Assistance Publique-Hôpitaux de Paris）	研究型医院	263
6	埃及	苏哈格大学（Sohag University）	高校	211
7	美国	妙佑医疗国际（Mayo Clinic）	研究型医院	208
8	英国	阿斯利康（AstraZeneca）	企业	188
9	美国	麻省总医院（Massachusetts General Hospital）	研究型医院	177
10	美国	斯坦福大学（Stanford University）	高校	173
11	美国	加利福尼亚大学旧金山分校（University of California, San Francisco）	高校	171
12	美国	国家衰老研究所（National Institute on Aging）	科研院所	165
13	中国	北京协和医院（Peking Union Medical College Hospital）	科研院所	161
14	中国	中山大学（Sun Yat-sen University）	高校	161
15	中国	复旦大学（Fudan University）	高校	160
16	美国	国家心理健康研究所（National Institute of Mental Health）	科研院所	160
17	美国	杜克大学（Duke University）	高校	159
18	美国	辉瑞（Pfizer）	企业	158
19	埃及	艾因·沙姆斯大学（Ain Shams University）	高校	155
20	美国	默沙东（Merck Sharp & Dohme LLC）	企业	153

数据来源：ClinicalTrials.gov 数据库。

4. 精神疾病与心理疾病、呼吸道疾病、神经系统疾病是临床试验热点领域

2023 年，精神疾病与心理疾病、呼吸道疾病、神经系统疾病 3 个领域开展临床试验数量最多，分别为 2952 项、2866 项、2792 项（图 1-9）。

第一章 临床医学研究现状与趋势

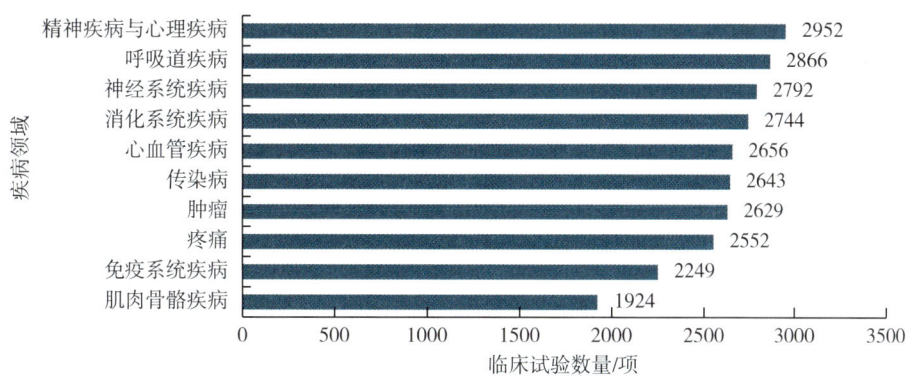

图 1-9 2023 年临床试验涉及的主要疾病领域

（数据来源：ClinicalTrials.gov 数据库）

（三）临床研究机构

临床研究机构是开展临床研究、推动资源共享、促进协同创新、提升临床诊疗技术水平的主体。其中，医疗机构（研究型医院）发挥了重要作用。美国《新闻周刊》（*Newsweek*）与数据研究公司 Statista Inc 每年发布世界最佳医院榜单。"2024 年世界最佳医院"（World's Best Hospitals 2024）榜单显示，排名前十的医院，有 4 家来自美国，其余 6 家分别来自加拿大、德国、瑞典、法国、以色列和瑞士（表 1-6）。本部分简要介绍 2023 年排名前十的医院在临床研究方面的相关工作。

表 1-6 2023 年全球排名前十的医院

序号	医院名称	国家
1	妙佑医疗国际（Mayo Clinic）	美国
2	克利夫兰诊所（Cleveland Clinic）	美国
3	多伦多综合医院（Toronto General Hospital）	加拿大
4	约翰·霍普金斯医院（The Johns Hopkins Hospital）	美国
5	麻省总医院（Massachusetts General Hospital）	美国
6	柏林大学夏里特医院（Charité-Universitätsmedizin Berlin）	德国
7	卡罗林斯卡大学医院（Karolinska University Hospital）	瑞典
8	皮提耶·萨尔佩特里尔医院（Hôpital Universitaire Pitié Salpêtrière）	法国
9	舍巴医疗中心（Sheba Medical Center）	以色列
10	苏黎世大学医院（Universitätsspital Zürich）	瑞士

1. 妙佑医疗国际

妙佑医疗国际（Mayo Clinic，原称梅奥医学中心、梅奥诊所等）成立于1863年，是全球知名的医疗、临床和教育中心，总部位于美国明尼苏达州，在中东地区和英国伦敦均设有分部，每年为来自130余个国家和地区的130多万名患者提供医疗服务。

2023年，妙佑医疗国际开展了208项临床试验①，其中干预性试验161项，观察性试验47项。从临床试验阶段来看，Ⅰ期16项、Ⅱ期39项、Ⅲ期6项、Ⅳ期8项。肿瘤、消化系统疾病和心血管疾病是其重点研究领域。肿瘤方面，开展了多项免疫疗法、联合疗法的临床试验。例如，针对淋巴瘤，评估了TTI-621或TTI-622与帕博利珠单抗注射液（Pembrolizumab）联合用于治疗复发性弥漫性大B细胞淋巴瘤的安全性；针对多发性骨髓瘤，测试了玛贝兰妥单抗（Belantamab Mafodotin）的替代剂量和给药方案；针对白血病，评估了PLK抑制剂Onvansertib治疗复发性慢性粒单核细胞白血病的有效性和最佳剂量。消化系统疾病方面，持续建设胃肠道疾病生物样本库，评估了SMART计划（Stress Management and Resilience Training）对炎症性肠病患者生活质量的影响，并在胶囊内镜机器人、胆管镜的应用方面进行积极探索。心血管疾病方面，持续将人工智能技术和工具引入临床实践，评估了语音分析技术在心脏康复患者抑郁和焦虑检测和管理中的应用。

妙佑医疗国际还积极开展基础设施与平台建设，计划在未来6年内投资50亿美元用于建设数字化医院，并拟于2030年实现全面数字化。

2. 克利夫兰诊所

克利夫兰诊所（Cleveland Clinic）成立于1921年，位于美国俄亥俄州，是一家集医疗、研究、教育于一体的非营利性医疗中心。

2023年，克利夫兰诊所共开展了52项临床试验，包括35项干预性试验和17项观察性试验。从临床试验阶段来看，Ⅱ期3项、Ⅲ期1项、Ⅳ期5项。神经系统疾病、消化系统疾病、心血管疾病是其重点研究领域。神经系统疾病方面，开展了帕金森病、癫痫等疾病的临床试验，包括评估美敦力公司的Percept RC脑深部电刺激系统在帕金森病治疗中的效果，以及对癫痫患者进行认知干预（ReBOOT）的

---

① 基于ClinicalTrials.gov平台进行检索，检索时间为2024-06-17，下同。

可行性和有效性研究。消化系统疾病方面，比较了治疗边缘性溃疡的不同质子泵抑制剂方法，评估了腹腔镜手术中使用双机械臂与 Levita 公司磁力辅助手术系统的安全性和可行性。心血管疾病方面，评估了心磁图无创识别冠状动脉移植血管病变的可行性，以及个性化围手术期血压管理的有效性，并建立了美国遗传性出血性毛细血管扩张症（Hereditary Hemorrhagic Telangiectasia，HHT）登记处（Comprehensive HHT Outcomes Registry of the United States，CHORUS），预计在 10 年内招募 1 万名 HHT 患者。

克利夫兰诊所还与企业积极合作，开展跨领域协同研究。例如，与佳能公司建立战略研究合作伙伴关系，致力于开发创新的成像和医疗信息技术，旨在提升诊断技术的精准度、优化医疗护理服务，并显著改善患者的治疗效果，预估该合作产生的价值将超过 5 亿美元。

3. 多伦多综合医院

多伦多综合医院（Toronto General Hospital）成立于 1812 年，位于加拿大安大略省，是加拿大大学医疗网络（University Health Network）的成员之一，拥有北美最大的器官移植中心，是加拿大历史最悠久的医院之一。

2023 年，多伦多综合医院开展了 71 项临床试验，其中干预性试验 63 项、观察性试验 8 项。从临床试验阶段来看，Ⅰ期 3 项、Ⅱ期 11 项、Ⅲ期 3 项、Ⅳ期 3 项。神经系统疾病、肿瘤和器官移植是其重点研究方向。神经系统疾病方面，关注癫痫、中风、帕金森病、脊髓损伤等疾病的干预与治疗，如评估虚拟现实疗法在癫痫和相关焦虑症治疗中的有效性，以及经颅超声刺激在帕金森病治疗中的安全性。肿瘤方面，开展了头颈部鳞状细胞癌生物标志物研究（HN-QUEST），评估了接受 PARP 抑制剂治疗的卵巢癌患者的基因组耐药性。器官移植方面，多伦多综合医院致力于提高肺移植的成功率，改进移植前供体肺的保存方法，比较了在 10 ℃与 4 ℃两种条件下肺保存的有效性；评估了肝移植手术过程中自体血回收（Intraoperative Blood Salvage Autotransfusion，IBSA）的可行性、安全性；此外，为改善接受器官移植患者术后与临床医生间的沟通，降低再入院率，设计并评估了远程监测系统 Reboot 应用程序（REmote moBile Outpatient mOnitoring in Transplant 2.0）的有效性。

4. 约翰·霍普金斯医院

约翰·霍普金斯医院（The Johns Hopkins Hospital）成立于1889年，位于美国马里兰州巴尔的摩市，是集医疗、科研、教学于一体的综合性医疗机构，其神经外科、精神病学、风湿病科等多个专科在美国名列前茅。

2023年，约翰·霍普金斯医院开展了144项临床试验，其中干预性试验122项、观察性试验22项。从临床试验阶段来看，Ⅰ期5项、Ⅱ期12项、Ⅲ期8项、Ⅳ期6项。神经和精神疾病、传染病是其重点研究领域。神经系统疾病方面，围绕癫痫、慢性疼痛、阿尔茨海默病、脑卒中等疾病重点开展了早期干预及治疗研究。精神疾病方面，重点开展了精神分裂症、自闭症、抑郁症、阿片类物质使用障碍相关研究，对美沙酮、环丝氨酸、曲唑酮等药物的临床疗效进行了评估。传染病方面，重点开展了艾滋病、结核病预防、诊断和治疗方面的相关研究，如参与实施支持、动员、加快消除结核病研究（Supporting, Mobilizing and Accelerating Research for Tuberculosis Elimination，SMART4TB）计划，评估结核病即时诊断（ADAPT）的有效性。

5. 麻省总医院

麻省总医院（Massachusetts General Hospital，也称马萨诸塞州综合医院），成立于1811年，是美国历史最悠久和规模最大的医疗中心之一，也是美国最大的研究型医院之一。麻省总医院以其丰富的医疗资源和高素质的医疗和研究团队，在医疗服务、健康教育、医学研究、社区保健等方面均享有盛誉。

2023年，麻省总医院开展了177项临床试验，其中干预性试验149项、观察性试验28项。从临床试验阶段来看，Ⅰ期10项、Ⅱ期25项、Ⅲ期6项、Ⅳ期6项，重点疾病领域包括神经和精神疾病、肿瘤等。神经系统疾病方面，重点开展了癫痫、中风、阿尔茨海默病、偏头痛、肌萎缩侧索硬化症的诊断、治疗与监测研究，包括充分利用可穿戴技术、移动医疗技术构建了多模式远程监测平台，并测试了健康应用程序在阿尔茨海默病患者中使用的效果。精神疾病方面，围绕抑郁症、精神分裂症、焦虑症、自闭症、创伤后应激障碍等疾病开展了若干真实世界研究，如评估了神经活性类固醇药物孕烯醇酮对抑郁症患者的耐受性，以及测试了认知行为疗法对创伤后应激障碍的有效性等。肿瘤方面，开展了多发性骨髓瘤、黑色素瘤、非霍奇金淋巴瘤、B细胞淋巴瘤、胶质母细胞瘤、子宫肌瘤等疾病联合疗法方面的临床试验，如评估了阿卡替尼（Acalabrutinib）联合 lisocabtagene maraleucel（liso-cel）治疗复发 / 难治性侵袭性 B 细胞淋巴瘤的有效性和安全性等。

6. 柏林大学夏里特医院

柏林大学夏里特医院（Charité -Universitätsmedizin Berlin，简称"夏里特医院"）成立于 1710 年，共有 4 个校区及 17 个研究中心，是欧洲最大的医疗机构之一。

2023 年，夏里特医院共开展了 57 项临床试验，其中干预性试验 38 项、观察性试验 19 项。从临床试验阶段来看，Ⅰ期 1 项、Ⅱ期 6 项、Ⅲ期 1 项、Ⅳ期 3 项。夏里特医院的重点研究领域主要集中在神经和精神疾病。神经系统疾病方面，评估了针刺放血疗法治疗亚急性和慢性非特异性腰痛的有效性，分析了慢性腰痛不同治疗方法（包括物理治疗、锻炼、背部训练等）的疗效。精神疾病方面，夏里特医院专注于抑郁症、精神分裂症等疾病，开展了多巴胺调节重度抑郁症患者运动功能研究，评估了催产素增强精神分裂症心理治疗的疗效。

7. 卡罗林斯卡大学医院

卡罗林斯卡大学医院（Karolinska University Hospital）成立于 1810 年，位于瑞典斯德哥尔摩，是欧洲最大的医学院之一。

2023 年，卡罗林斯卡大学医院开展了 38 项临床试验，其中干预性试验 22 项、观察性试验 16 项。从临床试验阶段来看，Ⅰ期 3 项、Ⅱ期 6 项、Ⅲ期 1 项。呼吸系统疾病、传染病是其重点研究领域。呼吸系统疾病方面，评估了使用 FlowTriever 装置进行机械血栓切除治疗急性肺栓塞（Acute Pulmonary Embolism，APE）的疗效。传染病方面，该医院建立了丁型肝炎疾病的多中心队列，旨在促进对该疾病生物标志物的全面筛查，并评估了布尔韦肽（Bulevirtide）在慢性丁型肝炎治疗中的安全性和有效性。

8. 皮提耶·萨尔佩特里尔医院

皮提耶·萨尔佩特里尔医院 (Hôpital Universitaire Pitié Salpêtrière) 成立于 1656 年，隶属法国卫生与社会保障部下属的巴黎公立医院集团（Assistance Publique -Hôpitaux de Paris），是法国大学教育和研究的重要基地，也是法国乃至欧洲最大的公立医院之一。

2023 年，皮提耶·萨尔佩特里尔医院共开展了 6 项临床试验，其中干预性试验

2项、观察性试验4项。心血管疾病是其重点研究领域。例如，它评估了Lifebloom One对中风或脑外伤患者身体活动的影响，比较了CT引导抗血栓治疗与单一抗血小板治疗在减少非心房颤动患者经导管主动脉瓣植入术后血栓栓塞和出血事件的发生情况，测试了急性A型主动脉夹层的最佳个性化修复策略等。

9. 舍巴医疗中心

舍巴医疗中心（Sheba Medical Center）成立于1948年，位于以色列特拉受麦尔（Tel-Hashomer），是以色列6所三级转诊医院之一，也是"全球四大癌症中心"之一。

2023年，舍巴医疗中心开展了25项临床试验，其中干预性试验19项、观察性试验6项。从临床试验阶段来看，Ⅱ期2项、Ⅲ期1项。肿瘤是其重点研究领域。例如，它开展了黑色素瘤患者对标准免疫疗法的耐药性研究，评估了放射免疫疗法在肝转移性结肠癌治疗中的有效性，以及立赞利珠单抗（Crizanlizumab）联合纳武单抗（Nivolumab）治疗脑转移性胶质母细胞瘤和黑色素瘤的安全性与耐受性，并开展了持续气道正压通气（Continuous Positive Airway Pressure，CPAP）在食管癌放射治疗中的应用研究。此外，舍巴医疗中心还致力于人工智能技术在肿瘤诊断和治疗中的创新应用，包括人工智能增强热成像技术在非接触式乳腺癌成像中的应用研究。

10. 苏黎世大学医院

苏黎世大学医院（Universitätsspital Zürich）成立于1204年，是集临床、教学和科研于一体的综合性医院，也是瑞士最大的医疗中心之一。

2023年，苏黎世大学医院及苏黎世大学开展了55项临床试验，其中干预性试验38项、观察性试验17项。从临床试验阶段来看，Ⅰ期2项、Ⅱ期3项、Ⅲ期2项。呼吸系统疾病、心血管疾病是其重点研究领域。呼吸系统疾病方面，评估了沟通干预对于改善慢性阻塞性肺病（Chronic Obstructive Pulmonary Disease，COPD）患者生活质量和健康状况的有效性，测试了新型PrismaLung+体外二氧化碳清除（Extracorporeal Carbon Dioxide Removal，ECCO2R）设备在高碳酸性呼吸衰竭患者治疗中的有效性和安全性。心血管疾病方面，研究了中风等脑血管疾病患者的压力生物标志物与生活质量的关系，使用新型定量三维心肌灌注成像方法（Myocardial Perfusion Imaging，MPI）评估了急性期和恢复期非阻塞性冠状动脉粥样硬化所致心肌梗死（Myocardial Infarction with Non-Obstructive Coronary Arteries，MINOCA）的微血管功能。

(四)成果转化

成果转化是生命健康和生物医药产业创新发展的关键环节。本部分基于美国 FDA 创新药物、医疗器械审批和临床实践指南发布情况,梳理 2023 年国际临床医学研究成果的转化情况。

1. 创新药物

2014—2023 年,美国 FDA 共批准 456 个创新药物,其中包括 328 个新分子实体药物(New Molecular Entities,NME)和 128 个生物制品药物(Biologics License Applications,BLA),平均每年约有 46 个新药获批上市。2023 年,FDA 药物评估和研究中心(Center for Drug Evaluation and Research,CDER)共批准了 55 个新药(图 1-10)。

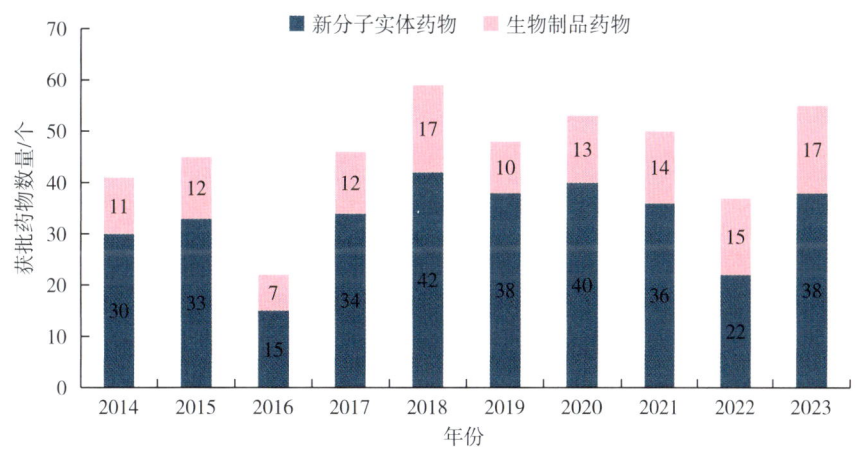

图 1-10 2014—2023 年 CDER 批准新药数量[①]

2023 年,在获批上市的 55 个新药中,有 20 个被认定为首创新药,占获批总数的 36%,其中包括首款用于治疗成人慢性肾病贫血的缺氧诱导因子脯氨酰羟化酶抑制剂 Jesduvroq(daprodustat)、治疗成人复发性或难治性多发性骨髓瘤的双特异性 T 细胞结合抗体 Talvey™(talquetamab-tgvs)等。

---

① MULLARD A. 2023 FDA approvals[J]. Nature reviews drug discovery, 2024, 23(2): 88-95.

从药物分类来看，其包括34个化学小分子、17个蛋白类药物和4个寡核苷酸药物。从药物适应证来看，肿瘤药物最多（13个），占比24%；神经疾病药物次之（9个），占比16%。

2023年，FDA持续推进快速通道、优先评审等药物审批方式，以缩短审查时间，共有36个（占65%）药物获得1项以上的特殊认定。其中，25个药物获得快速通道认定，9个药物获得突破性疗法认定[①]，31个药物获得优先审评认定[②]，9个药物获得加速批准认定[③]。

2. 创新医疗器械

根据FDA器械和辐射健康中心（Center for Devices and Radiological Health，CDRH）的年度报告数据[④]，2023年FDA通过上市前审批制度（Premarket Approval Process，PMA）[⑤]、人道主义设备豁免（Humanitarian Device Exemption，HDE）等途径共批准124款创新医疗器械上市。

2023年，批准的代表性创新医疗器械主要包括以下几款。Endolumik公司开发的荧光引导胃校准管Fluorescence Guided Gastric Calibration Tube，是首个获得更安全技术项目（Safer Technologies Program，STeP）许可上市的设备，可在胃部和减重外科手术中使用，实现荧光引导的管道位置可视化。Masimo公司开发的监测因阿片类药物诱导的呼吸抑制（Opioid-Induced Respiratory Depression，OIRD）状况的设备SafetyNet Opioid System，适用于15岁及以上的患者，在医院、家庭环境中均可使用。Inspire Medical Systems公司开发的Inspire Ⅱ Upper Airway Stimulator（UAS）System，是一种可植入的神经刺激器，是唯一获得FDA批准的治疗阻塞性睡眠呼吸暂停的医疗设备。Swing Therapeutics公司开发的基于智能手机的应用程序Stanza，

---

① 获得突破性疗法（Breakthrough Therapy）认定的药物拥有快速通道的所有权利，还可在药物开发和审查期间获得FDA高频率的指导，如邀请FDA高级管理人员参与等。

② 获得优先审评（Priority Review）认定的药物将在提交申请6个月内获得回复，比普通流程（10个月）用时更短。

③ 获得加速批准（Accelerated Approval）认定的药物通常用于治疗严重疾病，FDA允许此类药物以临床替代终点的标准有条件上市，但上市后若无法补充完整的疗效信息，可能召回药物。

④ FDA. CDRH 2023 annual report[EB/OL]. (2024-01-17)[2024-06-06]. https://www.fda.gov/about-fda/cdrh-reports/cdrh-2023-annual-report.

⑤ PMA批准产品包括Original、Supplements、30-Day Notice等，其中Original指全新产品和在已批准产品中具有重大变革的产品。

是首个获得 FDA 认证的针对纤维肌痛症状的处方数字疗法。杭州奥泰生物技术股份有限公司开发的芬太尼尿液检测试剂 Fentanyl Urine Test Cassette，是首个通过尿液检测人体中芬太尼含量，且可直接在药店购买的、非处方检测试剂盒。

3. 临床实践指南

临床实践指南（Clinical Practice Guideline，CPG）是基于对某些临床问题和研究证据的系统评价，在权衡不同干预措施利弊后形成的最佳医疗卫生服务推荐意见，在规范医疗行为、科学配置医药资源和保证患者权益等方面发挥重要作用。

根据国际指南协作网[①]（Guidelines International Network，GIN）数据，2023 年全球指南制定机构围绕疾病症状管理、治疗方案评估、患者护理、疾病预防、健康辅导等方面，共发布 145 份临床实践指南。

2023 年，美国 FDA 共发布 92 份指导原则草案（Draft）和 139 份指导原则终稿（Final）[②]，其中 19 份草案和 18 份终稿涉及临床试验，包括肿瘤、传染病、糖尿病、罕见病等疾病领域，相关内容在第二章中介绍。

二、国内临床医学研究发展现状

2023 年，中国临床医学研究机构论文发表及临床试验的数量和质量进一步提升，创新医疗器械等临床试验取得新突破，整体临床医学研究实力不断增强，为提升临床诊疗水平提供了重要支撑。

（一）研究论文

本部分基于 Web of Science 的 Medline 数据库和核心合集，以及中国知网（CNKI）的相关数据，梳理了 2023 年中国临床医学研究论文发表情况。

1. 中国临床医学研究论文数量总体呈上升趋势

2014—2023 年，中国共发表临床医学研究论文 62.25 万篇，总体呈现增长趋势（图 1-11）。2023 年，中国在临床医学研究领域发表论文 79 426 篇，略低于 2022

---

① 国际指南协作网成立于 2002 年，是一个全球性的协作网络，拥有全球最大的指南数据库。
② 检索日期：2024 年 6 月 6 日；数据来源：https://www.fda.gov/regulatory-information/search-fda-guidance-documents。

年的83 078篇（下降4.40%）[①]，全球占比由2022年的17.37%增至2023年的18.78%。

中国临床研究对象的年龄分布与国际趋势基本一致，针对18岁以上人群的研究论文数量高于18岁以下人群（图1-12）。从应用领域来看，在治疗、病理和流行病学方面的研究论文数量较多（图1-13）。

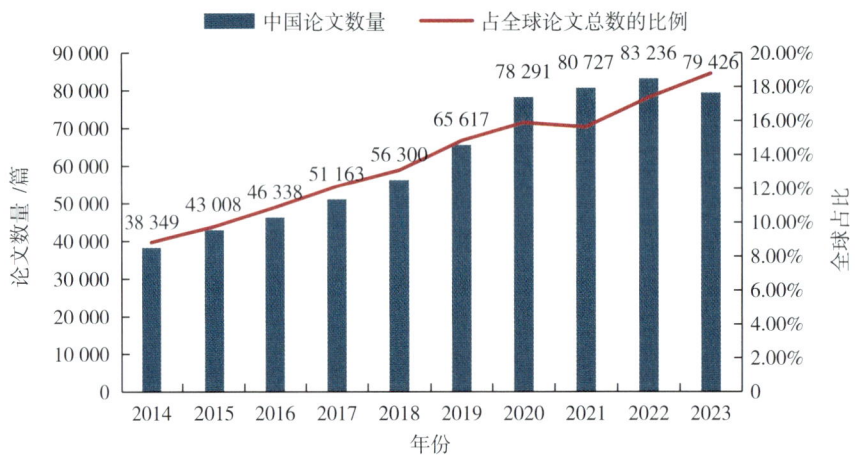

图1-11　2014—2023年中国临床医学研究论文数量及全球占比

（数据来源：Medline数据库）

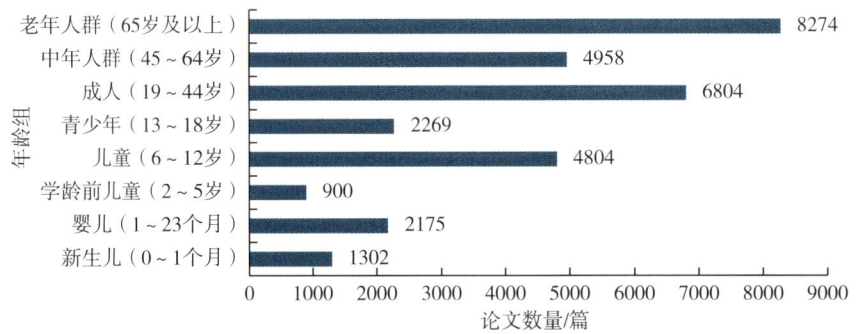

图1-12　2023年中国各年龄组临床医学研究论文数量

（数据来源：Medline数据库）

[①]　此处与《2023中国临床医学研究发展报告》中的统计数据进行比较。基于2023年9月4日的统计结果，2023年中国临床医学研究论文数量为83 078篇。

第一章
临床医学研究现状与趋势

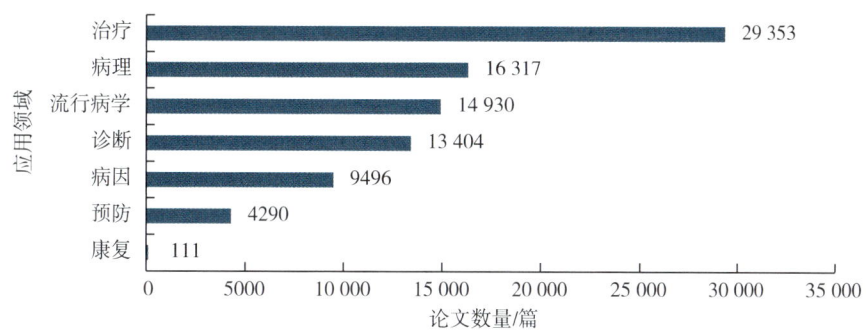

图 1-13 2023 年中国临床医学不同应用领域的论文数量

（数据来源：Medline 数据库）

中国知网检索结果显示，2023 年，中国在"医药卫生科技"类核心期刊上共发表论文 62 214 篇[①]，较 2022 年（64 170 篇）略有下降。发表论文数量排名前三的机构是郑州大学第一附属医院、四川大学华西医院、北京大学，论文数量分别为 823 篇、639 篇、579 篇。

2. 肿瘤、心血管疾病、糖尿病与肾脏疾病是中国临床医学研究论文数量最多的 3 个领域

2023 年，中国临床医学研究论文主要集中在肿瘤、心血管疾病、糖尿病与肾脏疾病、神经系统疾病、精神障碍等疾病领域，这些领域构成了临床医学研究论文数量排名前五的疾病领域。其中，肿瘤 29 614 篇、心血管疾病 11 439 篇、糖尿病与肾脏疾病 5903 篇、神经系统疾病 5890 篇、精神障碍 5046 篇（图 1-14）。

---

① 在中国知网文献分类目录中勾选：医药卫生方针政策与法律法规研究、医学教育与医学边缘学科、中医学、中西医结合、临床医学、感染性疾病及传染病、心血管系统疾病、呼吸系统疾病、消化系统疾病、内分泌腺及全身性疾病、外科学、泌尿科学、妇产科学、儿科学、神经病学、精神病学、肿瘤学、眼科与耳鼻咽喉科、口腔科学、皮肤病与性病、特种医学、急救医学、军事医学与卫生，检索 2023 年发表的核心期刊论文。检索日期：2024 年 6 月 7 日。

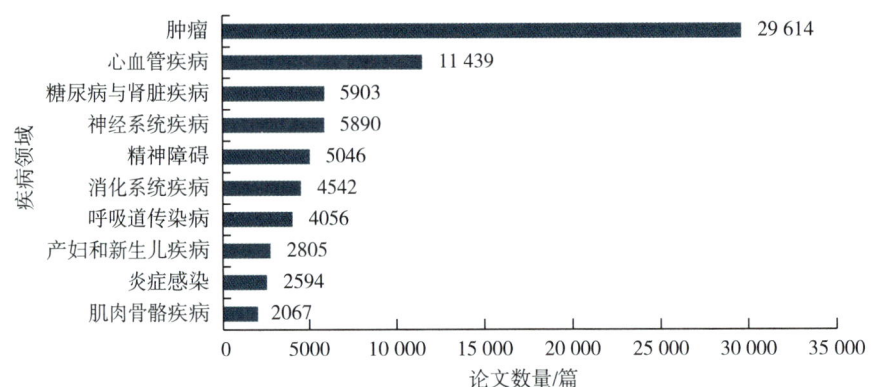

图1-14　2023年中国临床医学研究论文数量排名前十的疾病领域

（数据来源：Medline数据库）

3.4类综合医学期刊论文数量较2022年有所上升

2014—2023年，中国在 NEJM、The Lancet、JAMA、BMJ 4类综合医学期刊上发表研究论文1960篇，居全球第十。2023年，中国在4类综合医学期刊上发表的论文数量为274篇，较2022年增长16.10%，居全球第五（图1-15）。

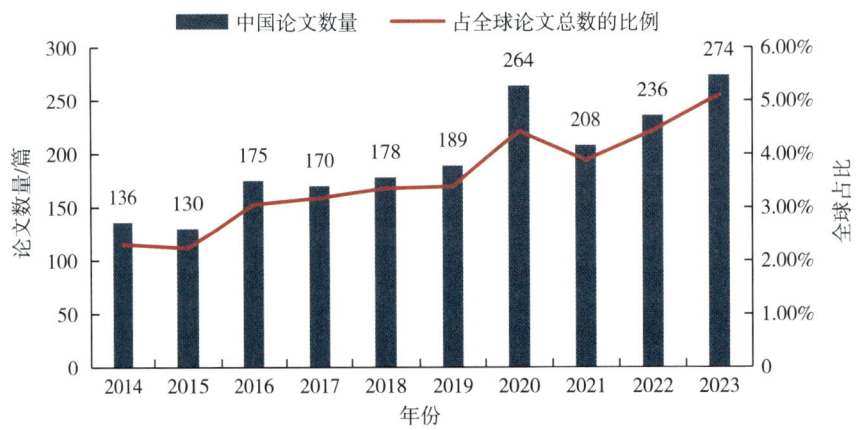

图1-15　2014—2023年中国在 NEJM、The Lancet、JAMA、BMJ 上发文情况

（数据来源：Web of Science核心合集）

4. 中国主要机构发表高水平论文数量与国际一流机构差距较大

2023年，中国在 NEJM、The Lancet、JAMA、BMJ 4类综合医学期刊上发表论文数量排名前三的机构分别为北京大学、首都医科大学、中国医学科学院北京协和

医学院（表1-7）。中国排名第一的北京大学与首都医科大学在4类综合医学期刊上发表的论文数量（均为29篇）不到哈佛大学论文数量（527篇）的1/18，中国机构与欧美一流机构相比还存在一定差距（表1-3）。

表1-7 2023年在 *NEJM*、*The Lancet*、*JAMA*、*BMJ* 上发表临床医学研究论文数量排名前十的中国机构

序号	机构	论文数量/篇
1	北京大学	29
2	首都医科大学	29
3	中国医学科学院北京协和医学院	27
4	上海交通大学	23
5	中山大学	22
6	香港大学	20
7	香港中文大学	19
8	复旦大学	19
9	南方医科大学	18
10	浙江大学	15

数据来源：Web of Science 核心合集。

（二）临床试验

基于国家药品监督管理局（National Medical Products Administration，NMPA）药品审评中心（Center for Drug Evaluation，CDE）（简称"国家药监局药审中心"）建立的国家药物临床试验登记与信息公示平台和 ClinicalTrials.gov 数据库的登记信息，统计并分析中国2023年开展的临床试验情况。

1. 国内平台登记的药物临床试验数量持续增长

近5年来，中国药物临床试验登记数量保持增长态势。2023年，在国家药物临床试验登记与信息公示平台上登记公示的临床试验共4225项，较2022年增长27.07%[①]（图1-16）。

---

① 中国临床试验注册中心（Chinese Clinical Trial Registry，ChiCTR）2023年共登记12 061项临床试验，供参考。

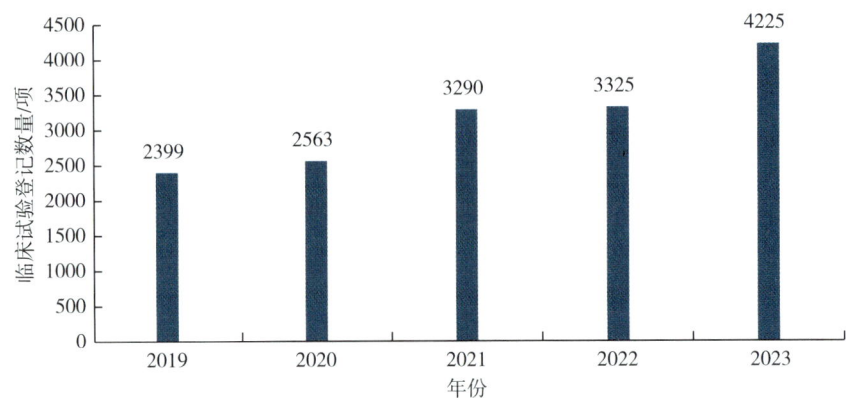

图 1-16　2019—2023 年中国药物临床试验登记数量变化趋势

（数据来源：国家药物临床试验登记与信息公示平台[①]）

从临床试验阶段来看，2023 年登记的Ⅰ期、Ⅱ期、Ⅲ期、Ⅳ期临床试验分别为 979 项、427 项、483 项和 74 项（图 1-17）。

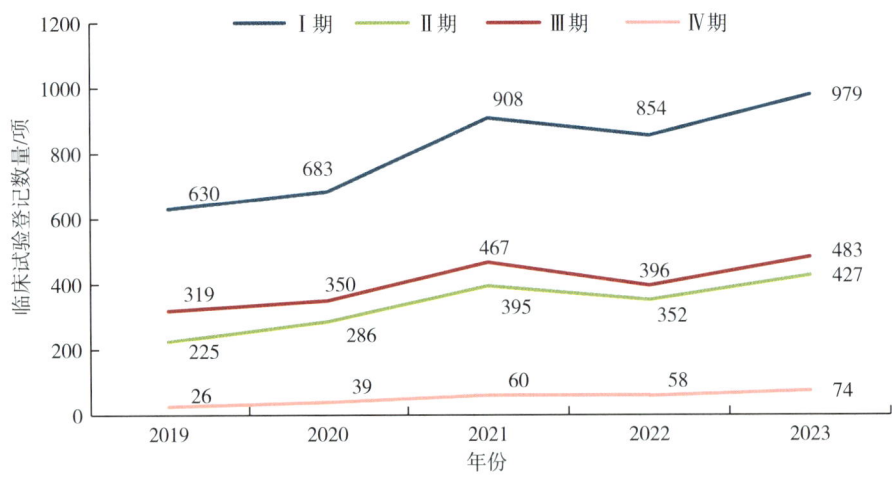

图 1-17　2019—2023 年中国不同阶段药物临床试验登记数量及变化趋势

（数据来源：国家药物临床试验登记与信息公示平台[②]）

从药物类型来看，中国开展的临床试验以化学药物为主。2023 年登记的化学药物临床试验有 3222 项，较 2022 年增长 29.76%，占 2023 年药物临床试验登记总

---

① 检索日期：2024 年 6 月 3 日，本节下同。
② 此处临床阶段只统计临床Ⅰ期至Ⅳ期的数据，未明确分期的临床试验未统计在内。

数的76.26%；生物制品临床试验有930项，中药/天然药物相关临床试验有73项（图1-18）。

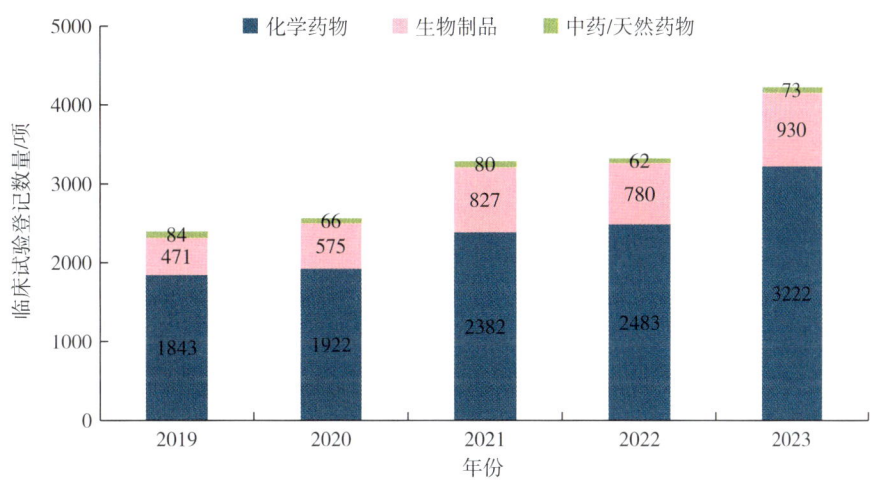

图1-18 2019—2023年中国不同类型的药物临床试验登记数量

（数据来源：国家药物临床试验登记与信息公示平台）

从药物研发品种来看，20个药物开展了超过15项临床试验，其中富马酸伏诺拉生片开展了37项临床试验，数量排名第一。替米沙坦氨氯地平片、他达拉非片分别开展了27项、25项临床试验。

2023年国家药物临床试验登记与信息公示平台共登记国际多中心临床试验295项，大多数国际多中心临床试验由跨国制药企业、外资企业或合资企业牵头开展。中国本土企业牵头开展的国际多中心临床试验共73项（附录E），包括23项Ⅰ期试验、13项Ⅱ期试验、18项Ⅲ期试验。

从牵头试验机构所在省（自治区、直辖市）来看，北京、上海、湖南位居前三，分别为745项、426项、416项。数量排名前十的其余省（自治区、直辖市）为河南、广东、湖北、浙江、安徽、江苏、四川（表1-8）。从临床试验申办单位所在省（自治区、直辖市）来看，江苏、浙江、山东位居前三，分别为647项、490项、339项。数量排名前十的其余省（自治区、直辖市）为上海、北京、广东、四川、河北、安徽、湖北（表1-8）。从区域分布来看，华东和华北地区开展临床试验最多，分别为1492项和1026项（表1-9）。

表1-8　2023年中国药物临床试验数量排名前十的省（自治区、直辖市）

排名	申办单位所在省（自治区、直辖市）	临床试验数量/项	排名	牵头试验机构所在省（自治区、直辖市）	临床试验数量/项
1	江苏	647	1	北京	745
2	浙江	490	2	上海	426
3	山东	339	3	湖南	416
4	上海	321	4	河南	306
5	北京	308	5	广东	285
6	广东	305	6	湖北	285
7	四川	221	7	浙江	279
8	河北	136	8	安徽	252
9	安徽	102	9	江苏	231
10	湖北	102	10	四川	191

表1-9　2023年中国药物临床试验区域分布

地区	省（自治区、直辖市）	临床试验数量/项
华东	上海、江苏、浙江、安徽、福建、江西、山东	1492
华北	北京、天津、河北、山西、内蒙古	1026
华中	河南、湖北、湖南	1007
华南	广东、广西、海南	369
西南	重庆、四川、贵州、云南、西藏	310
东北	辽宁、吉林、黑龙江	125
西北	陕西、甘肃、青海、宁夏、新疆	25

2023年，从疾病领域来看，消化道与代谢系统疾病、心血管疾病、肿瘤、神经系统疾病和感染性疾病是开展临床试验较多的领域。其中，消化道与代谢系统疾病的临床试验有411项，心血管疾病有408项，肿瘤有365项（图1-19）。

2. 国际平台登记的临床试验数量持续增长

2023年，中国机构在ClinicalTrials.gov平台上共登记临床试验4670项。其中，干预性试验3636项（全球占比13.81%），观察性试验1034项（全球占比12.44%）（图1-20至图1-22）。

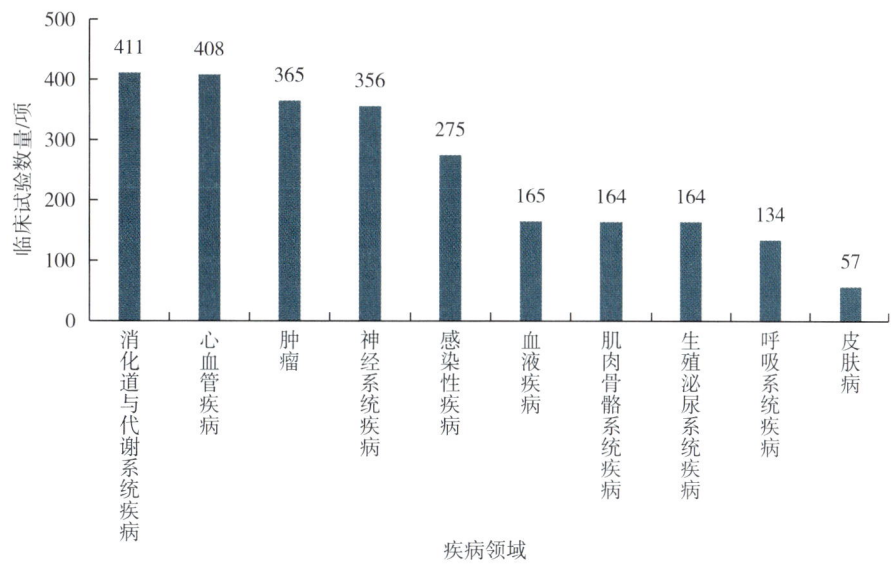

图 1-19 2023 年中国药物临床试验疾病领域分布

(数据来源：国家药物临床试验登记与信息公示平台)

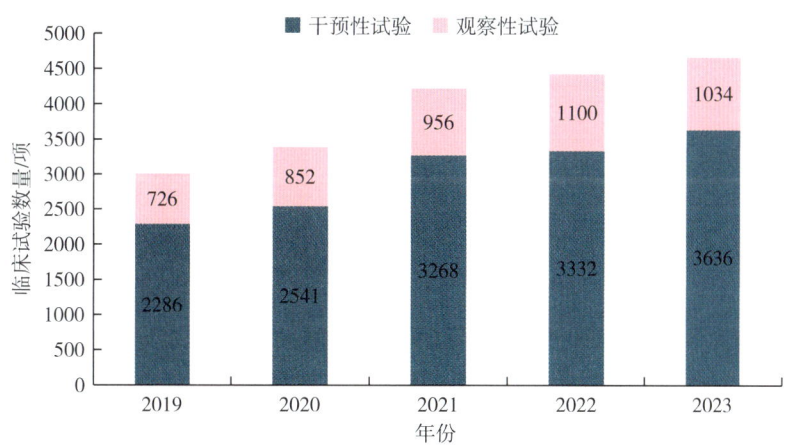

图 1-20 2019—2023 年中国在 ClinicalTrials.gov 数据库登记的临床试验数量

(数据来源：ClinicalTrials.gov 数据库[①])

---

① 检索日期：2024 年 6 月 6 日。基于 ClinicalTrials.gov 平台检索当年开展临床试验（Study Start）的数量，基于数据库更新、补充、删减，以及临床试验补登记等原因，2022 年及之前的临床试验数量较系列报告有所不同，但整体发展趋势基本一致。

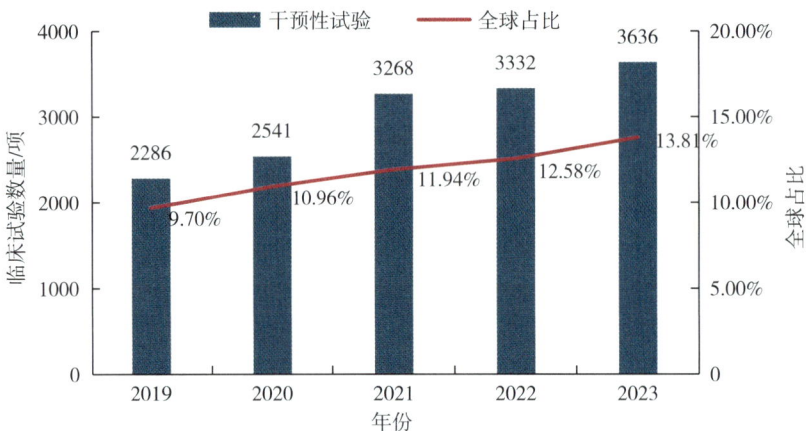

图 1-21　2019—2023 年中国在 ClinicalTrials.gov 数据库登记的干预性试验数量及全球占比

（数据来源：ClinicalTrials.gov 数据库）

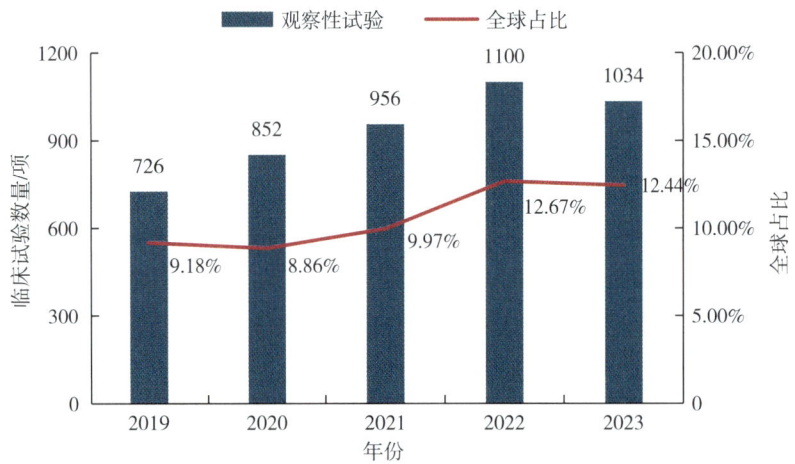

图 1-22　2019—2023 年中国在 ClinicalTrials.gov 数据库登记的观察性试验数量及全球占比

（数据来源：ClinicalTrials.gov 数据库）

北京、上海、广东是中国在 ClinicalTrials.gov 上登记临床试验较多的地区，2023 年分别开展了 1218 项、1059 项、718 项临床试验，随后依次为浙江、江苏、天津、湖北、山东、四川、河南（表 1-10）。肿瘤、消化系统疾病和呼吸道疾病是中国开展临床试验数量最多的 3 个疾病领域（图 1-23）。

表 1-10　2023 年在 ClinicalTrials.gov 数据库上登记的中国临床试验地区分布

序号	地区	总数/项	干预性试验/项	观察性试验/项
1	北京	1218	989	229
2	上海	1059	889	170
3	广东	718	570	148
4	浙江	560	483	77
5	江苏	481	410	71
6	天津	371	324	47
7	湖北	363	291	72
8	山东	343	280	63
9	四川	333	286	47
10	河南	281	257	24
11	重庆	258	218	40
12	湖南	247	224	23
13	福建	212	176	36
14	安徽	198	186	12
15	辽宁	192	165	27
16	吉林	176	162	14
17	江西	159	144	15
18	山西	153	137	16
19	陕西	150	114	36
20	河北	139	123	16
21	黑龙江	116	102	14
22	云南	96	86	10
23	广西	82	77	5
24	贵州	62	51	11
25	甘肃	49	40	9
26	新疆	48	44	4
27	香港	47	41	6
28	内蒙古	42	35	7
29	宁夏	41	36	5
30	海南	41	33	8

续表

序号	地区	总数/项	干预性试验/项	观察性试验/项
31	青海	11	10	1
32	西藏	1	0	0
33	澳门	0	0	0

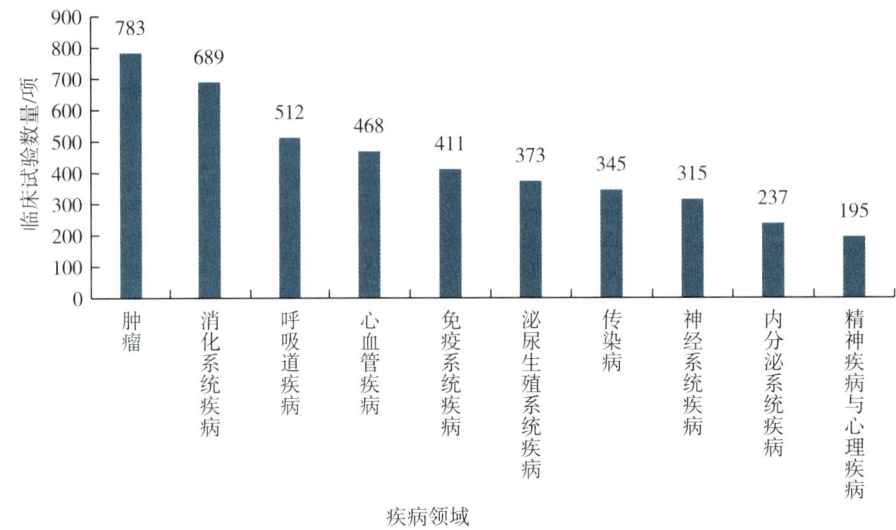

图1-23　2023年中国临床试验涉及的主要疾病领域

（数据来源：ClinicalTrials.gov数据库）

（三）临床研究机构

2023年，中国共有442家医疗机构开展药物临床试验，且已在20个疾病领域/临床专科建设了50家国家临床医学研究中心。截至2024年6月，通过中国合格评定国家认可委员会（China National Accreditation Service for Conformity Assessment，CNAS）认定的医学实验室共897家，通过美国病理学家协会（College of American Pathologists，CAP）[①]认证的临床检验实验室共119家。本部分从药物临床试验机构、国家临床医学研究中心、医学实验室3个方面，梳理中国临床医学研究机构的情况。

---

① 美国病理学家协会（College of American Pathologists，CAP）是美国的一个非营利临床实验室认定机构，它依据美国临床检验标准化委员会的业务标准和操作指南，以及1988年的美国临床实验室改进规范，对临床实验室各个学科制定了具体的检查单，通过严格要求确保实验室符合质量标准，是国际公认的权威的实验室质量认证组织。

1. 药物临床试验机构

2023 年，共有 442 家医疗机构开展药物临床试验，为推进中国临床医学研究发挥了重要的支撑作用[①]。其中，开展临床试验数量较多的机构包括河南中汇心血管病医院（105 项）、北京大学肿瘤医院（89 项）、复旦大学附属肿瘤医院（80 项）、复旦大学附属华山医院（80 项）（表 1-11）。

表 1-11 2023 年中国主要省（自治区、直辖市）临床研究机构登记的药物临床试验数量[②]

省（自治区、直辖市）	序号[③]	主要研究者所在单位	药物临床试验登记数量/项
河南	1	河南中汇心血管病医院	105
	2	新郑华信民生医院	58
	3	新乡市中心医院	33
	3	郑州大学附属洛阳中心医院	33
	5	郑州大学第一附属医院	16
北京	1	北京大学肿瘤医院	89
	2	北京大学人民医院	77
	3	北京协和医院	76
	4	中国医学科学院肿瘤医院	69
	5	北京大学第一医院	59
上海	1	复旦大学附属肿瘤医院	80
	1	复旦大学附属华山医院	80
	3	复旦大学附属中山医院	46
	4	上海市肺科医院	28
	5	上海交通大学附属胸科医院	26
安徽	1	安徽济民肿瘤医院	68
	2	安徽医科大学第二附属医院	56
	3	合肥京东方医院有限公司	52
	4	蚌埠医学院第一附属医院	36
	5	皖南医学院第一附属医院	15
	5	中国科学技术大学附属第一医院	15

① 此处统计的是 2023 年登记开展药物临床试验的药物临床试验机构的数量。
② "主要研究者所在单位"是指国家药物临床试验登记与信息公示平台中"研究者信息"部分"主要研究者"的单位名称。
③ 登记的药物临床试验数量一样的机构前的序号相同。

续表

省（自治区、直辖市）	序号③	主要研究者所在单位	药物临床试验登记数量/项
广东	1	中山大学肿瘤防治中心	66
	2	东莞康华医院	42
	3	中山大学附属第一医院	19
	4	广东省老年医学研究所	17
	5	深圳市第三人民医院	15
湖南	1	湖南湘雅博爱康复医院	59
	2	中南大学湘雅三医院	55
	3	南华大学附属第二医院	29
	4	长沙市第三医院	28
	5	湘南学院附属医院	27
四川	1	四川大学华西医院	57
	2	川北医学院附属成都新华医院	56
	3	四川大学华西第二医院	17
	4	成都京东方医院	10
	5	德阳市人民医院	8
	5	四川省医学科学院四川省人民医院	8
天津	1	中国医学科学院血液病医院	56
	2	天津市肿瘤医院	19
	3	天津中医药大学第一附属医院	16
	4	天津医科大学总医院	12
	5	泰达国际心血管病医院	7
浙江	1	杭州康柏医院	51
	2	浙江萧山医院	42
	3	浙江医院	26
	4	浙江大学医学院附属第一医院	24
	5	浙江大学医学院附属杭州市第一人民医院	21
湖北	1	武汉市肺科医院	48
	2	华中科技大学同济医学院附属协和医院	39
	3	武汉市金银潭医院	29
	4	华中科技大学同济医学院附属同济医院	28
	5	武汉大学人民医院	27
	5	华中科技大学同济医学院附属精神卫生中心	27

2. 国家临床医学研究中心

国家临床医学研究中心（简称"中心"）是面向疾病防治需求，以临床应用为导向，以医疗机构为主体，以协同网络为支撑，开展临床研究、协同创新、学术交流、人才培养、成果转化、推广应用的技术创新与成果转化类国家科技创新基地。截至2023年底，科技部、国家卫生健康委等管理部门共分4个批次布局建设了50家中心，覆盖20个疾病领域/临床专科，分别为心血管疾病（2家）、神经系统疾病（1家）、慢性肾病（3家）、恶性肿瘤（2家）、呼吸系统疾病（3家）、代谢性疾病（2家）、精神心理疾病（3家）、妇产疾病（3家）、消化系统疾病（3家）、口腔疾病（4家）、老年疾病（6家）、感染性疾病（3家）、儿童健康与疾病（2家）、骨科与运动康复（1家）、眼耳鼻喉疾病（3家）、皮肤与免疫疾病（2家）、血液系统疾病（3家）、中医（2家）、医学检验（1家）、放射与治疗（1家）。2023年，50家中心在临床医学研究、人才队伍建设、区域辐射带动、适用技术推广、国际合作交流等方面取得较好成效。

（1）建设情况

围绕总体发展目标，50家中心均分别设置了独立的组织架构，不断完善各项管理规章制度，不断推进基础设施、技术平台建设，持续优化管理服务质量。截至2023年底，50家中心的办公场地面积累计达23.12万平方米，持续加强分子生物学、细胞生物学、干细胞培养、模式动物、组织病理学、生物影像、高通量测序、生物样本管理等技术平台的优化布局。48家中心制定了资源共享制度，32家中心针对科研管理、人员考核、知识产权保护、经费使用、数据服务、生物样本库建设与管理、安全管理、财务管理、仪器设备管理、网络单位建设与管理等制定了专项管理细则。

（2）临床研究

2023年，50家中心共主持/参与临床试验3694项，其中，药物临床试验2325项，医疗器械临床试验254项，其他临床试验（干预研究、比较研究、健康队列研究等）1115项；其中，恶性肿瘤、老年疾病、血液系统疾病的临床试验项目较多（表1-12）。从研究类型来看，前瞻性研究有3299项，回顾性研究有130项；从多中心试验来看，开展国际多中心临床试验620项、国内多中心临床试验2274项；牵头或作为主要研究机构开展国际多中心临床试验140项，牵头或作为主要研究机构开展国内多中心临床试验901项。

表 1-12 国家临床医学研究中心开展临床试验情况

所属领域	药物临床试验/项	医疗器械临床试验/项	其他临床试验/项	小计/项
心血管疾病	39	51	73	163
老年疾病	546	54	83	683
恶性肿瘤	619	18	47	684
血液系统疾病	348	10	237	595
消化系统疾病	77	1	52	130
神经系统疾病	87	0	7	94
皮肤与免疫疾病	38	5	5	48
慢性肾病	16	4	12	32
呼吸系统疾病	152	4	11	167
眼耳鼻喉疾病	89	27	3	119
代谢性疾病	17	3	51	71
精神心理疾病	50	10	0	60
妇产疾病	34	2	49	85
口腔疾病	12	35	330	377
放射与治疗	7	11	1	19
感染性疾病	46	1	4	51
儿童健康与疾病	95	6	95	196
骨科与运动康复	6	10	38	54
中医	35	1	12	48
医学检验	12	1	5	18
合计	2325	254	1115	3694

（3）人才队伍

近年来，中心多方位引智育才，多措并举，加大力度培养青年科技人才，培育了一批专业化研究人才，集聚了一批高水平管理人才，打造了一批优质高效的支撑服务团队，初步形成了以医疗机构为主体、以协同网络为支撑的人才体系。截至2023年底，50家中心共有工作人员27 133人（包括固定人员及兼职/客座人员），其中院士106人、正高级人员（不含院士）3363人、副高级人员3606人。

国家老年疾病临床医学研究中心（中南大学湘雅医院）不断构建完善"分类评价、

多维考核、分层支持、逐级提升"的人才队伍建设体系；制订了阶梯式人才计划，设置"战略人才""领军人才""杰出人才""突出人才""拔萃人才"岗位。支持与培育一批面向医学科技前沿的临床科学家；布局"战略人才团队培育计划"暨院士培育计划，为领军人才队伍赋能；同时出台了17项人才引育政策，设立"湘雅人才工程"四大人才计划，包括福庆人才培养计划、飞凡人才引领计划、孝骞人才引领计划、振翱人才引智计划，搭建引才借智平台。

国家感染性疾病临床医学研究中心（深圳市第三人民医院）坚持"内培外引"并重的方针，建立了符合自身发展内在需求和特色的人才引进、竞争和激励机制，创建科学、灵活的人才培养机制，不断壮大优秀中青年人才队伍，优化团队专业结构。重视培养医—研—产结合创新型人才，发挥中心网络、机制、技术和管理优势，在临床实践中培养锻炼领军人才和科技攻关创新主体，建成具有国际视野、国际影响力的领军人才队伍和世界一流科研团队。

国家中医针灸临床医学研究中心（天津中医药大学第一附属医院）以针灸临床-科研良性互补为基本工作方向，全面提升针灸临床技术水平及科研素养，不断加强人才队伍建设。主要通过输送中青年技术骨干进行国际国内临床与学术交流、进修，以及参加跨科室科研合作研究讨论会、中外国际医疗合作项目等形式进行临床及科研人才的培养，并支持培养全国老中医药专家学术经验继承人，全面促进科研、临床技能的提升。

（4）辐射带动

截至2023年底，50家中心共建设网络成员单位17 206个（涉及9010个单位和机构），分布于全国33个省（自治区、直辖市、特别行政区）（表1-13），其中综合医院和专科医院8464家。中心借助协同网络平台，开展了大量的临床研究、人才培养、技术推广等工作，辐射带动相关疾病领域科技实力和临床诊疗水平提升。

表1-13 国家临床医学研究中心网络成员单位分布情况（按地区分布）

地区	网络成员单位/个	地区	网络成员单位/个
北京市	425	湖南省	399
天津市	145	广东省	478
河北省	440	广西壮族自治区	190
山西省	334	海南省	72

续表

地区	网络成员单位/个	地区	网络成员单位/个
内蒙古自治区	369	重庆市	211
辽宁省	273	四川省	549
吉林省	168	贵州省	188
黑龙江省	403	云南省	221
上海市	191	西藏自治区	93
江苏省	455	陕西省	267
浙江省	347	甘肃省	358
安徽省	285	青海省	98
福建省	294	宁夏回族自治区	109
江西省	223	新疆维吾尔自治区	215
山东省	508	香港特别行政区	3
河南省	430	澳门特别行政区	3
湖北省	266		

国家呼吸系统疾病临床医学研究中心（广州医科大学附属第一医院）联合全国呼吸学会及呼吸医师协会持续推动"肺功能检查与临床应用规范化培训万里行"项目，建设并完善全国肺功能检查规范化培训体系及质控协同研究网络，开展覆盖全国范围的肺功能规范化培训。截至2023年12月，已建立包括56家"肺功能规范化培训中心"的培训示范基地及网络合作联盟，共培养了207位培训导师，举办了458场培训会议，14 000多家医院的超过33 000人次参加了培训考核，约23 000人通过考核取得培训证书。

国家代谢性疾病临床医学研究中心（上海交通大学医学院附属瑞金医院）长期牵头建设"标准化代谢性疾病管理中心"（Metabolic Management Center，MMC）。截至2023年底，已在全国1400家医院推广实施，覆盖31个省（自治区、直辖市），管理患者总数超800万人，并在苏州等20余个城市推广MMC"1+X"基层服务模式。通过开展"长三角MMC联盟""重走长征路""MMC健康中国行"等活动，为基层、老区和西部地区相关人群提供诊疗服务。此外，中心2023年制定了MMC培训标准操作程序（Standard Operating Procedure，SOP），包括标准化流程培训、专业能力培训、外部培训等。

国家慢性肾病临床医学研究中心（中国人民解放军东部战区总医院）持续打造慢性肾脏病全程管理中心（Chronic Kidney Disease Management Center，CKDMC）及其管理网络，以互联网/物联网技术联合大数据链作为节点，构建一体化、同质性、共享型的慢性肾脏病（Chronic Kidney Disease，CKD）患者标准筛查、治疗和管理模式，构建辐射全国的肾脏疾病防、诊、治协同网络，打造可持续产出临床证据的研究平台和研究成果普及推广体系。

（5）技术推广

2023年，50家中心共推广疾病预防监测、筛查诊断、治疗策略、标准化操作、院内管理等方面专业技术287项，累计推广2847次，覆盖人数达495.71万人次。针对不同地区的疾病防控需求，50家中心与区域医疗机构进行精准对接，以线上线下结合的方式，开展了义诊、技术培训、健康教学、健康咨询、对口支援等各种形式的健康帮扶1950次，辐射人群达585.72万人，覆盖31个省（自治区、直辖市）。

国家心血管疾病临床医学研究中心（中国医学科学院阜外医院）2023年开展了"无放射线经皮介入技术""主动脉腔内新技术""主动脉瓣修复技术""体外生命支持技术""主动脉夹层外膜内翻技术""植入式左心室辅助技术""心血管病及其危险因素管理""疑难复杂心肌病的心肌活检方法""左室辅助装置临床应用""体外循环技术""右心导管技术""肺动脉经皮肺动脉球囊扩张成形术""超声心动图临床应用技术推广""先心病及围术期超声技术"等近20项适宜技术推广，推广次数达169次，推广医院超2000家；主办/承办学术会议51次，观看总量超过2060万人次；并以线上线下结合方式开展临床技能培训358次，累计培训近76万人次。

国家神经系统疾病临床医学研究中心（首都医科大学附属北京天坛医院）持续推广"复杂性脑血管病复合手术新模式治疗技术""脑心共患病复合手术技术""CHANCE-2精准治疗方案及基因快速检测系统技术""可感知脑深部电刺激和迷走神经电刺激手术""3T磁共振兼容技术"等临床技术，涉及全国1400余家协同研究网络单位，助力基层医疗机构"学好、用好"医疗技术，增强服务能力。例如，通过"脑血管病精准双抗行动"对参与单位开展基因快速检测技术操作等培训，使其能够为卒中患者提供基于循证证据的规范化诊治，为开展临床研究建立基础，促进神经系统疾病诊疗新技术临床转化，以推动CHANCE-2治疗方案的临床普及应用。截至2023年底，已报名单位超过1500家。

国家妇产疾病临床医学研究中心（北京大学第三医院）2023年主办/承办国

家级继续教育学习班或专业技术培训班19次，重点推广不孕症诊断常规技术及新技术，包括自体脂肪血管基质成分宫腔灌注治疗薄型子宫内膜、女性生育力保存技术、女性生育力超声综合评估新技术、宫腔粘连分离技术、生殖微创技术、多胎妊娠减胎技术、经阴道超声引导下取卵技术、胚胎移植技术、植入前遗传学胚胎诊断技术、辅助孵化技术、卵子激活技术等适宜技术，覆盖20多个省（自治区、直辖市）的619家医院。

（6）国际交流

2023年，50家中心共组织召开学术交流会议602场，其中国际会议79场、国内会议523场；线上、线下累计参加人数约1.29亿人次；千人以上规模的学术会议153场。

国家消化系统疾病临床医学研究中心（首都医科大学附属北京友谊医院）组织开展了多项国际交流活动。其中，主办的"第二十届北京国际消化疾病论坛"邀请来自法国、新加坡、荷兰、俄罗斯、韩国、日本、中国香港及中国内地等国家（地区）的多名专家参会。设置学术专场28个、专题会14个、学术任务813个，涵盖消化、肝病、普外、影像、病理、麻醉及护理等领域。举办"第七届肝脏病理大师班暨肝脏病理高级研修班"，邀请来自美国、新加坡、加拿大等国家（地区）的肝脏临床及病理专家，围绕肝硬化门脉高压、非肝硬化门脉高压、肝血管病等话题展开了深入探讨，线上参会人数达20 560人次。

国家口腔疾病临床医学研究中心（上海交通大学医学院附属第九人民医院）稳步推进国际学术交流，2023年主办"第20届国际口腔修复大会"，是首次在中国举办的全球性口腔修复科学大会。会议以"口腔修复学的创新与趋势"为主题，围绕数字技术/人工智能、多学科治疗、颌面重建/咬合、高级生物材料/生物学、口腔修复/种植修复学等方向，邀请20多个国家（地区）的40余位嘉宾进行特邀或主题演讲，近200位学者进行报告和壁报展示。同时参加"第二十一届中国国际人才交流大会"，通过展板、视频、实物等多个形式在"科技部展区"展示两个优秀科技成果。

国家恶性肿瘤临床医学研究中心（天津医科大学肿瘤医院）2023年组织全国30余位乳腺专家赴希腊参加第21届世界乳腺癌及乳腺健康大会，传递乳腺癌防治的中国声音，并成功承办2023中国整合肿瘤学大会（CCHIO），以天津为主会场，在中国31个省（自治区、直辖市）联动设立分会场，来自五大洲108个国家（地区）

的16万人参会，参会规模最大、学科覆盖最全、投稿数量最多。此外，中心先后与澳大利亚新南威尔士大学、新加坡国立癌症中心签署合作备忘录，进行合作与交流。

3. 医学实验室

目前[①]，中国合格评定国家认可委员会共认定897家医学实验室（附录C）。其中，数量排名前十的地区分别是江苏（99家）、广东（85家）、上海（69家）、北京（60家）、浙江（52家）、四川（49家）、山东（48家）、陕西（39家）、湖北（32家）、河北（29家）（图1-24）。

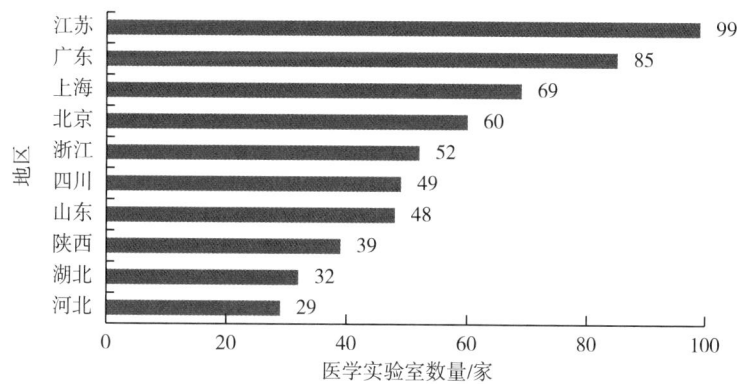

图1-24 中国合格评定国家认可委员会认定的医学实验室主要分布地区

2023年，32家中国临床检验实验室新获得美国病理学家协会认证。截至2024年6月，获得美国病理学家协会认证的中国临床检验实验室共119家[②]（附录D），主要分布在上海（33家）、北京（28家）、苏州（9家）等地区（图1-25）。

---

① 检索日期为2024年6月2日，检索结果包含港澳台地区，数据来源为 https://las.cnas.org.cn/LAS_FQ/publish/externalQueryML.jsp。

② 检索日期为2024年6月3日，不含港澳台地区，数据来源为 https://www.cap.org/laboratory-improvement/accreditation/accredited-laboratory-and-biorepository-directory/。

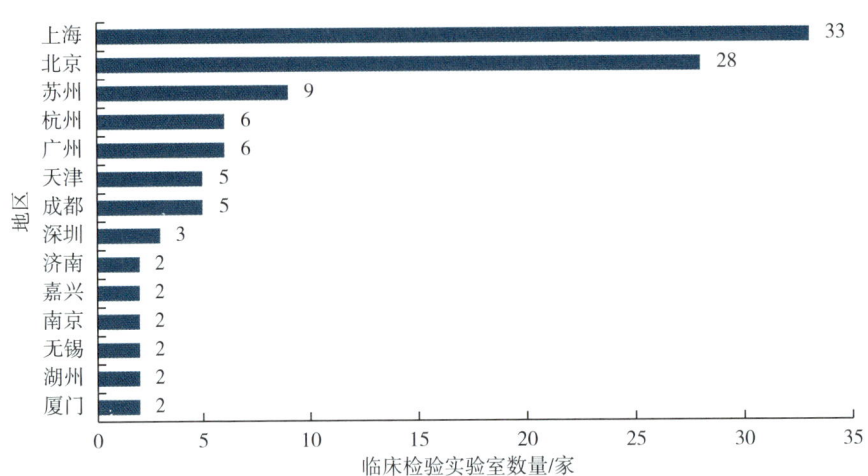

图 1-25　美国病理学家协会认定的临床检验实验室主要分布地区

（四）成果转化

随着中国临床医学研究的持续快速发展，创新产出大幅提升，不断为疾病防治提供新产品、新方案。本部分主要从 1 类创新药的批准与上市、医疗器械的注册与上市、创新医疗器械审批、临床指南的发布等方面，总结中国 2023 年临床医学研究成果的转化情况。

1. 创新药物

2023 年，国家药监局药审中心受理 1 类创新药注册申请 1984 件，其中临床申请 1918 件、上市申请 66 件。按药品类型统计，包括化学药物 1185 个、生物制品 747 个、中药 52 个。受理突破性治疗药物注册申请 286 项，其中 70 项纳入突破性治疗药物程序[①]。同年批准上市 1 类创新药 40 个品种，包括 19 个化学药、16 个生物制品（14 个治疗用生物制品、2 个预防用生物制品）和 5 个中药（附录 F）。

肿瘤方面，上海津曼特生物科技有限公司研发的纳鲁索拜单抗注射液（商品名：津立生）是全球首个获批上市的 IgG4 亚型全人源抗 RANKL 单克隆抗体，用于治疗不可手术切除或手术切除可能导致严重功能障碍的骨巨细胞瘤成人患者。贝达药业股份有限公司研发的伏罗尼布片（商品名：伏美纳）为多靶点受体酪氨酸激酶抑制

---

① 国家药品监督管理局. 2023 年度药品审评报告 [EB/OL].(2024-02-04) [2024-06-17]. https://www.nmpa.gov.cn/xxgk/fgwj/gzwj/gzwjyp/20240204154334141.html?type=pc&m= .

剂，通过与依维莫司联合，用于治疗既往酪氨酸激酶抑制剂治疗无效的晚期肾细胞癌患者；研发的甲磺酸贝福替尼胶囊（商品名：赛美纳）对于经表皮生长因子受体（EGFR）酪氨酸激酶抑制剂治疗出现疾病进展，并且伴随 EGFR T790M 突变阳性的局部晚期或转移性非小细胞肺癌的患者，有很好的治疗效果。上海盛迪医药有限公司研发的阿得贝利单抗注射液（商品名：艾瑞利）为中国首个自主研发的获批上市的小细胞肺癌适应证的 PD-L1 单克隆抗体，可联合化疗作为广泛期小细胞肺癌的一线治疗方法。南京驯鹿生物医药有限公司研发的纳基奥仑赛注射液（商品名：源瑞达）为中国首个具有完全自主知识产权的 CD19 CAR-T 细胞治疗产品，也是中国首款白血病治疗领域 CAR-T 细胞治疗产品，用于治疗成人复发或难治性 B 细胞急性淋巴细胞白血病。

心血管疾病方面，信达生物制药（苏州）有限公司研发的托莱西单抗注射液（商品名：信必乐）为中国首个获批上市的自主研发的 PCSK9 抑制剂，用于治疗高脂血症，降低心血管疾病风险。

神经及精神疾病方面，浙江京新药业股份有限公司研发的地达西尼胶囊（商品名：京诺宁）为 γ- 氨基丁酸（γ-aminobutyric acid，GABA）A 受体的部分正向别构调节剂，用于对失眠患者的治疗。

2. 创新医疗器械

2023 年，国家药品监督管理局批准境内第三类医疗器械注册 7106 项，与 2022 年相比增加了 31%[①]。其中，医疗器械 5432 项、体外诊断试剂 1674 项。首次注册 2860 项，占全部境内第三类医疗器械注册申请数量的 40.2%；延续注册 1914 项，占全部境内第三类医疗器械注册申请数量的 26.9%；变更注册 2332 项，占全部境内第三类医疗器械注册申请数量的 32.8%。从注册类型看，除体外诊断试剂外，共涉及《医疗器械分类目录》中 18 个子目录的产品。注册数量排前 5 位的第三类医疗器械是无源植入器械，神经和心血管手术器械，注输、护理和防护器械，有源手术器械，医用成像器械。与 2022 年相比，2023 年无源植入器械增加 18.8%，神经和心血管手术器械增加 11.0%，注输、护理和防护器械增加 26.2%，有源手术器械增加 54.0%，医用成像器械减少 27.8%。

---

① 国家药品监督管理局. 2023 年度医疗器械注册工作报告 [EB/OL]. (2024−02−05)[2024−06−17]. https://www.nmpa.gov.cn/xxgk/fgwj/gzwj/gzwjylqx/20240205112550112.html?type=pc&m=.

依照《创新医疗器械特别审查程序》《医疗器械优先审批程序》，2023年共收到创新医疗器械特别审批申请466项，比2022年增加35.9%，其中69项获准进入创新医疗器械特别审查程序。2023年共有61个创新医疗器械产品获批上市，比2022年增加11%，包括神经刺激系统、碳离子治疗系统、血管内成像设备、手术导航定位系统、质子治疗系统、体外检测试剂盒等（附录G）。

3. 临床指南

2023年，国家药品监督管理局及其药品审评中心、医疗器械技术审评中心共发布指导原则68份，涉及临床试验及临床试验设计、药物一致性与安全性评价等领域，适应证包括肿瘤、免疫系统疾病、心血管疾病、代谢性疾病等。

此外，中华医学会通过学术期刊发表临床医学指南104份、专家共识262份，涉及恶性肿瘤、肝硬化、器官移植、磁共振成像、循证医学、围手术期管理等领域。

第二章 2023年国内外临床医学研究政策与法规

一、国际临床医学研究政策与法规

2023年，围绕临床试验监管、组织与实施、数据使用与管理、质量管理等方面，国际组织及主要国家发布了一系列政策和法规指南，为进一步规范临床试验流程、提高临床试验质量和效率提供了重要参考和保障。本节将简要介绍其中的主要政策文件。

（一）临床试验监管与组织实施相关政策与法规

2023年，世界卫生组织（WHO）、人用药品技术要求国际协调理事会（The International Council for HarmonisationofTechnical Requirements for Pharmaceuticals for Human Use，ICH）和美国、欧洲等相关组织及国家（地区）针对临床试验监管、组织与实施、数据使用与管理、质量管理等方面出台了一系列政策与法规，为规范临床试验提供了支撑和依据。

1. 临床试验监管

(1) 美国FDA发布《上市后研究和临床试验：确定不符合联邦食品、药品和化妆品法案第505(o)(3)(E)(ii)节的正当理由》指南草案

美国FDA于2023年7月14日发布《上市后研究和临床试验：确定不符合联邦食品、药品和化妆品法案第505(o)(3)(E)(ii)节的正当理由》（*FDA Issues Draft Guidance on Postmarketing Studies and Clinical Trials: Determining Good Cause for Noncompliance with Section 505(o)(3)(E)(ii) of the Federal Food, Drug, and Cosmetic*

Act）指南草案①，旨在向药物和生物制品的申请人提供详细的信息，以指导其满足FDA对上市后研究和临床试验的具体要求，包括在未能遵守规定时间表或其他要求时，如何合理解释并提供"正当理由"的相关内容。

该指南草案详细讨论了FDA在评估申请人未能按时完成上市后研究（Post-Marketing Studies，PMR）时，所依据的合理的解释考量的因素。"正当理由"的3个标准为：①直接相关性，未能遵守的情况可能直接导致错过关键进展；②不可控性，情况超出了申请人的控制范围；③不可预见性，情况在初始PMR时间表确定时无法合理预见。此外，FDA在评估"正当理由"时还会考虑以下因素：申请人是否迅速且有效地制订了纠正PMR潜在违规情形的合理计划，并付诸实施；申请人是否积极地向FDA报告实际或预期的延误情况，以及旨在纠正PMR潜在违规情形的计划；申请人是否提出了合理的时间表调整方案。若申请人未能充分展示其正当理由，则可能面临FDA的审查等措施。这些措施包括但不限于：发出警告信，根据《联邦食品、药品和化妆品法》第502(z)节提出虚假宣传指控，以及根据《联邦食品、药品和化妆品法》第303(f)(4)(A)节实施民事罚款。

（2）美国FDA发布《基于风险的临床研究监测方法行业问答指南》

美国FDA于2023年4月11日发布《基于风险的临床研究监测方法行业问答指南》（*A Risk-Based Approach to Monitoring of Clinical Investigations Questions and Answers*）②，提供基于风险评估的方法，以系统地、有优先顺序地对临床试验实施监察。

该指南扩展了2013年8月发布的《临床研究的行业监测——基于风险的监测方法指南》，并在2019年3月发布的初版草案上进行修改定稿。FDA充分考虑指南定稿过程中收到的反馈意见，并根据意见对指南进行了适当修订。最终定稿版扩展了2019年草案的背景部分，增加了"在监测临床站点期间发现重要问题时，可能需要增加实地调研的持续时间或频率"等内容。

临床研究监测是一种质量控制工具，用于确定研究活动是否按计划进行。该指南包含规划监测方法、制订监测计划内容及处理和传达监测结果的建议。强调由临

---

① FDA. FDA issues draft guidance on postmarketing studies and clinical trials: determining good cause for noncompliance with section 505(o)(3)(E)(ii) of the federal food, drug, and cosmetic Acts[EB/OL]. (2023-07-31)[2024-05-10]. https://www.fda.gov/media/170187/download.

② FDA. A risk-based approach to monitoring of clinical investigations questions and answers[EB/OL]. (2023-04-11)[2024-05-10]. https://www.fda.gov/media/121479/download.

床试验的赞助商负责提供监督，有助于确保临床试验参与者的权利、安全和福利得到保护，同时保证提交给 FDA 的数据的完整性。赞助商应建立一个全面的管理系统，以在临床试验的各个阶段有效控制参与者面临的风险（如安全问题），并保证数据的完整性（如不完整和/或不准确的数据）。该指南建议，赞助商采用基于风险的方法来制订和修订监测计划，以支持临床试验的全面质量管理。在协议设计阶段，应识别关键数据和流程，并进行风险评估。该指南还提供了问题和答案，以帮助赞助商在规划和实施基于风险的监测方法时解决可能遇到的问题。这些问题和答案涉及监测方法的制定、监测计划的内容、监测结果的跟进和沟通等方面。

2. 临床试验组织与实施

（1）WHO 发布《WHO 临床试验最佳实践指南》并征求意见

WHO 于 2023 年 7 月 19 日发布《WHO 临床试验最佳实践指南》（*WHO Guidance for Best Practices for Clinical Trials*）[①]，并广泛征求意见。该指南规范了临床试验及临床试验生态系统的定义，详细介绍了临床试验的发展历程及未来的挑战，并提出应对临床试验面临的挑战的相关策略。

该指南包括科学和伦理考虑、加强临床试验生态系统建设，以及解决代表性不足的亚群体问题等部分。在科学和伦理考虑方面，提出了良好临床试验的设计原则，包括确保试验能够得到科学上合理的结果、尊重参与者的权利和福利，以及确保试验的可行性和有效的质量管理。针对临床试验生态系统的加强，建议建设足够的临床试验基础设施，以及实现机构间的有效优先级设定和协作。此外，该指南还着重讨论了在资源有限的环境中开展临床试验面临的挑战，并提出了支持孕妇和哺乳期妇女、儿童和青少年参与临床试验的建议。在解决代表性不足的亚群体问题上，该指南强调了包容性的重要性，并针对特定群体提出了具体建议，如在临床试验中纳入孕妇、哺乳期妇女、儿童和老年人等。此外，该指南还包括在紧急情况下快速资助和批准的相关条款，以及针对成员国、监管机构和研究人员的建议。

（2）美国 FDA 发布《临床试验患者知情同意指南》

美国 FDA 于 2023 年 8 月 15 日发布《临床试验患者知情同意指南》（*Informed*

---

① WHO. WHO guidance for best practices for clinical trials[EB/OL]. (2023-07-19)[2024-05-10]. https://cdn.who.int/media/docs/default-source/research-for-health/2023-07_who-guidance-for-best-practices-for-clinical-trials_draft-for-public-consultation.pdf?sfvrsn=7a5c9fa5_4.

Consent Guidance for IRBs, Clinical Investigators, and Sponsors）[①]，旨在为伦理审查委员会（Institutional Review Boards，IRBs）、临床研究者和研究申办方提供 FDA 关于知情同意的法规要求。

该指南认为，知情同意不仅仅是获得受试者签名的同意书，而是一个包括提供充分信息、促进理解、允许提问和考虑是否参与、获取自愿同意，以及在临床试验进展中提供持续信息的连续性过程。该指南还特别指出，任何用于招募受试者的广告都应视为持续同意过程的开始，并且在线或纸质招募材料中提供的信息应与知情同意文件保持一致。

此外，该指南详细阐述了知情同意的核心要求、基本构成、附加要素，以及针对"临床试验"的特定要素。同时，还明确了知情同意文件的文档标准，包括书面同意文件的必备要素、获取同意的替代方案、同意书的日期规定及知情同意文件的格式要求。在责任分工上，IRBs 需承担审核所有知情同意材料的责任，保证同意过程的充分性和适宜性，并处理知情同意文件的更新工作。临床研究人员则需负责获取受试者的知情同意，并在必要时与 IRBs 沟通有关受试者同意过程的具体情况。赞助商需考虑多中心临床试验的相关因素，并确保其员工对相关规定有充分理解并严格遵循。FDA 则负责审查临床试验中的新药、生物制品及医疗设备，并在必要时要求提交知情同意材料。该指南还包括了常见问题解答，针对儿童受试者的招募、非英语受试者的招募、文化素养和算术能力较低的受试者的招募、身体或感官残疾受试者的招募及成人受试者同意能力受损等特殊情况提供了明确的指导原则。

（3）美国 FDA 发布《药品和生物制品外部对照试验设计和实施的考虑因素》指南草案

美国 FDA 于 2023 年 1 月 23 日发布《药品和生物制品外部对照试验设计和实施的考虑因素》（*Considerations for the Design and Conduct of Externally Controlled Trials for Drug and Biological Products*）指南草案[②]，旨在为申办方和研究者提供关于使用外部对照临床试验来收集药物产品安全性和有效性证据的推荐意见。

在外部对照试验中，试验参与者根据协议比较接受试验治疗与未接受相同治疗

[①] FDA. Informed consent guidance for IRBs, clinical investigators, and sponsors[EB/OL]. (2023-08-15)[2024-05-10]. https://www.fda.gov/media/88915/download.

[②] FDA. Considerations for the design and conduct of externally controlled trials for drug and biological products[EB/OL]. (2023-01-23)[2024-05-10]. https://www.fda.gov/media/164960/download.

的外部群体的结果。外部对照组可以是早期治疗或未治疗的人群（历史对照），也可以是在同一时期但在不同环境中治疗或未治疗的人群（同期对照）。该指南详细讨论了外部对照试验的设计和分析考虑，包括研究人群特征、疾病属性、病程、结果评估及对照组数据的考虑。特别强调了在缺乏随机化的外部对照试验中，减少潜在偏倚的最佳方法是在设计阶段进行周密的考虑，以增加研究结果的可解释性。该指南还指出，使用来自其他临床试验或真实世界数据（Real World Data，RWD）源（如注册数据库、电子健康记录和医疗索赔）的患者级别数据作为对照组是可行的。然而，申办方在设计外部对照试验时，应确认所选数据源能够反映对研究问题至关重要的已知预后特征。此外，指南还提供了与 FDA 沟通和确保 FDA 能够访问外部对照试验数据的注意事项。FDA 倡导申办方在药物开发计划的初期阶段就与相应的FDA 审查部门进行沟通，共同探讨进行外部对照试验而非随机对照试验的合理性。

（4）美国 FDA 发布《基于一项充分且良好对照的临床研究和确证性证据证明有效性实质性证据》指南草案

美国 FDA 于 2023 年 9 月 18 日发布《基于一项充分且良好对照的临床研究及确证性证据证明其有效性的实质性证据》（*Demonstrating Substantial Evidence of Effectiveness Based on One Adequate and Well-Controlled Clinical Investigation and Confirmatory Evidence*）指南草案[1]，旨在为药品开发者提供如何利用单一临床试验结合确证性证据来证明药品效果的指导。

该指南草案是对 2019 年《证明人类药物和生物制品有效性的实质性证据》（*Demonstrating Substantial Evidence of Efectiveness for Human Drug and Biological Products*）指南草案和 1998 年《为人类药物和生物制品的有效性提供临床证据》（*Providing Clinical Evidence ofEfectiveness for Human Drug and Biological Products*）指南的补充，强调了与 FDA 早期沟通的重要性，以便申办方和机构能够评估单一、充分的且良好对照的临床研究和确证性证据是否足以证明药品的有效性。该指南草案指出，尽管 FDA 通常要求两项充分的临床研究来证明药品效果，但在某些情况下，可能会灵活考虑仅依靠一次临床试验加上确证性证据。这些确证性证据可以有多种来源，包括但不限于：相关适应证的临床证据、机制性或药效学证据、相关动

---

[1] FDA. Demonstrating substantial evidence of effectiveness based on one adequate and well-controlled clinical investigation and confirmatory evidence[EB/OL]. (2023-09-18)[2024-05-10]. https://www.fda.gov/media/172166/download.

物模型的证据、同一药理学类别其他成员的证据、疾病的自然病程证据、真实世界数据/证据及扩大使用研究药物的证据。该指南草案还强调尽管充分的疗效证据对FDA药品审批至关重要，但这并非唯一标准。

（5）美国FDA发布《药品、生物制品和器械的分散式临床试验》指南草案

美国FDA于2023年5月2日发布《药品、生物制品和器械的分散式临床试验》（*Decentralized Clinical Trials for Drugs, Biological Products, and Devices*）指南草案①，旨在为药品、生物制品和器械临床试验的申办方提供建议。

分散式临床试验（Decentralized Clinical Trial，DCT）指部分或全部与试验相关的活动在传统临床试验地点之外的地方进行，如直接在参与者家中或所在的当地医疗机构进行。这种模式利用远程医疗和数字健康技术，允许从参与者所在地远程传输相关数据，减少对参与者的地理限制，增加试验的多样性，并尽可能改善患者的参与度和保留率。

该指南草案强调了FDA对于DCT的监管要求与基于地点的传统临床试验保持一致，并为DCT的设计提供了详细的建议，包括远程访问临床试验、使用数字健康技术、角色与责任、知情同意和机构审查委员会监督、试验用药品的包装和运输、安全监测计划，以及在进行DCT时使用的软件等。FDA鼓励申办方在DCT中采用基于风险的监测方法，并使用集中化监测来识别和主动跟进缺失数据、不一致数据、数据异常值和潜在的偏倚等。该指南草案还特别指出，申办方应确保所有试验参与者都能使用DCT中使用的数字健康技术，并提供相关培训以确保技术的正确使用。

3. 临床试验数据使用与管理

（1）美国FDA发布《上市后获取药物和生物制品临床试验中代表性不足人群数据的方法》指南草案

美国FDA于2023年8月10日发布《上市后获取药物和生物制品临床试验中代表性人群数据不足的方法》（*Postmarketing Approaches to Obtain Data on Populations*

---

① FDA. Decentralized clinical trials for drugs, biological products, and devices[EB/OL]. (2023−08−10)[2024−05−10]. https://www.fda.gov/media/167696/download.

Underrepresented in Clinical Trials for Drugs and Biological Products）指南草案[①]，旨在指导药品和生物制品的赞助商如何在上市后收集那些在临床试验中代表性人群不足的数据。

为了确保药品能够适用于广泛的患者群体，了解药品在不同患者亚群（如种族、民族、性别或年龄等）中的安全性和有效性十分重要。该指南草案提出了几种上市后数据收集的机制，包括上市后要求（Post-Marketing Requirement，PMR）和上市后承诺（Post-Marketing Commitment，PMC）。对于 PMR，FDA 要求申请人在药品获批时或获批后进行额外的研究或临床试验，以评估已知的严重风险、严重风险的信号，或者在数据显示有潜在严重风险时识别意外风险。对于 PMC，FDA 可以与申请人达成书面协议，通过 PMC 收集数据，以进一步评估临床效益或在特定亚群中的安全性。此外，该指南草案进一步讨论了各种研究设计的推荐方法，包括单臂试验、随机试验、真实世界数据源和汇总分析研究。对于国外临床数据，FDA 可以仅基于国外临床数据批准上市申请，前提是该数据适用于美国人群和美国医疗实践。若申办方提交的上市申请中，临床数据主要源于美国境外入组的患者，则必须提交数据和理由，以支持对美国人群和医疗实践的适用性。尽管如此，FDA 可能还要求进行额外的研究或试验，以进一步确定产品在与美国人口特征相关的亚人群中的功效或安全性。

（2）美国 FDA 发布两份关于收集临床结局数据的技术规范指南

美国 FDA 于 2023 年 11 月先后发布两份与以患者为中心的药物开发相关的指南（Patient-Focused Drug Development，PFDD），概述了 FDA 对可用于上市前申请的临床结局评估（Clinical Outcome Assessments，COA）数据的相关要求。

第一份指南为《使用项目反应理论提交的临床试验数据集和临床结局评估文件》（*Submitting Clinical Trial Datasets and Documentation for Clinical Outcome Assessments Using Item Response Theorys*）[②]，详细介绍了申办方在提交使用项目反应理论（Item Response Theory，IRT）的 COA 信息时应考虑包含在其上市前申请中的技术规范。

[①] FDA. Postmarketing approaches to obtain data on populations underrepresented in clinical trials for drugs and biological products[EB/OL]. (2023−08−10)[2024−05−10]. https://www.fda.gov/media/170899/download.

[②] FDA. Submitting clinical trial datasets and documentation for clinical outcome assessments using item response theorys[EB/OL]. (2023−11−06)[2024−05−10]. https://www.fda.gov/media/173587/download.

COA数据可以有多个不同的来源，包括临床医生以临床医生报告结局形式、患者以患者报告结局形式、非临床医生观察者以观察者报告结局形式，以及基于性能评估的性能结局测量。该指南详细阐述了IRT在COA中的应用，包括固定形式的COA和基于IRT的计算机自适应测试，并提供了关于如何记录和处理缺失数据的具体指导。

第二份指南为《提交癌症临床试验患者报告的结果数据》（*Submitting Patient Reported Outcome Data in Cancer Clinical Trial*s）①，旨在规范癌症临床试验中患者报告结果（Patient-Reported Outcome，PRO）数据的提交流程。PRO作为一种评估临床结局的方式，能够直接体现患者对自身健康状况的主观感受，无须经过医生或其他第三方的解读。在这一过程中，患者可以通过自我报告或接受访谈的方式提供相关数据，但需确保访谈记录仅限于患者的原始回答。该指南强调了技术细节，包括使用临床数据交换标准协会（Clinical Data Interchange Standards Consortium，CDISC）的"研究数据表模型"（Study Data Tabulation Model，SDTM）和"分析数据模型"（Analysis Data Model，ADaM）来构建数据集，确保数据的一致性和可比性。SDTM规范涉及问卷数据集和试验总结数据集的结构，而ADaM规范则侧重于如何构建分析数据集以支持安全性和疗效评估。

4. 临床试验质量管理

ICH发布《E6(R3)药物临床试验质量管理规范》修订草案

人用药品技术要求国际协调理事会（ICH）于2023年5月19日发布《药物临床试验质量管理规范（GCP）E6（R3）》[*Good Clinical Practice（GCP）E6（R3）*，简称"E6(R3)"]修订草案②。

此次E6(R3)修订草案的主要亮点包括以下几点。①尊重并鼓励临床试验参与者：将"subject"（受试者）更改为"participant"（参与者），以更好地体现对参与临床试验患者的尊重，并鼓励在试验设计阶段就听取其意见。②强调灵活性：将传统"章节式"的结构转变为更易拆分的"原则+附件"形式，提供更灵活的指导，以适应技术进步和方法学的演进。③风险评估和相称性：E6(R3)继续推行基于风险

---

① FDA. Submitting patient reported outcome data in cancer clinical trials[EB/OL].（2023-11-03）[2024-05-10]. https://www.fda.gov/media/173581/download.

② ICH. GOOD CLINICAL PRACTICE (GCP) E6(R3)The ICH E6(R3) draft guideline presentation available now on the ICH website [EB/OL].(2023-05-19)[2024-05-11]. https://database.ich.org/sites/default/files/ICH_E6%28R3%29_DraftGuideline_2023_0519.pdf.

的方法，要求在设计和实施临床试验时考虑操作的可行性，并适当减少不必要的复杂性。④数据治理：将"数据管理"扩展为"数据治理"，并独立成章，以适应电子系统的使用和数据流的整合。⑤澄清各方责任：将E6(R3)的适用范围明确为"拟向监管机构递交的试验用药品的干预性临床试验"，明确了临床试验相关方的责任原则，并对申办方和研究者的职责提出了明确要求。

（二）疾病诊疗相关政策与法规

2023年，全球针对临床医学研究发布了系列指南。本部分重点梳理了美国在肿瘤、糖尿病等疾病领域发布的相关政策文件。

（1）美国FDA发布《支持肿瘤治疗药物加速批准的临床试验考量》指南草案

美国FDA肿瘤卓越中心（Oncology Center of Excellence，OCE）于2023年3月24日发布《支持肿瘤治疗药物加速批准的临床试验考量》（*Clinical Trial Considerations to Support Accelerated Approval of Oncology Therapeutics*）指南草案[①]，旨在为生物制品的申办方提供指导，以支持加速临床试验的审批过程。

加速审批途径通常用于肿瘤药物的批准，这在一定程度上是因为肿瘤的严重性和致命性，以及可用的替代或中间临床终点被认为能够有效预测最终的临床效益。虽然多种试验设计和终点历来被用来支持加速审批，但在肿瘤学领域常使用单臂试验设计和响应终点。然而，单臂试验在支持加速审批方面存在局限性，如安全性数据库较小，可能无法识别罕见严重不良事件。该指南草案指出，随机对照试验可以克服单臂试验的局限性，包括提供更确切的疗效和安全性评估，并允许同时与对照组直接比较。在适当情况下，对同一项试验的长期随访可能满足上市后验证临床益处的要求，这种"一次试验"（one-trial approach）方法在药物研发中提高了效率，并能够确保通过加速审批途径使药物早日上市，同时确保上市后所需的试验已经完成招募并在进行中，以便及时验证长期收益。该指南草案还讨论了在设计、执行和分析单臂试验时的考量，以及在确定数据是否足够支持加速审批时的考量。此外，还提供了在加速审批后进行确认性试验的考量，有助于解决替代或中间终点与最终临床益处之间关系的不确定性。

---

① FDA. Linical trial considerations to support accelerated approval of oncology therapeutics[EB/OL]. (2023-03-24)[2024-05-10]. https://www.fda.gov/media/166431/download.

（2）美国FDA发布《糖尿病：抗糖尿病药品和生物制品临床试验的疗效终点》指南草案

美国FDA于2023年5月25日发布《糖尿病：抗糖尿病药品和生物制品临床试验的疗效终点》（*Diabetes Mellitus: Efficacy Endpoints for Clinical Trials Investigating Antidiabetic Drugs and Biological Products*）指南草案[①]，旨在帮助申办方验证新的抗糖尿病产品对成人和儿童1型和2型糖尿病患者的疗效。

该指南草案取代了2008年发布的指南草案的部分内容，并强调在糖尿病治疗中，降低糖化血红蛋白（A1C）水平是减少微血管并发症风险的有效替代终点。FDA认为A1C的降低是支持传统药物批准的充分证据，且基于A1C降低的抗高血糖药物已获得批准，无须在上市后确认与观察到的A1C变化相关的临床收益。该指南草案探讨了将降低低血糖风险作为疗效评价终点的合理性，特别是针对胰岛素使用者。为确保临床试验数据的准确性和可靠性，FDA倡导药物研发者采用严谨的低血糖事件收集与分析方法。此外，该指南草案还详细阐释了低血糖的界定标准、临床试验设计的核心要素及适用的测量工具，旨在促进对低血糖相关药物声明的科学评估。同时关注其他潜在的疗效评价终点，如空腹血糖、餐后血糖及基于连续血糖监测（Continuous Glucose Monitoring，CGM）的数据指标。随着CGM系统在临床研究中的日益普及，FDA鼓励申办方就CGM的使用及其在低血糖风险评价中的应用与FDA进行充分沟通。

（3）美国FDA发布《使用饮食管理的先天性代谢缺陷：药品开发临床试验中饮食优化和标准化的注意事项》指南草案

美国FDA于2023年7月11日发布《使用饮食管理的先天性代谢缺陷：药品开发临床试验中饮食优化和标准化的注意事项》（*Inborn Errors of Metabolism That Use Dietary Management: Considerations for Optimizing and Standardizing Diet in Clinical Trials for Drug Product Development*）指南草案[②]，旨在为代谢性疾病药物研发中的临床试验提供关于饮食优化和标准化的建议。

---

① FDA. Diabetes mellitus: efficacy endpoints for clinical trials investigating antidiabetic drugs and biological products[EB/OL]. (2023-05-25)[2024-05-10]. https://www.fda.gov/media/168475/download.

② FDA. Inborn errors of metabolism that use dietary management: Considerations for optimizing and standardizing diet in clinical trials for drug product development[EB/OL]. (2023-07-11)[2024-05-10]. https://www.fda.gov/media/114764/download.

代谢性疾病患者通常需要通过饮食限制或补充特定营养成分来控制病情。在临床试验中，饮食管理的优化和标准化对于减少偏差和变异性、提高试验结果的可解释性至关重要，也可能使临床试验变得更高效。该指南草案强调，对于将饮食管理作为临床护理一部分的疾病，应研究药物产品与饮食管理的综合应用。该指南草案还讨论了在临床试验设计中考虑饮食管理的重要性，包括随机化、双盲设计及对照组的选择。同时指出，与历史对照组相比，由于饮食管理标准随时间变化可能会造成偏倚，使用同期盲控对照组对于涉及饮食管理的试验至关重要。FDA鼓励在临床试验期间维持患者的稳定饮食，并详细记录试验期间的任何饮食变化。此外，该指南草案还提供了多种场景下的具体饮食管理建议，包括预期手术和程序的饮食处理、饮食评估工具局限性的应对策略，以及如何优化和标准化临床试验。

（4）美国FDA发布《新生儿产品开发中长期临床神经发育安全性研究的考虑因素》指南草案

美国FDA于2023年2月10日发布《新生儿产品开发中长期临床神经发育安全性研究的考虑因素》（Considerations for Long-Term Clinical Neuro Developmental Safety Studies in Neonatal Product Development）指南草案[1]，旨在为制药行业新生儿产品开发中进行长期临床神经发育安全性研究提供具体指导。

由于新生儿群体具有特殊的生理和发育特点，对药物的耐受性和反应可能与成人或其他年龄群体有所不同，因此，对新生儿患者开展长期神经发育安全性研究非常重要。该指南草案提出了对新生儿进行长期神经发育安全性评估的框架，包括评估的类型、时间点和持续时间。药物对新生儿的神经发育影响可能在早期并不明显，需要长期跟踪研究来监测潜在的迟发性效应。该指南草案建议，安全性评估应至少延续至儿童2岁，或直至能合理评估相关临床神经发育指标为止。此外，该指南草案还详细阐述了在研究中如何考虑新生儿的特定需求，包括对药物剂量、给药途径和持续时间的调整等。还讨论了在评估中应考虑的一般因素、特定患者/人群因素及特定产品因素。例如，产品对中枢神经系统的暴露程度、暴露时机、持续时间，以及与新生儿特定疾病状态相关的因素，都可能影响长期安全性评估的需求。

---

[1] FDA. Considerations for long-term clinical neuro developmental safety studies in neonatal product development[EB/OL]. (2023-02-10)[2024-05-10]. https://www.fda.gov/media/165239/download.

(三)产品/技术研发相关政策与法规

本部分重点梳理了世界卫生组织和美国、欧洲等国际组织、国家（地区）针对复方口服避孕药、疫苗、多肽药物等产品发布的系列指南。

（1）美国FDA发布《复方口服避孕药与临床药物相互作用的研究》指南

美国FDA于2023年6月8日发布《复方口服避孕药与临床药物相互作用的研究》（Clinical Drug Interaction Studies with Combined Oral Contraceptives）指南[①]，旨在帮助新药申办方评估其研究药物与复方口服避孕药（Combined Oral Contraceptives，COC）之间的药物相互作用（Drug-Drug Interaction，DDI）。

COC通常含有孕激素和雌激素两种合成类固醇激素，其正确使用时在避孕方面具有显著效果。而与COC同时使用的药物可能通过干扰孕激素和雌激素代谢途径中的酶，影响COC的避孕效果和安全性。例如，孕激素浓度降低可能导致意外怀孕，雌激素浓度降低可能导致突破性出血。此外，雌激素或孕激素浓度的上升还可能增加静脉血栓发生栓塞的风险，这是一种罕见且后果严重的不良事件。该指南指出，当生育年龄的女性使用研究药物时，若体外试验显示该药物是CYP3A的诱导剂或抑制剂，申办方需认真考虑是否有必要进行DDI研究。对于有致畸隐患的研究药物，即使体外或临床DDI研究结果表明其对CYP3A的诱导潜力较弱或无影响，也应进行COC的DDI研究。该指南还为临床COC的DDI研究设计与实施提供建议，包括研究对象的筛选、COC的选择与剂量、研究设计、药代动力学样本采集及药效学评估等。此外，指南还详细阐述了如何解读临床中COC DDI的研究结果，并提供了将这些结果推广至不同COC的方法。

（2）EMA发布《疫苗临床评估指南》

欧洲药品管理局（European Medicines Agency，EMA）于2023年1月27日发布修订的《疫苗临床评估指南》（Guideline on Clinical Evaluation of Vaccine）[②]，旨在为疫苗的临床开发提供更新的指导。

该指南于2023年8月1日正式生效，取代了2005年的旧版指南。该指南特别

---

① FDA. Clinical drug interaction studies with combined oral contraceptives[EB/OL]. (2023-06-08)[2024-05-10]. https://www.fda.gov/media/143849/download.

② EMA. Guideline on clinical evaluation of vaccine[EB/OL]. (2023-01-27)[2024-05-10]. https://www.ema.europa.eu/en/documents/scientific-guideline/guideline-clinical-evaluation-vaccines-revision-1_en.pdf.

强调了在规划和解释比较免疫原性试验结果时，需要考虑疾病和患者相关因素。例如，在选择合适的非劣效性边界和评估未达到预定义标准时，应考虑传染病的严重性、死亡率和/或永久后遗症的风险，以及用于确定免疫反应的检测方法的可靠性。该指南还扩展了疫苗有效性试验设计的考虑因素，包括在不同情况下选择合适的对照组。在临床试验中评估疫苗安全性的特殊考虑也被纳入指南，包括在特定年龄亚组中记录的参数。该指南还讨论了授权前安全数据库规模的考虑因素，若候选疫苗中含有以前未在许可疫苗中使用过的成分，通常将安全数据库的目标设定为足以估计不常见不良事件的发生频率（发生率 1/1000 ～ 1/100）。

（3）美国 FDA 发布《多肽药品的临床药理学考量》指南草案

美国 FDA 于 2023 年 12 月 13 日发布《多肽药品的临床药理学考量》（*Clinical Pharmacology Considerations for Peptide Drug Products*）指南草案[①]，在多肽药品的肝损伤、免疫原性、药物 - 药物相互作用、QT 间期延长等方面提出了临床评价建议。

肽类药物通常通过蛋白酶和肽酶代谢，而非通过肝脏中的细胞色素 P450（CYP）酶。因此，肝功能障碍对肽类药物的药代动力学（Pharmacokinetics，PK）影响通常不大。然而，FDA 指出，在某些情况下，评估肝功能障碍对某些肽类药物 PK 的影响可能很重要。

在药物 - 药物相互作用方面，该指南草案指出，由于肽类药物通常不是 CYP 酶的底物，因此，不太可能受到 CYP 酶抑制剂或诱导剂的影响，但对于经过某些结构修饰的肽类药物，如环状肽（如环孢素等），可能需要进行体外试验来评估 CYP 酶和转运蛋白的相关性。关于 QT 间期延长的风险，该指南草案提出，仅由天然存在的氨基酸组成的肽类药物，通常情况下，除非存在机制性因素或临床及非临床研究揭示了潜在的心律失常风险，否则并不需要进行全面的 QT 研究。此外，该指南草案还注重标签规范，强调所有处方药产品的标签必须包含安全有效使用产品所需的关键科学信息的摘要，且标签信息必须丰富、准确，严禁包含任何促销性质或造成虚假误导的内容。

---

① FDA. Clinical pharmacology considerations for peptide drug products[EB/OL]. (2023-12-13)[2024-05-10]. https://www.fda.gov/media/171901/download.

（4）WHO发布《用于预防或治疗传染病的单克隆抗体及相关产品的非临床和临床评估指南》

面对全球日益严峻的公共卫生挑战，WHO在2023年3月20—24日的第77次会议上通过了《用于预防或治疗传染病的单克隆抗体及相关产品的非临床及临床评估指南》(*Guidelines on the Nonclinical and Clinical Evaluation of Monoclonal Antibodies and Related Products Intended for the Prevention or Treatment of Infectious Diseases*)[①]，旨在为国家监管机构和生物制品制造商提供科学指导，以确保用于传染病预防和治疗的单克隆抗体（Monoclonal Antibodies，mAbs）及其相关产品的安全性和有效性。

该指南强调了在公共卫生紧急情况下快速开发和监管评估mAbs的重要性。在这种情况下，可能需要采取简化的监管途径，包括缩短非临床和临床研究的时间，或在某些情况下提供有条件的市场授权，以加速产品上市。该指南内容涵盖从产品研发、非临床评估、临床试验设计到药品监管的各个方面。在临床试验中，应考虑包括免疫受损个体或具有基础疾病的人群，这些群体在面对新兴病原体时处于较高风险。同时讨论了在公共卫生紧急情况下，如何平行进行非临床和临床研究，来加快产品开发进程。此外，该指南还指出了在产品开发过程中可能需要考虑的特殊问题，如抗体依赖性增强、药物抗性的发展、特殊人群的研究需求，以及安全性评价等。

非临床评估部分强调了对mAbs的药效学、药代动力学和毒理学研究的重要性。研究应涵盖产品的功能特性、可能的毒性、剂量选择及安全性评估。对于创新的mAbs产品，如抗体片段、双特异性抗体等，需要特别考虑其独特的非临床评估策略。临床评估部分为mAbs的临床试验设计提供了指导，包括Ⅰ期、Ⅱ期和Ⅲ期研究的目标和方法。该指南还讨论了如何确定临床试验的终点，包括主要和次要终点，并强调了适应性设计和生物标记物的应用。特别提到了对特殊人群，如儿童、老年人、孕妇和免疫受损患者的评估需求。这些群体可能对mAbs的反应不同，需要特别关注剂量选择、安全性和有效性。该指南突出了对不良反应、免疫原性及长

---

① WHO. Guidelines on the nonclinical and clinical evaluation of monoclonal antibodies and related products intended for the prevention or treatment of infectious diseases[EB/OL]. (2023-03-25)[2024-05-10]. https://www.who.int/publications/m/item/guidelines-on-the-nonclinical-and-clinical-evaluation-of-monoclonal-antibodies-and-related-products-intended-for-the-prevention-or-treatment-of-infectious-diseases.

期随访的重视。对于与药物相关的严重不良事件，如抗体依赖性增强，需要进行细致的监测和评估。

二、国内临床医学研究政策与法规

2023年，中国针对临床试验监管、组织实施、数据使用与管理、质量管理等方面，发布了一系列法律法规和政策文件，为提升临床医学研究整体质量、加速临床诊疗技术创新与发展，以及规范临床诊疗实践提供了坚实的法律基础与重要指导依据。

（一）临床试验监管与组织实施相关政策与法规

2023年，国家药监局药审中心等部门出台了有关临床试验设计、组织实施、风险管理和数据管理方面的指导原则，为规范临床试验审评、支持药物研发提供了重要基础和依据。

1. 临床试验设计

⑴ 国家药监局药审中心发布《药物临床试验方案提交与审评工作规范》

国家药监局药审中心于2023年10月13日发布《药物临床试验方案提交与审评工作规范》（简称《工作规范》），旨在进一步规范药物临床试验的审评审批程序，提高临床试验方案的撰写质量，确保受试者的安全，并提升临床试验数据的可靠性。

该《工作规范》基于2018年7月发布的《关于调整药物临床试验审评审批程序的公告》，经过深入研究和广泛征求意见后形成。它详细规定了临床试验方案的提交、审评、变更及登记公示等环节的操作流程和要求，对临床试验申请、补充申请和沟通交流申请中涉及的临床试验方案资料提交与审评具有重要指导意义。《工作规范》明确指出，申请人在药物研发的不同阶段，应通过临床试验申请、补充申请、沟通交流申请等方式提交临床试验方案。申请人对药物的临床研发负主体责任，需提交完整的临床研发总体计划及临床试验方案，并应遵守相关法律法规和技术指导原则。药审中心将对申请人提交的临床试验方案进行科学性、完整性、可操作性和风险可控性评价。对于存在重大缺陷或无法保证受试者安全的临床试验申请或补充申请，药审中心将不批准开展临床试验。此外，《工作规范》还对临床试验期间的沟通交流、方案变更、登记与信息公示等方面提出了具体要求。特别强调了在临床试验申请前、确证性（或关键性）临床试验前及临床试验期间的其他沟通中，申请人与药审中心之间沟通交流的重要性。

（2）国家药监局药审中心发布《药物真实世界研究设计与方案框架指导原则（试行）》

国家药监局药审中心于 2023 年 2 月 16 日发布《药物真实世界研究设计与方案框架指导原则（试行）》（简称《指导原则》），旨在规范和指导申办方科学合理地设计真实世界研究，明确真实世界研究方案撰写的技术要求，以支持药物研发与审评。

《指导原则》适用于通过真实世界研究获得药物评价的临床证据，特别是在儿科药物、罕见疾病药物等监管决策中。它详细阐述了药物研发及评价中真实世界研究设计及研究方案制定的基本考虑，提供了药物研发中开展真实世界研究的指导意见。指导原则中明确了真实世界研究设计的主要类型，包括观察性研究设计、实用临床试验设计和单臂研究设计。同时，提出了真实世界研究方案的主体框架，涵盖方案摘要、研究背景、研究目的、研究假设、整体设计、研究人群、治疗或干预、研究终点、基线变量及重要协变量、观察期/随访期与观测/随访时间点、数据治理/数据管理计划、偏倚考虑、统计分析计划、质量控制、伦理、注册登记、方案修订和组织实施等关键要素。特别值得关注的是，《指导原则》提出了对于真实世界研究路径的可行性、目标人群的代表性、混合型研究设计、估计目标和模仿目标临床试验等方面的其他考虑，为真实世界研究的科学性和严谨性提供了全面的技术支撑。

2. 临床试验组织实施

（1）国家药监局药审中心发布《单臂临床试验用于支持抗肿瘤药上市申请的适用性技术指导原则》

国家药监局药审中心于 2023 年 3 月 14 日发布《单臂临床试验用于支持抗肿瘤药上市申请的适用性技术指导原则》（简称《指导原则》），旨在为抗肿瘤药物的研发提供明确的科学指导和规范。

《指导原则》详细讨论了单臂试验（Single Arm Trial，SAT）的局限性，包括人群差异、评估者/评估方法的差异、缓解率与生存获益之间的相关性不确定性及临床试验中其他因素的干扰。鉴于将 SAT 结果用于新药获益与风险评估时存在的不确定性，《指导原则》强调了在考虑 SAT 支持药物上市时，必须确保治疗获益大于 SAT 不确定性所带来的风险。还明确了 SAT 设计的适用性，包括无有效治疗选择的研究人群、试验药物作用机制的明确性、适应证外部对照疗效数据的清晰性、试验药物有效性的突出性、安全性风险的可控性及罕见肿瘤的考虑。这些条件旨在确保在缺乏随机对照试验的情况下，SAT 仍能提供充分、可靠的数据支持药物的疗效和安全性评估。此外，《指导原则》还提出了支持附条件上市申请时对确证性临床试验的要求，包括随机对照试验和单臂临床试验两种类型，并讨论了单臂试验支持常规批准的情形。同时，还关注了其他重要问题，如最优给药策略的探索、安全性的考量、联合用药的考量、独立评审委员会的应用及伴随诊断的关注等。

（2）国家药监局药审中心发布《临床试验中的药物性肝损伤识别、处理及评价指导原则》

国家药监局药审中心于 2023 年 7 月 10 日发布了《临床试验中的药物性肝损伤识别、处理及评价指导原则》（简称《指导原则》），旨在规范临床试验中药物性肝损伤（Drug-Induced Liver Injury，DILI）的监测、识别、处理和评价，以保障受试者安全并科学评估试验药物的风险特征。

《指导原则》明确了药物性肝损伤的定义和特点，包括固有型、特异质型和间接型 3 种发病机制，并强调了在临床试验中对 DILI 风险进行评估的重要性。《指导原则》提出了前期研究数据对药物性肝损伤风险的提示作用，以及在临床试验中应采取的风险控制措施。在监测和识别 DILI 方面，建议对所有受试者在基线时检测常规肝脏生化指标，并根据试验药物的特点和前期研究证据，制定合理的监测、识别和处理策略。特别指出，对于肝脏生化指标异常的受试者，应采用与无基础肝病受试者不同的评估阈值。《指导原则》还详细描述了药物性肝损伤个案的处理和报告程序，包括暂停用药、密切观察、再次用药和永久停药等关键步骤，并强调了快速报告的重要性。此外，提出了试验药物肝损伤的总体评价方法，包括关注药物代谢特征、肝脏相关不良事件的描述和评价、对可预测严重药物性肝损伤事件的评估，以及对试验药物导致肝损伤可能性的整体评估。针对治疗肝脏疾病的药物临床试验中的药物性肝损伤提出了一般考虑，《指导原则》指出在这类特殊人群中，药物性肝损伤的诊断和监测更为复杂，需要特别的关注和不同的处理策略。

3. 临床试验风险管理

（1）科技部发布《人类遗传资源管理条例实施细则》

科技部于2023年5月26日发布《人类遗传资源管理条例实施细则》（简称《实施细则》），并宣布该细则于2023年7月1日起施行。该《实施细则》明确了采集、保藏、利用和对外提供中国人类遗传资源的相关规定，强调了伦理审查的重要性，并要求尊重和保障资源提供者的隐私权和个人信息等权益。

值得关注的是，《实施细则》对临床研究提出了具体要求。针对为取得药品和医疗器械在中国上市许可的国际合作临床试验，若不涉及人类遗传资源材料出境，将不再需要特别批准，但必须进行备案。备案需提交合作各方的基本情况、研究方案、伦理审查批件等材料。还规定了在国际合作临床试验中，若涉及多中心研究，组长单位通过伦理审查后即可申请行政许可或备案。完成备案后，参与研究的医疗卫生机构需提交伦理审查批件或组长单位的伦理审查认可证明，以及承诺书，方可开展研究。此外，《实施细则》还强调了科技部在人类遗传资源管理中的信息化建设，建立了统一的信息系统平台，以便于申请人通过互联网办理行政许可和备案等事项，推进实时动态管理。

（2）国家卫生健康委等发布《涉及人的生命科学和医学研究伦理审查办法》

国家卫生健康委联合教育部、科技部、国家中医药局等部门于2023年2月18日发布《涉及人的生命科学和医学研究伦理审查办法》（简称《伦理审查办法》），旨在加强涉及人的生命科学和医学研究的伦理审查工作，保护研究参与者的合法权益，促进科研健康发展。

《伦理审查办法》规定，开展涉及人的生命科学和医学研究的二级以上医疗机构、设区的市级以上卫生机构（包括疾病预防控制机构、妇幼保健、采供血机构等）、高等学校、科研院所等应当设立伦理审查委员会。鉴于医疗卫生机构主要开展临床研究，对风险控制的要求较高，《伦理审查办法》同时要求，医疗卫生机构应当委托不低于其等级的医疗卫生机构的伦理审查委员会或者区域伦理审查委员会开展伦理审查。

特定人群是伦理审查关注的重点。为强化保障特定研究参与者的权益，《伦理审查办法》在伦理审查的基本要求中明确提出了"特殊保护"的要求，规定对涉及儿童、孕产妇、老年人、智力障碍者、精神障碍者等特定群体的研究参与者，应当予以特殊保护,对涉及受精卵、胚胎、胎儿或者可能受辅助生殖技术影响的,应当予以特别关注。此外,《伦理审查办法》规定尊重和保障研究参与者或研究参与者监护人的知情权和参加研究的自主决定权,不允许使用欺骗、利诱、胁迫等手段使研究参与者或研究参与者监护人同意参加研究,允许研究参与者或研究参与者监护人在任何阶段无条件退出研究。在知情同意专章进一步规定,研究参与者为无民事行为能力或限制民事行为能力人的,应当获得其监护人的书面知情同意。获得监护人同意的同时,研究者还应该在研究参与者可理解的范围内告之相关信息,并征得其同意。

(3)国家卫生健康委发布《医疗机构临床决策支持系统应用管理规范(试行)》

国家卫生健康委于2023年7月17日发布《医疗机构临床决策支持系统应用管理规范(试行)》(简称《规范》),以规范医疗机构临床决策支持系统(Clinical Decision Support System,CDSS)的应用管理,提高医疗服务效率和质量。

《规范》明确了CDSS的基本概念、适用范围、基本要求及医疗机构在实施CDSS时应具备的信息化基础。特别强调了临床知识来源的权威性,要求知识库内容应及时更新,并且使用CDSS应留存审计日志,以便于对使用情况进行溯源评价。此外,《规范》还对医疗机构的信息化基础提出了具体要求,包括系统整合、数据共享及数据的统一性和准确性。同时,对于CDSS的应用管理,包括组织管理、培训、监测评价和知识库的维护更新等方面,也做出了详细规定。在安全保障方面,要求医疗机构明确技术支持部门和人员,确保CDSS的网络安全,满足相关法律法规的要求,并建立运维管理制度,加强对数据操作的监控和审计。

(4)国家药监局药审中心发布《药物临床试验期间安全性信息汇总分析和报告指导原则(试行)》《药品审评中心药物临床试验期间安全信息评估与风险管理工作程序(试行)》

国家药监局药审中心分别于2023年3月17日、2023年11月3日发布《药物临床试验期间安全性信息汇总分析和报告指导原则(试行)》(简称《指导原则》)与《药品审评中心药物临床试验期间安全信息评估与风险管理工作程序(试行)》(简称《工作程序》),强调了申报方在临床试验中的安全风险管理主体责任。

《指导原则》旨在引导申报方建立完善的药物警戒体系,全面收集并分析药物临床试验期间的安全性信息,及时发现并控制安全风险,保护参与者的安全。它要求申报方不仅要对个例安全性事件进行评价和报告,还要通过定期汇总分析,持续监测和评估安全性信息。这包括对严重不良事件、可疑非预期严重不良反应和特别关注不良事件的发生率进行综合分析，以识别潜在的重要风险信号，并指出安全性信息的汇总分析应涵盖所有与注册相关的临床试验安全性数据，以及非临床研究数据、监管机构报告、上市后安全性发现和科学文献等重要安全性信息。此外，《指导原则》明确申报方在发现可能影响药物"获益-风险"评估的信息时，应与药审中心及时沟通，并按要求进行快速报告。

《工作程序》旨在规范药审中心在临床试验期间对安全信息的评估和风险管理，以及与申报方的沟通交流机制。它要求申报方开展风险监测、识别、评估和控制，并及时向药审中心报告可疑且非预期严重不良反应（Suspected Unexpected Serious Adverse Reaction，SUSAR）和其他潜在的严重安全性风险信息。此外，申报方还需定期提交研发期间安全性更新报告（Development Safety Update Report，DSUR），并在发现安全性问题或其他风险时，及时采取风险控制措施。药审中心将通过其内部临床试验期间安全风险管理系统，对 SUSAR 报告、DSUR 及其他潜在严重安全性信息进行监测、评估和风险管理。《工作程序》还详细规定了临床试验管理处和审评部门的职责与分工，确保安全信息监测、评估与风险管理的专业性与有效性。

4. 临床试验数据管理

国家药监局药审中心发布《药物临床试验期间安全性数据快速报告常见问答（2.0 版）》

国家药监局药审中心于 2023 年 3 月 17 日发布更新版的《药物临床试验期间安全性数据快速报告常见问答（2.0 版）》（简称《问答 2.0 版》），旨在解决近年来快速报告中存在的问题，统一标准，并提升数据质量。

《问答 2.0 版》基于最新的工作要求和当前的认知水平，对《药物临床试验期间安全性数据快速报告常见问答（1.0 版）》进行了全面的更新和完善。《问答 2.0 版》涵盖了快速报告的范围、时限、方式、主体、账号管理及测试等多个方面的问题，并提供了详细的解答和指导。主要包括以下内容：①明确快速报告的范围，包括中药、化药、生物制品及疫苗等。②强调"其他潜在严重安全性风险信息"的报告要求，并对如何进行快速报告提供了指导。③对于不良反应的预期性判断、因果关系评价等关键问题给出具体的解释和操作建议。④明确快速报告的时限要求，特别是对于致死或危及生命的 SUSAR 的报告时限。⑤提供了灵活的案例报告提交方式，包括 Gateway 和申请人之窗上传 XML 文件等方式，提供了灵活性，并推荐使用 Gateway 方式。⑥对于尚未建立药物警戒系统的申请人，提出了通过第三方进行报告的可能性。⑦强调 MedDRA 词典的更新和使用，以及提供关于日常疑问咨询的途径和方法。

此外，《问答 2.0 版》还提供了关于快速报告主体、账号管理及测试问题的相关问答，以及参考文献，以供申请人和合同研究组织（Contract Research Organization，CRO）参考。且《问答 2.0 版》是基于当前认知制定的，后续仍将不断增补或更新，建议申请人在使用过程中注意参考最新版本。

（二）疾病诊疗相关临床试验政策与法规

本部分遴选了国家药监局药审中心发布的重大疾病临床试验相关的政策文件，主要涉及糖尿病、病毒感染、肿瘤和罕见病等疾病领域。

1. 糖尿病

国家药监局药审中心发布《成人 2 型糖尿病药物临床研发技术指导原则》

国家药监局药审中心于 2023 年 2 月 21 日发布《成人 2 型糖尿病药物临床研发技术指导原则》（简称《指导原则》），旨在确保新药研发过程的科学性、严谨性，同时满足患者对于安全、有效、平稳降糖药物的需求。

《指导原则》强调了在药物研发全程中，需要全面兼顾 2 型糖尿病患者常见的多种代谢异常，如高血压、血脂异常和肥胖等。此外，提出了建立科学、严谨的整体研究计划，适时开展药物相互作用及特殊人群用药研究的重要性。在临床试验设计方面，《指导原则》提出了临床试验探索性研究阶段在研究人群选择及剂量选择方面的设计要点、关键研究阶段的总体原则和关键设计要点，以及其他需要关注的内容，如开发合理剂型及给药间隔、其他类型联合用药研究等。安全性评估作为《指导原则》的重要组成部分，提出了暴露量要求、安全性风险评估，包括低血糖风险、心血管影响及其他需要关注的风险，并强调了全生命周期管理的重要性。此外，《指导原则》鼓励在新药研发过程中与监管机构保持良好的沟通，以解决研发过程中可能遇到的各种问题。

2. 病毒感染

（1）国家药监局药审中心发布《呼吸道合胞病毒感染药物临床试验技术指导原则》

国家药监局药审中心于 2023 年 4 月 12 日发布《呼吸道合胞病毒感染药物临床

床试验技术指导原则》(简称《指导原则》),旨在为申报方提供关于开发用于治疗和预防呼吸道合胞病毒感染(Respiratory Syncytial Virus,RSV)引起疾病的药物指导。

《指导原则》涵盖了从早期临床试验到确证性临床研究的整体研发策略及具体设计要点,详细阐述了整体研发策略,包括目标人群、疗效考虑、安全性考虑及研究过程中的剂量选择。同时,对早期临床试验、探索性研究、确证性临床研究等各阶段的设计要点进行了详细指导,并提出了其他特殊考虑,如PK/PD考虑和临床病毒学注意事项。此外,《指导原则》还包括了对RSV感染治疗和预防药物临床试验设计的具体建议,如研究设计、研究人群、入选标准、随机和盲法、对照选择、疗效终点、研究程序和评估时间及统计学考虑等。

(2)国家药监局药审中心发布《慢性乙型肝炎病毒感染治疗药物临床试验技术指导原则》

国家药监局药审中心于2023年4月27日发布《慢性乙型肝炎病毒感染治疗药物临床试验技术指导原则》(简称《指导原则》),旨在为慢性乙型肝炎(CHB)治疗药物的临床研发提供科学、规范的指导。

《指导原则》详细阐述了临床药理学研究、探索性临床试验、确证性临床试验等关键环节,并对试验设计、入组人群、给药方案、疗效终点及评价时间、试验周期、随访评价、"获益－风险"评估及统计学考虑等方面提出了具体要求。特别指出,在临床试验中通常难以观察到疾病转归和结局等临床终点,因此,应选择与临床终点密切相关的疗效指标作为主要评价指标。此外,《指导原则》还提到了新药联合用药研究、临床病毒学注意事项、停药后复发、耐药性的发生、特殊人群研究及安全性评价等其他需要关注的问题。

(3)国家药监局药审中心发布《人乳头瘤病毒疫苗临床试验技术指导原则(试行)》

国家药监局药审中心于2023年7月11日发布《人乳头瘤病毒疫苗临床试验技术指导原则(试行)》(简称《指导原则》),旨在加快人乳头瘤病毒(HPV)疫苗相关产品的上市进程,同时确保疫苗的安全性和有效性。

HPV是一种主要通过性行为传播的病毒,与多种癌症和生殖器疣等疾病的发生密切相关。《指导原则》明确了HPV疫苗临床试验的适用范围,主要针对以HPV主要衣壳蛋白L1组装为病毒样颗粒(VLP)的预防用疫苗,不适用于治疗性HPV疫苗。

《指导原则》提出了临床试验的总体考虑,包括适应证选择、主要研究终点、研发策略及适用人群。其中，适应证首选子宫颈癌，同时考虑肛门癌、外阴癌、阴道癌等。临床试验主要研究终点推荐使用 CIN2+、AIS 或子宫颈癌等组织病理学改变作为替代终点指标。在研发策略方面，《指导原则》建议根据我国 HPV 型别分布的流行病学和致癌潜力特征，合理选择疫苗覆盖型别，并鼓励优先考虑覆盖我国高级别鳞状上皮内病变（High Grade Squamousintraepithelial Lesion，HSIL）及子宫颈癌患者中常见的 HPV 高危型别。同时，对于迭代疫苗，即基于第一代疫苗研发平台开发的疫苗，可在一定程度上简化或加速临床试验。适用人群的确定考虑了 HPV 感染与年龄和性行为习惯的密切关系，建议以 16 岁或 18 岁以上的年轻女性作为保护效力研究的主要人群，同时考虑将大龄女性纳入适用人群。《指导原则》还详细阐述了临床试验设计和评价的各个方面，包括早期探索性临床试验、确证性临床试验、免疫桥接试验及上市后研究。特别指出，早期探索性临床试验应逐步开展，优先考察安全性，并采取合理措施保证受试者安全。确证性临床试验应根据疫苗类型（第一代疫苗或迭代疫苗）和目标人群的特点进行。此外，对于免疫桥接试验，《指导原则》提供了不同年龄人群间和不同特征人群间的免疫桥接评价标准。上市后研究则要求继续开展保护 / 免疫持久性研究，并关注长期有效性和安全性。

3. 肿瘤

（1）国家药监局药审中心发布《晚期前列腺癌临床试验终点技术指导原则》

国家药监局药审中心于 2023 年 3 月 14 日发布《晚期前列腺癌临床试验终点技术指导原则》（简称《指导原则》），旨在指导和规范晚期前列腺癌治疗药物的临床试验设计，特别是在选择研究终点时的考虑。

《指导原则》详细讨论了晚期前列腺癌的疾病特点、治疗目标及不同临床试验终点的选择和应用。由于前列腺癌的疾病特征，如骨转移的高发性，以及治疗手段的多样性，临床试验终点的选择具有特殊性。《指导原则》中提出了多种研究终点指标，包括基于生存期和影像学检查的终点、基于前列腺特异性抗原（Prostate Specific Antigen，PSA）水平的终点、基于骨转移相关事件和肿瘤相关症状评估的终点，以及探索性终点。特别指出，总生存期（OS）作为疗效评价的金标准，对于转移性去势抵抗性前列腺癌（mCRPC）阶段患者的关键临床试验是可行的，而对于非转移性去势抵抗性前列腺癌（nmCRPC）阶段患者，采用 OS 作为主要终点存在挑战。此外，《指导原则》还讨论了无转移生存期（MFS）、客观缓解率（ORR）、至首次后续治疗的时间（TFST）等终点指标，并强调了在临床试验设计中应考虑的关键因素，如受试者人群的选择、免疫原性评估、佐剂或免疫增强药物的使用等。

（2）国家药监局药审中心发布《治疗卵巢癌新药临床研发技术指导原则（试行）》

国家药监局药审中心于2023年3月21日发布《治疗卵巢癌新药临床研发技术指导原则（试行）》（简称《指导原则》），旨在为抗肿瘤药物研发人员在卵巢癌临床试验设计和终点选择方面提供参考，以提高研发效率并加速新药上市进程。

随着医学研究的深入，特别是对生物标志物如乳腺癌易感基因（BRCA）和同源重组修复（HRR）状态等的了解，卵巢癌的治疗模式发生了显著变化。抗血管生成靶向治疗和聚二磷酸腺苷核糖聚合酶（Poly-Adenosine Diphosphate Ribose Polymerase，PARP）抑制剂的应用已经显著提高了卵巢癌患者的生存率。因此，新药临床试验设计和终点选择面临着新的挑战。在临床试验设计方面，《指导原则》提出了探索性临床试验和确证性临床试验的具体要求。探索性临床试验侧重于人群选择、生物标志物、试验设计和试验终点等方面，以积累有效性证据。确证性临床试验则更注重人群和对照的选择、试验设计、试验终点和安全性评估，以验证新药的临床获益。

（3）国家药监局药审中心发布《儿童抗肿瘤药物临床研发技术指导原则》

国家药监局药审中心于2023年3月24日发布《儿童抗肿瘤药物临床研发技术指导原则》（简称《指导原则》），旨在规范和加快儿童抗肿瘤药物的临床研发进程。《指导原则》考虑了儿童肿瘤与成人肿瘤在发病机制、组织来源、驱动基因改变等方面的显著差异，并强调了针对儿童特有肿瘤治疗药物研发的迫切性。

儿童肿瘤治疗领域面临诸多挑战，包括临床研究难度大、研发周期长、受试者招募困难、目标人群基数小、受试者依从性差等问题。《指导原则》指出，儿童抗肿瘤药物的临床研发总体考虑应包括：①将儿童适应证开发纳入药物整体临床开发计划；②保护患儿权益，避免不必要的研究；③根据年龄和疾病阶段逐步推进研发；④以在成人患者中观察到风险可控且具备抗肿瘤活性的剂量为启动儿童人群研究的前提。《指导原则》特别强调了在儿童抗肿瘤药物研发中需特殊关注的问题，包括安全性的特殊考虑、剂量选择及其合理性、分子靶向药物儿童适应证的开发、生物标志物的应用、联合用药问题，以及适时开发儿童剂型等。此外，《指导原则》还提出了两种主要的儿童抗肿瘤药物临床研发路径：针对成人儿童共患肿瘤的药物研发和针对儿童特有肿瘤的药物研发。而对于成人儿童共患肿瘤，建议在成人患者中获得初步安全性及潜在获益的临床试验数据后，开展儿童人群的临床试验。而对于儿童特有肿瘤，鉴于难以从成人患者中获得数据，可能需要更积极的研发策略，并在青少年人群中先行开展临床试验。

（4）国家药监局药审中心发布《抗肿瘤抗体偶联药物临床研发技术指导原则》

国家药监局药审中心于2023年4月7日发布《抗肿瘤抗体偶联药物临床研发技术指导原则》（简称《指导原则》），旨在规范抗体偶联药物（Antibody-Drug Conjugate，ADC）的临床研发流程，确保这一创新药物类型的安全性和有效性。

ADC药物由靶向特异性抗原的抗体或抗体片段与有效载荷（如小分子细胞毒药物）通过连接子偶联而成，是肿瘤治疗领域的前沿技术。ADC药物的结构复杂性及其在体内的代谢过程和作用机制的多样性，为临床研发带来了挑战。《指导原则》针对ADC药物临床研发中的多个关键点提供了建议，包括靶抗原的选择、抗体的选择、连接子的设计、有效载荷的考量及偶联方式的确定。《指导原则》强调，ADC药物的研发应以临床价值为导向，以解决临床需求为目标。同时，鼓励研发人员开展相关机制研究，深入探索ADC药物的设计特点。此外，《指导原则》还提出了临床研发中的关注要点，包括同一靶抗原不同药物间疗效的差异、同一药物针对不同靶抗原表达状态疗效的差异、最佳给药方案的探索、安全性风险的关注及联合治疗的考虑。

（5）国家药监局药审中心发布《与恶性肿瘤治疗相关中药新药复方制剂临床研发技术指导原则（试行）》

国家药监局药审中心于2023年4月14日发布《与恶性肿瘤治疗相关中药新药复方制剂临床研发技术指导原则（试行）》（简称《指导原则》），旨在明确中医药在恶性肿瘤治疗中的作用和优势，为中药新药复方制剂的研发提供科学指导。

恶性肿瘤威胁生命，患者期待减轻症状、恢复体能、控制肿瘤、降低复发风险、延长生存期。中医药在治疗中扮演着重要角色，尤其在改善并发症、提高生存质量方面具有显著优势。《指导原则》强调了"中医药理论、人用经验和临床试验相结合的中药注册审评证据体系"（简称"三结合"证据体系）的重要性，鼓励研究者在临床实践中基于大多数患者的获益（临床价值），挖掘和探索中药在恶性肿瘤治疗中的疗效，充分发挥中医药理论和人用经验的作用。

《指导原则》指出，中药新药复方制剂的研发应以临床价值为导向，明确治疗优势和特点，并考虑现有治疗手段的作用特点。研发方向包括改善肿瘤患者生存质量、治疗肿瘤相关并发症及其关联症状、预防和减轻肿瘤治疗相关并发症、提高患者对治疗的耐受性及延长生存期或缩小瘤体等。《指导原则》还提出了在人用经验研究和临床试验中需关注的问题，如研究人群的选择、研究设计、基线资料的收集、给药方案的确定、偏倚控制、有效性评价、质量控制及与监管机构的沟通等。此外，《指导原则》提倡在临床实践中挖掘中药的临床优势和特点，并鼓励学术界和产业界加强研究不同肿瘤疾病的症状特征，明确症状出现的时间、持续时间、严重程度等，以丰富和完善中医药在恶性肿瘤治疗中的优势和特点。

（6）国家药监局药审中心发布《肿瘤主动免疫治疗产品临床试验技术指导原则（试行）》

国家药监局药审中心于 2023 年 4 月 26 日发布《肿瘤主动免疫治疗产品临床试验技术指导原则（试行）》（简称《指导原则》），旨在规范肿瘤主动免疫治疗产品，亦称肿瘤治疗性疫苗的临床试验设计和评价过程。

《指导原则》详细阐述了从早期探索性临床试验到确证性临床试验的各个方面，包括受试者人群的选择、免疫原性的评估、剂量选择及其合理性，以及个性化肿瘤主动免疫治疗产品的特殊考虑等。肿瘤主动免疫治疗产品通过诱导或增强机体对肿瘤抗原的特异性主动免疫反应，以达到治疗肿瘤的目的。该类产品包括细胞载体产品、病毒载体产品、蛋白/多肽、核酸等类型，其作用机制主要依赖于抗原呈递细胞（APC）激活 T 细胞，产生细胞毒性 T 细胞反应攻击肿瘤细胞。《指导原则》强调，肿瘤主动免疫治疗产品的临床试验设计与评价需考虑产品的特性和作用机制，以及患者的免疫功能状态。在受试者人群选择上，应考虑疾病负担和病情进展情况、未满足的临床需求和现有治疗选择等因素。此外，对于个性化或自体主动免疫治疗产品，由于涉及患者自身肿瘤组织的抗原筛选，其制备和治疗靶点可能存在个体差异，需要特别考虑。在临床试验设计方面，《指导原则》提出了早期探索性临床试验和确证性临床试验的不同目的和设计要点。早期探索性临床试验旨在确定最佳免疫剂量、免疫方式及免疫程序，而确证性临床试验则旨在验证产品的有效性和安全性，为产品上市提供证据。此外，《指导原则》还对临床疗效终点的选择、安全性观察和评价、药代动力学研究等方面提出了具体建议，并强调了与药审中心沟通的重要性，以确保临床试验设计的科学性和合理性。

（7）国家药监局药审中心发布《抗肿瘤光动力治疗药物临床研发技术指导原则（试行）》

国家药监局药审中心于 2023 年 4 月 28 日发布《抗肿瘤光动力治疗药物临床研发技术指导原则（试行）》（简称《指导原则》），旨在规范和促进抗肿瘤光动力治疗药物的临床研究与应用。

《指导原则》详细阐述了光动力治疗（Photodynamic Therapy，PDT）的原理、治疗要素及临床研究设计中应考虑的关键因素。光动力治疗是一种利用光敏剂、光和分子氧相互作用产生的光化学反应来破坏肿瘤组织的疗法。与传统的手术、放疗、化疗等治疗方法相比，PDT 具有创伤小、全身毒性低、组织选择性好等优势，适用于肺癌、食管癌、皮肤肿瘤、头颈部肿瘤等多种实体恶性肿瘤的治疗。《指导原则》指出了作为 PDT 三大要素的光敏剂、光源和分子氧的具体作用机制，并强调理想的光敏剂应具备选择性好、靶向性强、光敏活性强、暗毒性低等特性。同时，《指导原则》对探索性研究和确证性研究的设计提出了具体考虑，包括光敏剂的选择、光源的匹配、光剂量的确定、给药与照光间隔时间的优化、与其他治疗方案的联合应用、安全性和疗效评估等方面。此外，《指导原则》还提出了在临床研究中应采用的疗效评估方法，推荐使用最新的实体肿瘤疗效评估标准进行评估，并鼓励采用多种新颖的评价方法对 PDT 的疗效进行评估。

4. 罕见病

（1）国家药监局药审中心发布《基因治疗血友病临床试验设计技术指导原则》

国家药监局药审中心于 2023 年 4 月 14 日发布《基因治疗血友病临床试验设计技术指导原则》（简称《指导原则》），旨在规范基因治疗血友病的临床试验设计，确保试验的科学性和安全性，同时加快创新治疗方法的研发和应用。

《指导原则》概述了基因治疗血友病临床试验设计的关键考虑要点，包括试验设计、受试者选择、剂量选择、有效性终点和对受试者的监测等方面。在试验设计方面，《指导原则》提出考虑受试者体内可能预先存在针对基因治疗所使用载体的中和抗体，可能给接受该基因治疗的受试者带来安全性风险和有效性减弱的影响，建议在我国血友病人群中，对基因治疗所使用病毒载体的感染情况，如抗体阳性率、抗体水平进行调查研究，以了解该产品在我国患者人群中的适用性。同时，《指导原则》强调了在临床试验中对肝毒性的关注，建议在基因治疗药物输注后设置替代治疗的洗脱期，并在疗效评价前避免替代治疗对基因治疗效果评价的影响。此外，《指导原则》还提出了对受试者进行有效性相关监测和安全性相关监测的建议，包括定期检测肝功能和凝血因子活性，以及评估基因治疗后凝血因子活性水平与出血结局之间的相关性。

（2）国家药监局药审中心发布《罕见疾病药物开发中疾病自然史研究指导原则》

国家药监局药审中心于2023年7月27日发布《罕见疾病药物开发中疾病自然史研究指导原则》（简称《指导原则》），旨在结合中国罕见疾病研究的现状，提出符合国内研发实践的疾病自然史研究的考虑要点，以期提高研究的质量和效率。

罕见疾病由于其发病率和患病率极低，导致临床医生对疾病的认知普遍不足，疾病自然史研究数据的缺乏成为药物研发的一大障碍。《指导原则》明确了疾病自然史研究的定义，即预先设计旨在增加对疾病了解的观察性研究。其目的是识别人口统计学、遗传、环境和其他因素与疾病的发展和结局的关系。此外，《指导原则》还强调了疾病自然史研究在医疗实践和药物研发中的广泛应用，包括识别特定患者人群、助力研究设计、识别和开发生物标志物、评估和建立临床结局评估工具、作为外部对照数据等。在研究类型方面，《指导原则》介绍了回顾性队列研究、前瞻性队列研究、双向队列研究和横断面研究等几种主要的疾病自然史研究类型，并讨论了各自的优势与局限性。同时，《指导原则》还提出了疾病自然史研究的实施建议，包括及早规划和实施、鼓励患者群体的参与、数据采集和研究对象保护等方面。

（三）产品／技术研发相关政策与法规

本部分梳理了国家药监局药审中心针对特定医药产品和技术制定的临床试验相关指导原则，主要涉及生物制品、化学药、中医药等领域。

1. 生物制品

国家药监局药审中心发布《人源性干细胞及其衍生细胞治疗产品临床试验技术指导原则（试行）》

国家药监局药审中心于2023年6月21日发布《人源性干细胞及其衍生细胞治疗产品临床试验技术指导原则（试行）》（简称《指导原则》），旨在为干细胞相关产品的临床试验提供全面的技术指导，确保临床研究的科学性和规范性，同时最大限度地保护受试者的安全和权益。

《指导原则》概述了干细胞在再生医学领域的广阔应用前景,并强调了干细胞相关产品在细胞替代、组织修复、疾病治疗等方面的巨大潜力,还重点阐述了临床试验设计的一般考虑,包括伦理审查、研究人群选择、受试者保护和风险控制等关键要素。同时,对探索性临床试验和确证性临床试验的目的、设计、实施等方面提供了具体指导。高级别鳞状上皮内病变(High Grade Squamousintraepithelial Lesion,HSIL)特别指出,干细胞相关产品的临床试验应遵循《药物临床试验质量管理规范》等一般原则要求,并针对产品的特点设计严谨科学的试验方案。在临床试验结束后,《指导原则》还提出了对受试者进行长期随访的建议,以及上市后研究或监测的重要性。此外,针对干细胞备案临床研究结果用于药品注册审评的评价要点,《指导原则》介绍了如何将前期的干细胞临床研究结果用于药品注册审评,不仅包括工艺和质量一致性、临床研究的合规性和数据完整性等必要条件,还提出评价结论的可能情形,包括基于研究数据的高安全性风险、需要更多探索性研究或提示有效性的初步证据,以及需要确证性试验以证明临床价值的情况。

2. 化学药

国家药监局药审中心发布《化药复方药物临床试验技术指导原则》

国家药监局药审中心于 2023 年 3 月 17 日发布《化药复方药物临床试验技术指导原则》(简称《指导原则》),旨在规范含有两种或两种以上活性成分的复方药物的临床试验,确保其具有明显的临床优势,并保障患者的用药安全。

复方药物相较于单一活性成分治疗,应展现出提高疗效、加快起效速度、提高安全性或改善依从性等优势。《指导原则》为复方药物的临床试验设计、药代动力学研究、药效学探索及确证性临床试验提供了详细的技术建议,并强调在研发过程中应与监管机构进行沟通交流的重要性。《指导原则》还特别强调了组方合理性的重要性,指出组成复方药物的单药应为已知活性成分,且应有充分的临床试验数据支持其有效性和安全性。此外,还应预先评估复方药物治疗相对于单一活性成分治疗的临床优势,以证明复方药物的必要性和合理性。在临床证据方面,《指导原则》要求提供充分的药代动力学、药效学和疗效/安全性研究数据,以支持对复方药物的评价。此外,还应提供联合用药与复方药物的桥接证据,以及证明复方药物具有明显临床优势的临床试验数据。

3. 中医药

国家药监局药审中心发布《中药新药临床试验用药品的制备研究技术指导原则（试行）》

国家药监局药审中心于 2023 年 7 月 25 日发布《中药新药临床试验用药品的制备研究技术指导原则（试行）》（简称《指导原则》），旨在为中药创新药、中药改良型新药等中药新药临床试验用药品（包括试验药物、安慰剂）的制备、质量控制等研究提供技术指导。

《指导原则》强调了 3 个基本原则：一是应当符合相关质量管理规范要求，确保临床试验用药品的质量；二是保证试验药物质量的均一性、稳定性和可控性，以保障临床试验的安全性和有效性；三是满足中药新药临床试验的需要，包括剂量探索、临床试验的盲法要求等。《指导原则》详细阐述了试验药物的制备、质量控制、包装、贮藏和有效期等方面，以及安慰剂和对照药品的相关要求。《指导原则》特别指出，安慰剂的质量对临床试验的质量有显著影响，应当加强制剂处方和工艺研究，建立全过程质量控制体系，确保安慰剂质量稳定。同时，为保证临床试验盲法实施，安慰剂应与受试药物 / 对照药品在外观、气味等方面尽量相似，并建立相应的评价方法及标准。此外，对于已上市药品作为对照药品的情况，《指导原则》也提出了明确的包装标签处理方法，以保持盲态，并确保重新包装后对照药品的有效期不受影响。

第三章 2023年中国临床医学研究重要成果选编

为便于了解中国临床医学研究进展，本章选编了2023年中国临床医学研究的代表性成果，分别从重要科学发现、新技术新方法、临床转化与产品、临床标准规范与推广等4个方面进行介绍。

入选成果至少满足下列1条遴选标准：

①发表在 New England Journal of Medicine（NEJM）、The Lancet、Journal of the American Medical Association（JAMA）、British Medical Journal（BMJ）等综合医学期刊及其系列期刊，Nature、Cell、Science 及其系列期刊，以及医学、生物学或疾病专科等学科领域1区（参考期刊引证报告JCR分区）期刊的临床医学研究论文。

②具有重要国际/国内影响力，或者具有较高临床应用价值和潜力的候选药物分子、医疗技术、医疗器械等。

③促进和推动创新药（1类新药）和首仿药（3.1类新药）上市的相关临床医学研究。

④改写或被收入国际临床指南、国际疾病诊疗规范的研究。

⑤其他具有重要临床价值的新发现、新技术、新产品；能够改变临床诊疗模式或大幅提高诊疗效率的管理方法等。

编写组通过检索 Web of Science、PubMed 等数据库及国家药监局网站，跟踪医药卫生领域权威媒体报道，结合医疗机构推荐等方式进行成果初筛，经专家组评选后，遴选了108项代表性进展与成果。由于时间和水平有限，部分代表性成果可能会有所遗漏，敬请谅解。

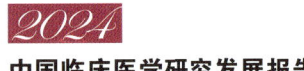

一、重要科学发现

1. 揭示肠道菌源宿主同工酶是调控代谢性疾病的新靶点

肠道微生物在多种代谢性疾病中发挥着重要作用，它们通过分泌与宿主功能相似的酶来调节生理和病理生理过程。此外，肠道菌源酶还具有多种非代谢产物依赖的功能，但这些功能在宿主代谢性疾病中的作用机制尚待进一步研究。

北京大学第三医院研究团队提出了肠道菌源宿主同工酶（Microbial-Host-Isozyme，MHI）概念，发现这种菌源宿主同工酶在肠道中广泛存在，能够有效模拟宿主酶的功能，并参与疾病的发生和发展。其中，菌源二肽基肽酶4（Dipeptidyl Peptidase 4，DPP4）可以通过分泌进入宿主体内，并降解活性胰高血糖素样肽-1（Glucagon-Like Peptide-1，GLP-1），诱导糖耐量异常。同时发现，宿主DPP4抑制剂西格列汀无法有效抑制菌源DPP4的活性。当患者体内菌源DPP4富集时，会降低西格列汀的临床治疗效果，揭示了西格列汀临床有效性的个体差异的机制与潜在治疗靶点。此外，研究人员进一步建立靶向菌源btDPP4的高通量药物筛选体系，对约107 000个小分子化合物进行筛选，发现Daurisoline-d4（Dau-d4）能通过特异性抑制菌源DPP4增加活性GLP-1水平，从而降低血糖。相关研究成果于2023年8月发表在 Science[①]。

2. 揭示光感受调节血糖代谢的神经机制

人造光是导致代谢紊乱的高危因素。以往研究表明，夜间过多暴露于光源会显著增加糖尿病等代谢性疾病的发病风险。然而，光调节血糖代谢的生物学机制仍有待研究。

中国科学技术大学研究团队揭示了光调控生物（小鼠和人）血糖代谢的神经机制——通过"视网膜－下丘脑－棕色脂肪组织轴"调节血糖代谢。在动物模型上发现光信号可以通过眼内的视网膜固有光敏神经节细胞（Intrinsically Photosensitive Retinal Ganglion Cells，ipRGCs）感知，通过下丘脑视上核AVP（Argrinine Vapessin）神经元、脑干孤束核GABA抑制性神经元，经交感神经最终到达棕色脂肪组织。光通过这个多级神经环路抑制棕色脂肪的交感神经活动，降低脂肪组织消

---

① WANG K, ZHANG Z, HANG J, et al. Microbial-host-isozyme analyses reveal microbial DPP4 as a potential antidiabetic target[J]. Science, 2023, 381(6657): eadd5787.

耗血糖引起的产热，导致机体血糖代谢能力下降。此外，研究发现在人体上同样存在类似的光感受调节血糖代谢的机制，蓝光污染显著降低人体血糖消耗能力。该研究揭示了"眼－脑－外周脂肪轴"介导光对血糖代谢产热的调节机制，为防治光污染导致的糖代谢紊乱相关疾病提供了理论依据与潜在干预靶点。相关研究成果于2023年1月发表在 *Cell*[①]。

3. 揭示革兰阴性菌外膜 β- 桶蛋白的组装及完成机制

铜绿假单胞菌、肺炎克雷伯菌、鲍曼不动杆菌等革兰阴性菌为老年人群呼吸道疾病常见病原菌，这些细菌的高致病性和高耐药性主要归因于其特殊的外膜成分。外膜 β- 桶蛋白（Outer Membrane Proteins，OMPs）作为细菌外膜的主要蛋白成分，在代谢物运输、信号传递和膜生物合成等过程中发挥着重要作用。外膜 β- 桶蛋白三级结构的正确折叠是其功能实现的基础，外膜 β- 桶蛋白整合机器（β-Barrel Assembly Machinery，BAM）则负责辅助新生肽链折叠成桶形结构并整合到外膜中。BAM 如何完成 OMPs 组装的机制仍待进一步研究。

四川大学华西医院与浙江大学的研究团队合作，首次成功捕捉到 BAM 与底物 β- 桶蛋白 EspP 在外膜折叠整合过程中的多个中间态构象，包括双桶打开（Open State）、预关闭（Ready-to-Close State）、半关闭（Semi-Closed State）和全关闭（Full-Closed State）4个状态的高分辨率三维结构。同时，通过体内外功能分析及全原子分子动力学模拟揭示了底物 OMPs 的组装、关闭及释放的全过程，为以此蛋白复合物为靶点的新型抗菌药物研发提供了科学依据。相关研究成果于2023年4月发表在 *Nature*[②]。

4. 发现 AMPK 通过 RIPK1 磷酸化调控细胞死亡的作用机制

AMP 依赖的蛋白激酶 [Adenosine 5'-monophosphate（AMP）-activated protein kinase，AMPK] 是体内重要的能量感受蛋白激酶，通过调节能量代谢来维持机体的能量稳态，是研究糖尿病及其他代谢相关疾病的核心。目前 AMPK 调控细胞死亡和炎症的作用机制有待进一步研究。

---

① MENG J J, SHEN J W, LI G, et al. Light modulates glucose metabolism by a retina-hypothalamus-brown adipose tissue axis[J]. Cell, 2023, 186(2): 398−412.

② SHEN C, CHANG S, LUO Q, et al. Structural basis of BAM-mediated outer membrane β -barrel protein assembly[J]. Nature, 2023, 617(7959): 185−193.

中国科学院上海有机化学研究所和哈佛大学医学院等机构的研究团队通过体内和体外实验验证了葡萄糖饥饿能够激活依赖受体相互作用蛋白激酶 1（Receptor-Interacting Protein Kinase 1，RIPK1）的细胞死亡和炎症的发生，发现在短时间的能量代谢压力下，AMPK 的激活可以通过介导 RIPK1 的磷酸化并抑制 RIPK1 的活性，进而达到抑制细胞死亡发生的效果。然而随着长时间的能量匮乏或者 AMPK 的缺失，AMPK 介导的 RIPK1 磷酸化水平会降低，AMPK 对 RIPK1 的抑制效果也会减弱，进而促进了 RIPK1 的激活。同时发现长时间的能量代谢压力也可通过死亡受体蛋白 DR4/5 进一步激活 RIPK1，促进 RIPK1 介导的细胞死亡和炎症的发生。相关研究成果于 2023 年 6 月发表在 *Science*①。

5. 前瞻性队列研究发现 6 种健康生活方式可延缓记忆衰退

衰老、载脂蛋白 E（Apolipoprotein E，APOE）ε4 基因型、慢性疾病和生活方式等多个因素影响着记忆衰退。近年来，生活方式对衰老的影响越来越受关注。

首都医科大学宣武医院研究团队对近 3 万名老年人进行了 10 年跟踪调查研究，按照健康饮食、定期锻炼、积极社交、认知活动、不吸烟、不喝酒等 6 个因素计算健康生活方式评分，将参与者分配至生活方式良好组（4～6 个健康生活方式）、一般组（2～3 个健康生活方式）和不良组（0～1 个健康生活方式），并按照 APOE ε4 基因状态分为 APOE ε4 基因携带者组与非携带者组。结果显示，与生活方式不良组相比，良好组和一般组的记忆力下降速度较慢，良好组患轻度认知障碍和痴呆症的可能性降低了近 90%，一般组降低了 30%。每个健康的生活方式都与记忆力下降的速度减缓有关，其中健康饮食对减缓记忆力衰退的效果最强，其次是认知活动与定期锻炼。同时研究发现，即使携带 APOE ε4 基因，健康的生活方式也与记忆衰退减缓有关。该研究首次综合评价了与记忆相关的多种生活方式的影响，为延缓老年人群记忆力衰退提供了科学依据。相关研究成果于 2023 年 1 月发表在 *British Medical Journal*②。

---

① ZHANG T, XU D, TREFTS E, et al. Metabolic orchestration of cell death by AMPK-mediated phosphorylation of RIPK1[J]. Science, 2023, 380(6652): 1372−1380.

② JIA J, ZHAO T, LIU Z, et al. Association between healthy lifestyle and memory decline in older adults: 10 year, population based, prospective cohort study[J]. British medical journal, 2023, 380: e072691.

6. TRACE-2 临床试验改写《英国和爱尔兰国家卒中临床指南（2023版）》

静脉溶栓是治疗急性缺血性卒中、恢复血流灌注的重要手段，其常用药物主要有阿替普酶（rt-PA）和替奈普酶（TNK-tPA）。当前，国际上逐步采用 TNK-tPA 替代 rt-PA，但在中国人群中的应用效果及安全性尚待进一步研究。

首都医科大学附属北京天坛医院研究团队牵头开展了 TRACE-2 临床试验，纳入 1430 例发病 4.5 小时内、符合静脉溶栓但不符合或拒绝血管内取栓治疗的缺血性卒中患者，比较了使用 rhTNK-tPA 和 rt-PA 治疗 90 天后的有效性及安全性。其中，rhTNK-tPA 是中国本土公司自主研发的一种基因工程改良的新一代特异性溶栓药，主要临床优势是单次静脉推注方式操作更为简便。主要疗效终点是良好功能预后，即 90 天 mRS 评分 0～1 分的受试者比例。结果显示，rhTNK-tPA 治疗组获得良好功能预后的受试者比例为 62%、rt-PA 治疗组为 58%，差异达到非劣标准。与 rt-PA 治疗组相比，rhTNK-tPA 治疗组 36 小时内脑实质出血（Parenchymal Hematoma，PH）2 型颅内出血、90 天内症状性颅内出血及死亡患者的比例无统计学差异。结果表明，对于发病 4.5 小时内、符合静脉溶栓但不符合或拒绝血管内取栓治疗的缺血性卒中患者，TNK-tPA 并不亚于 rt-PA。相关研究成果于 2023 年 2 月发表在 *Lancet*[①]。

2023 年 4 月发布的《英国和爱尔兰国家卒中临床指南（2023版）》[*National Clinical Guideline for Stroke for the UK and Ireland*（2023 Edition）]，正式引用了 TRACE-2 临床试验结果，作为更新缺血性卒中急性期溶栓治疗的重要参考。该指南在急性卒中治疗（acute care）缺血性卒中的管理（management of ischaemic stroke）部分指出，对于发病 4.5 小时内的缺血性卒中患者，无论年龄大小或卒中严重程度，将 TNK-tPA 和 rt-PA 放在同等推荐位置。该成果获得伦敦皇家医师学院、爱尔兰皇家医师学院认可，并应用于临床实践。

7. 发现通心络可显著改善中国 ST 段抬高型心肌梗死患者的临床结局

ST 段抬高型心肌梗死（ST-Elevation Myocardial Infarction，STEMI）患者即便接受再灌注治疗和最佳药物治疗后，仍面临较高的院内死亡、心肌无复流、再灌注损伤的风险，目前尚无针对性的防治策略。

---

① WANG Y, LI S, PAN Y, et al. Tenecteplase versus alteplase in acute ischaemic cerebrovascular events (TRACE-2): A phase 3, multicentre, open-label, randomised controlled, non-inferiority trial[J]. Lancet, 2023, 401(10377): 645−654.

中国医学科学院阜外医院研究团队开展了中国通心络治疗急性心肌梗死心肌保护（CTS-AMI）研究，以明确通心络是否可以改善STEMI患者的临床结局。CTS-AMI研究是全球首个中药治疗STEMI的大型随机对照临床试验，覆盖中国124家医院，共纳入3797名发病24小时内的STEMI患者。该研究随机给予患者通心络胶囊或安慰剂治疗12个月。主要研究终点聚焦30天主要不良心脑血管事件，包括心源性死亡、心肌再梗死、紧急冠状动脉血运重建和脑卒中。结果显示，与安慰剂组相比，通心络组的30天主要不良心脑血管事件发生风险降低36%，心源性死亡、再发心梗风险分别降低30%和65%，两组的中风发生率相似，且无一名患者在30天时接受急诊冠脉血运重建。同时，通心络组的30天严重STEMI并发症明显减少，而两组的机械并发症和心源性休克发生率相似。随访1年发现，通心络组的主要不良心脑血管事件、心源性死亡、再发心梗、中风风险较安慰剂组分别降低36%、27%、74%、56%，但两组的非致死性严重不良反应发生率相似。相关研究成果于2023年1月发表在*JAMA*[①]，并入选"2023年度中医药十大学术进展"。

8. 发现急诊血管内治疗可有效改善急性缺血性脑卒中且伴有大梗死核心的患者的功能预后

血管内治疗为急性颅内大血管闭塞的标准治疗方法。目前，指导血管内治疗的影像选择标准是："卒中发作6小时内，Alberta卒中项目早期CT评分（ASPECTS）≥6分；发作6～24小时，梗死体积小于70 mL且存在影像错配或临床与灌注影像不匹配。"在24小时内筛选患者时，影像学上均排除了大梗死核心（ASPECTS<6分或梗死体积≥70 mL）的患者。血管内治疗是否有益于大核心梗死患者，待进一步研究。

首都医科大学附属北京天坛医院研究团队牵头完成了一项多中心、开放标签、终点盲法的随机对照临床研究——大梗死核心的前循环大血管闭塞患者血管内治疗研究（ANGEL-ASPECT），旨在验证血管内治疗与单纯药物治疗对发病24小时内、急性前循环大血管闭塞且CT-ASPECTS评分为3～5分或梗死核心体积为70～100 mL的患者功能预后的治疗。结果表明，对于发病24小时内的大梗死核心患者，取栓组的患者90天功能预后（90天mRS移位）显著优于单纯最佳药物治疗

---

① YANG Y, LI X, CHEN G, et al. Traditional Chinese medicine compound (Tongxinluo) and clinical outcomes of patients with acute myocardial infarction: the CTS-AMI randomized clinical trial[J]. JAMA, 2023, 330(16): 1534−1545.

组。尽管 48 小时内任何颅内出血比率增加，但血管内治疗能显著改善患者临床结局，为大梗死核心患者的急诊血管内治疗提供了循证证据。相关研究成果于 2023 年 2 月发表在 New England Journal of Medicine[①]。

9. 发现吡咯替尼联合曲妥珠单抗和多西他赛可作为 HER2 阳性晚期乳腺癌患者的一线治疗方案

HER2 阳性表型是乳腺癌预后较差的独立预测因子，大约 20% 的乳腺癌患者存在 HER2 过表达或扩增。

中国医学科学院肿瘤医院研究团队牵头开展了一项随机、双盲、平行对照、多中心的Ⅲ期临床试验（PHILA 研究），旨在评估吡咯替尼＋曲妥珠单抗＋多西他赛（PyHT 方案）对比安慰剂＋曲妥珠单抗＋多西他赛一线治疗 HER2 阳性复发/转移性乳腺癌的有效性和安全性。其中，吡咯替尼是中国首个自主研发的抗 HER1/HER2/HER4 靶向药。该研究覆盖中国 40 家研究中心，2019 年 5 月至 2022 年 1 月纳入 590 名既往未经治疗的 HER2 阳性晚期乳腺癌患者，其中 297 名接受 PyHT 方案（吡咯替尼组），293 名接受安慰剂＋曲妥珠单抗＋多西他赛方案（对照组）。研究终点为无进展生存期。结果表明，吡咯替尼组的中位无进展生存期达 24.3 个月，相比对照组的 10.4 个月，显著延长超过 1 倍，且进展或死亡风险减少 59%，治疗相关毒性可控。该方案得到中国各大指南的推荐，也被晚期乳腺癌治疗国际共识指南的第 6 版和第 7 版推荐。相关研究成果于 2023 年 10 月发表在 British Medical Journal[②]。

10. 证实阿帕替尼联合卡瑞利珠单抗治疗晚期肝细胞癌的安全性与有效性

免疫检查点抑制剂联合抗血管生成酪氨酸激酶抑制剂（Tyrosine Kinase Inhibitor，TKI）的免疫治疗已被证明可以改善多种晚期实体瘤的总生存期，但不能改善肝细胞癌的总生存期。

南京中医药大学与南京医科大学等机构的研究团队合作开展了一项全球 13 个国家（地区）95 家中心参与的随机、开放标签的国际Ⅲ期临床试验，比较了

---

① HUO X, MA G, TONG X, et al. Trial of endovascular therapy for acute ischemic stroke with large infarct[J]. New england journal of medicine, 2023, 388(14): 1272−1283.

② MA F, YAN M, LI W, et al. Pyrotinib versus placebo in combination with trastuzumab and docetaxel as first line treatment in patients with HER2 positive metastatic breast cancer (PHILA): randomised, double blind, multicentre, phase 3 trial[J]. British medical journal, 2023, 383.

PD-1抑制剂卡瑞利珠单抗联合靶向VEGFR2（Vascular Endothelial Growth Factor Receptor2）的TKI阿帕替尼与靶向EGFR的抑制剂索拉非尼治疗不可切除肝细胞癌的疗效和安全性。研究终点是无进展生存期及总生存期。在无进展生存期的分析中，中位随访时间为7.8个月，与对照组相比，阿帕替尼联合卡瑞利珠单抗（简称"双艾"组合）中位无进展生存期显著改善（5.6个月 vs. 3.7个月）；在总生存期的中期分析，中位随访时间为14.5个月，与对照组相比，"双艾"组合中位总生存期显著延长（22.1个月 vs. 15.2个月）。试验中最常见的3级或4级治疗相关不良事件是高血压、手足综合征、天冬氨酸转氨酶升高和丙氨酸转氨酶升高。研究表明，在不可切除肝细胞癌患者中，"双艾"组合方案与索拉非尼相比，在无进展生存期和总生存期上均表现出具有统计学和临床意义的改善，为该人群提供了一种有效的一线治疗选择。相关研究成果于2023年9月发表在 Lancet[①]。

11. 开展鼻咽癌患者内侧咽后淋巴结区域豁免放疗与标准放疗的比较研究

鼻咽癌是一种发生于鼻咽部黏膜上皮的恶性肿瘤，具有明显的地域流行性特点。全球47%的鼻咽癌病例发生在中国，其中广东、广西、福建等地尤为高发。鼻咽癌除了在鼻咽原部位生长外，还会通过淋巴道扩散到颈部。

中山大学研究团队开展了一项前瞻性、随机、多中心的Ⅲ期临床试验，比较了鼻咽癌内侧组咽后淋巴结区域（Retropharyngeal Medial Lymph Node，MRLN）豁免放疗与标准放疗的临床结果。该研究纳入了568名晚期鼻咽癌患者，并随机分配至MRLN豁免放疗组或标准放疗组。研究主要终点为3年无局部复发生存率。结果显示，MRLN豁免放疗组的和标准放疗组的3年无局部复发生存率、3年总生存率、无区域复发生存率、无远处转移生存率相似。在毒副反应和生活质量方面，MRLN豁免放疗组放疗相关毒副反应（包括急性黏膜炎、急性吞咽困难、体重下降及晚期吞咽困难等）发生率更低，且在健康状况、社会功能、疲劳感及吞咽困难等方面的生活质量均明显优于标准放疗组。相关研究成果于2023年2月发表在 British Medical Journal[②]。

---

① QIN S, CHAN S L, GU S, et al. Camrelizumab plus rivoceranib versus sorafenib as first-line therapy for unresectable hepatocellular carcinoma (CARES-310): a randomised, open-label, international phase 3 study[J]. Lancet. 2023, 402(10408): 1133−1146.

② MAO Y P, WANG S X, GAO T S, et al. Medial retropharyngeal nodal region sparing radiotherapy versus standard radiotherapy in patients with nasopharyngeal carcinoma: open label, non-inferiority, multicentre, randomised, phase 3 trial[J]. British medical journal, 2023, 380: e072133.

12. 发现鼻咽癌筛查和早诊标志物

鼻咽癌早期症状不典型，约80%的患者确诊时已经是中晚期，而早期鼻咽癌患者5年生存率高达90%。因此，通过筛查进而实现早发现、早诊断、早治疗是提高鼻咽癌患者预后、降低死亡率的关键。既往研究显示，鼻咽癌与Epstein-Barr病毒（EB病毒）感染密切相关。

厦门大学研究团队系统研究了鼻咽癌和健康对照者血清中针对EB病毒的抗体谱，发现了一个全新的鼻咽癌血清学标志物，即针对*BNLF2b*基因编码的假定蛋白的总抗体（P85-Ab）。他们与北京万泰生物药业股份有限公司合作研发了全球首个P85-Ab检测试剂。与中山市人民医院研究团队共同开展了一项约2.5万人的前瞻性队列研究，比较了P85-Ab检测与传统的双抗体方案在鼻咽癌筛查中的效能。结果显示，与双抗体方案相比，P85-Ab检测对早期鼻咽癌的灵敏度更高，并且特异性更强。在全部鼻咽癌中，P85-Ab与双抗体方案的检出率分别为97.9%和72.3%，其主要差异在于对早期鼻咽癌的灵敏度。P85-Ab发现的Ⅰ/Ⅱ期鼻咽癌病例比双抗体方案多出10名（37名 vs. 27名），早诊率提高了22%（79% vs. 57%）。同时研究发现，P85-Ab与双抗体方案存在互补性。相关研究成果于2023年8月发表在*New England Journal of Medicine*[①]。

13. 证实信迪利单抗联合化疗在一线胃或胃食管交界处腺癌的全人群中具有持续显著的生存获益

胃和胃食管交界处腺癌是全球第五大常见癌症。晚期胃或胃食管交界处腺癌预后较差，治疗方法相对有限，患者中位总生存期约为1年。信迪利单抗是一款重组、全人源IgG4抗PD-1单克隆抗体，对靶点具有较高的亲和力，且在给定药物浓度下可占据更多的可用PD-1结合位点，从而为治疗提供了新的可能性。

中国人民解放军总医院联合全国62家医院开展了一项随机、双盲、安慰剂对照Ⅲ期临床试验，评估了信迪利单抗联合化疗相较于安慰剂联合化疗能否改善局部晚期或转移性胃或胃食管交界处腺癌患者的中位总生存期。该研究共纳入650名患者，随机分配接受信迪利单抗联合化疗（信迪利单抗组）或安慰剂联合化疗（安

---

① LI T, LI F, GUO X, et al. Anti–Epstein–Barr virus BNLF2b for mass screening for nasopharyngeal cancer[J]. New england journal of medicine, 2023, 389(9): 808−819.

慰剂组）。研究中采用的化疗方案为 XELOX 方案（卡培他滨 + 奥沙利铂）。研究主要终点为中位总生存期。结果显示，在综合阳性评分（Combined Positive Score，CPS）≥ 5 的患者中，信迪利单抗组和安慰剂组的中位总生存期分别为 18.4 个月和 12.9 个月，中位无进展生存期分别为 7.7 个月和 5.8 个月。在多个预设亚组中，信迪利单抗联合化疗相较于安慰剂联合化疗均能为患者带来更有利的生存结局。该研究证实信迪利单抗联合化疗可以为一线胃或胃食管交界处腺癌的全人群提供持续而显著的生存获益。相关研究成果于 2023 年 12 月发表在 JAMA[①]。

14. 证实塞尔帕替尼对晚期 RET 融合阳性的非小细胞肺癌患者有效

塞尔帕替尼（Selpercatinib）是一种高选择性强效 RET 激酶抑制剂，具有中枢神经系统渗透性，能够穿透血脑屏障。

同济大学医学院附属上海肺科医院研究团队开展了一项评估塞尔帕替尼对比铂类化疗疗效和安全性差异的随机Ⅲ期试验。在该研究中，研究人员可根据患者具体情况，决定是否使用帕博利珠单抗作为治疗方案的一部分。主要终点是无进展生存期。研究结果显示，在帕博利珠单抗意向治疗人群中，共有 212 名患者接受了随机分组。在预先计划的中期疗效分析时，塞尔帕替尼组的中位无进展生存期为 24.8 个月，显著优于铂类化疗对照治疗组的 11.2 个月。塞尔帕替尼组患者获得客观缓解的比例为 84%，高于对照组的 65%。影响中枢神经系统进展时间的病因特异性风险比为 0.28。总体意向治疗人群的疗效结果与意向治疗帕博利珠单抗人群相似。塞尔帕替尼和对照治疗发生的不良事件与以往报道的一致。相关研究成果于 2023 年 10 月发表在 New England Journal of Medicine[②]。

15. 证实特瑞普利单抗联合化疗治疗复发或转移性鼻咽癌的临床有效性

目前，尚没有针对鼻咽癌的免疫疗法获得正式批准。吉西他滨和顺铂仍被视为复发性或转移性鼻咽癌（Recurrent or Metastatic Nasopharyngeal Carcinoma，RM-NPC）的一线治疗方案。

中山大学等多家机构的研究团队联合开展了一项国际性、多中心、随机、双盲

---

① XU J, JIANG H, PAN Y, et al. Sintilimab plus chemotherapy for unresectable gastric or gastroesophageal junction cancer: the ORIENT-16 randomized clinical trial[J]. JAMA, 2023, 330(21): 2064−2074.

② ZHOU C C, SOLOMON B, LOONG H H, et al. First-line selpercatinib or chemotherapy and pembrolizumab in RET fusion–positive NSCLC[J]. New england journal of medicine, 2023, 389: 1839−1850.

Ⅲ期临床研究，纳入了来自 35 个医学中心的 289 名既往未接受过全身化疗的 RM-NPC 患者，并分配至特瑞普利单抗联合化疗（吉西他滨和顺铂）组或安慰剂联合化疗组接受治疗，最多 6 个周期后，继续分别接受特瑞普利单抗或安慰剂维持治疗，直至出现疾病进展，或出现无法耐受的毒性，或完成 2 年的治疗。结果显示，与安慰剂联合化疗相比，特瑞普利单抗联合化疗显著延长了患者的无进展生存期和总生存期，且安全性可控。相关研究成果于 2023 年 11 月发表在 *JAMA*[①]。

16. 发现阿替利珠单抗联合贝伐珠单抗治疗高危肝细胞癌可改善患者预后

对于根治性切除术或消融术后复发风险仍然较高的肝细胞癌患者，目前尚未确定标准的辅助治疗方案。因此，评估阿替利珠单抗联合贝伐珠单抗辅助治疗对高危肝细胞癌患者的有效性具有重要意义。

南京中医药大学研究团队牵头开展了一项前瞻性、随机对照、开放标签、国际多中心Ⅲ期临床试验，来自欧洲、美洲、东南亚和西太平洋等地区的 26 个国家的 134 家医院参与该试验。试验纳入了 668 名手术切除或消融术后的高风险肝细胞癌成年患者，并被随机分配至阿替利珠单抗联合贝伐单抗治疗组或主动监测治疗组，中位随访时间为 17.4 个月。主要研究终点是无复发生存率，次要终点包括总生存期、安全性和耐受性等。研究发现，在切除术或消融术后高复发风险的肝细胞癌患者中，与主动监测组相比，阿替利珠单抗联合贝伐珠单抗治疗可以显著提高患者的无复发生存率，且安全性和耐受性良好。相关研究成果于 2023 年 11 月发表在 *Lancet*[②]。

17. 发现卒中 72 小时内应用氯吡格雷联合阿司匹林治疗可显著降低新发风险

急性缺血性卒中和短暂脑缺血发作有高复发、高致残的风险。目前，国内外指南推荐非心源性轻型缺血性卒中（NIHSS 评分≤3）或高危短暂脑缺血发作（ABCD2 评分≥4）患者在发病 24 小时内启用氯吡格雷联合阿司匹林强化抗血小板治疗，但该方案对超出评分窗和发病超过 24 小时的患者的疗效有待进一步研究。

首都医科大学附属北京天坛医院研究团队牵头开展了高危颅内外大动脉狭窄强

---

① MAI H Q, CHEN Q Y, CHEN D, et al. Toripalimab plus chemotherapy for recurrent or metastatic nasopharyngeal carcinoma: the JUPITER-02 randomized clinical trial[J]. JAMA, 2023, 330(20): 1961−1970.

② QIN S, CHEN M, CHENG AL, et al. Atezolizumab plus bevacizumab versus active surveillance in patients with resected or ablated high-risk hepatocellular carcinoma (IMbrave050): a randomised, open-label, multicentre, phase 3 trial[J]. Lancet, 2023, 402(10415): 1835−1847.

化药物治疗研究（INSPIRES），旨在比较氯吡格雷联合阿司匹林双联抗血小板与单独阿司匹林治疗在发病72小时内的动脉粥样硬化性急性缺血性卒中患者中的有效性和安全性。该研究纳入全国222家医院的6100名轻型缺血性卒中（NIHSS评分≤5）或高危短暂性脑缺血发作（ABCD2评分≥4）患者，在发病72小时内随机分配至双联抗板治疗组（氯吡格雷+阿司匹林治疗21天，后改为氯吡格雷治疗69天）或标准抗板治疗组（安慰剂+阿司匹林治疗90天）。结果显示，相比于阿司匹林单药治疗，在发病72小时内启动氯吡格雷联合阿司匹林双联抗血小板治疗可有效降低90天内卒中新发风险。INSPIRES试验首次将双联抗板治疗的启动时间窗从指南推荐的24小时扩展至72小时，NIHSS评分窗由3分扩大到5分，扩展了卒中获益人群。相关研究成果于2023年12月发表在 New England Journal of Medicine[①]。

18. 揭示轻度非致残性急性缺血性卒中的潜在治疗新策略

静脉溶栓越来越多地用于轻度脑卒中患者。目前多个指南推荐急性缺血性卒中（Acute Ischemic Stroke，AIS）患者在症状出现后4.5小时内静脉注射阿替普酶，但其对轻度非致残性卒中患者的益处尚待进一步研究。

中国人民解放军北部战区总医院研究团队牵头开展了一项多中心、开放标签、盲终点、非劣效性随机临床试验，对比了双重抗血小板治疗（Dual Antiplatelet Therapy，DAPT）与静脉溶栓治疗对轻度非致残性AIS患者的疗效差异。该研究纳入760名急性轻度非致残性卒中患者，在症状出现后4.5小时内被随机分配到DAPT组（n = 393人）或阿替普酶组（n = 367人）。主要终点是90天时改良的Rankin量表评分为0或1（量表范围为0~6，分数越低表示神经功能越好）。结果显示，93.8%随机接受双重抗血小板治疗的患者和91.4%随机接受静脉注射阿替普酶的患者在90天神经功能良好，即DAPT组在90天时的功能结果方面不劣于静脉注射阿替普酶。相关研究成果于2023年6月发表在 JAMA[②]。

---

① GAO Y, CHEN W, PAN Y, et al. Dual antiplatelet treatment up to 72 hours after ischemic stroke[J]. New england journal of medicine, 2023, 389(26): 2413−2424.

② CHEN H S, CUI Y, ZHOU Z H, et al. Dual antiplatelet therapy vs alteplase for patients with minor nondisabling acute ischemic stroke: the ARAMIS randomized clinical trial[J]. JAMA, 2023, 329(24): 2135−2144.

19. 评估颅内外血管搭桥手术联合药物治疗在症状性颈内动脉或大脑中动脉闭塞患者的卒中和死亡方面的预防效果

脑卒中是中国首位致死病因。症状性颈内动脉（Internal Carotid Artery，ICA）或大脑中动脉（Middle Cerebral Artery，MCA）闭塞导致患者每年约10%的复发卒中风险。颅内外血管搭桥手术被视为潜在的治疗手段，而国外的两项多中心随机对照研究显示，该手术存在安全性较低的问题。

首都医科大学宣武医院与复旦大学附属华山医院等机构的研究团队联合开展了一项随机、开放标签、结局评估者试验，针对ICA或MCA闭塞患者，对比了颅内外血管搭桥手术联合药物治疗与单纯药物治疗两种方式在卒中和死亡方面的预防效果。该试验纳入了324名ICA或MCA闭塞患者，伴有短暂性脑缺血发作或非致残性缺血性中风，随机分配至颅内外血管搭桥手术联合药物治疗（手术组）和单纯药物治疗（药物组）两组。药物治疗包括抗血小板治疗和卒中危险因素控制。主要结局指标为随机分组后30天内卒中或死亡或随机分组后30天至2年内的同侧缺血性卒中。9个次要结局指标包括2年内的任何中风或死亡等。结果显示，手术组与药物组的复合主要结局无显著差异，30天卒中或死亡风险分别为6.2%和1.8%，30天至2年的同侧缺血性卒中风险分别为2.0%和10.3%。在9个预先设定的次要终点中，没有一个显示出显著差异。相关研究成果于2023年8月发表在 *JAMA*[①]。

20. 证实急性脑出血后包含强化降压在内的组合性管理方案可以改善其功能预后

急性脑出血是最严重的卒中亚型，具有极高的致残率与致死率，治疗手段十分有限。目前临床上广泛使用早期降压治疗方法，而临床研究和荟萃分析对于早期强化降压策略的临床获益未得出一致的结论。

四川大学华西医院研究团队发起的INTERACT3研究，覆盖中国、印度、越南、巴基斯坦、斯里兰卡、尼日利亚、巴西、秘鲁、墨西哥和智利共10个国家的121家中心，是脑出血领域全球最大规模的随机对照试验，也是第一个在急性脑出血治疗领域取得积极成果的Ⅲ期多中心随机对照试验。该试验纳入超过7000名脑出血患者，被分配至组合性管理组（3221名）与常规管理组（3815名）。研究发现，

---

① MA Y, WANG T, WANG H, et al. Extracranial-intracranial bypass and risk of stroke and death in patients with symptomatic artery occlusion: The CMOSS randomized clinical trial[J]. JAMA, 2023, 330(8): 704−714.

对于自发性脑出血患者，组合性管理可显著降低 6 个月功能不良结局的可能性，且在一系列敏感性分析和次要终点分析中均获得一致结论。与常规管理组相比，组合性管理治疗方案提高了患者的生存率、生活质量及患者 7 天内出院的可能性，并减少了严重不良事件的发生率（20.1% vs. 16.0%）。研究表明，在急性脑出血症状发作后数小时内强化降压及对其他生理参数的组合性管理可以改善脑出血患者的功能预后。相关研究成果于 2023 年 5 月发表在 Lancet[①]。

21. 研究显示早期降压治疗未能改善急性缺血性脑卒中患者的预后

缺血性卒中患者急性期血压升高的情况很常见，并与不良功能结局有关。然而，目前关于降压治疗的最佳时机尚待进一步研究。

首都医科大学附属北京天坛医院、杜兰大学和苏州大学等机构的研究团队合作开展了一项多中心、随机、开放标签、盲终点的Ⅲ期临床试验，旨在比较早期降压治疗（发病后 24～48 小时启动）与延迟降压治疗（发病后第 8 天启动）对急性缺血性卒中患者 90 天死亡或严重残疾复合结局的影响。该试验纳入了来自中国 106 家分中心 4810 名血压升高（收缩压 140～220 mmHg）的急性缺血性卒中患者。在发病后 24～48 小时被随机分配至早期降压治疗组（随机分组后 24 小时内收缩压下降 10%～20%，5 天内达到血压＜140/90 mmHg，此后维持该水平）或延迟降压治疗组（发病后 7 天内停用所有家庭降压药物，在发病后第 8 天启动降压治疗，并在两周内达到血压＜140/90 mmHg，此后维持在该水平）。研究主要结局是 90 天内死亡或严重残疾（改良 Rankin 量表评分≥3 分）的复合结局。结果显示，早期启动降压治疗并未能降低复合事件风险。相关研究成果于 2023 年 10 月发表在 British Medical Journal[②]。

22. 揭示教育程度对中国 20 世纪 40—70 年代出生人群死亡率的影响

教育程度是个人社会经济特征中的关键要素，不仅决定着职业和收入等其他社

---

① MA L, HU X, SONG L, et al. The third intensive care bundle with blood pressure reduction in acute cerebral haemorrhage trial (INTERACT3): an international, stepped wedge cluster randomised controlled trial[J]. Lancet, 2023, 402(10395): 27-40.

② LIU L, XIE X, PAN Y, et al. Early versus delayed antihypertensive treatment in patients with acute ischaemic stroke: multicentre, open label, randomised, controlled trial[J]. British medical journal, 2023, 383: e076448.

会经济属性，还影响着个体的生活方式和医疗服务的接受情况。教育程度对死亡风险的潜在影响，以及这些影响如何通过不同途径发挥作用，都待进一步研究。

中国医学科学院阜外医院研究团队基于心血管疾病高危人群早期筛查与综合干预项目（ChinaHEART），利用中国31个省（自治区、直辖市）超过128万名居民的调查和随访数据，评价了教育程度对中国20世纪40—70年代出生人群死亡率的影响。该研究分为4个独立的队列，按照20世纪40年代、50年代、60年代和70年代出生进行划分。结果显示，在四代人群中，接受大学及以上教育的人群占比从20世纪40—50年代稳步提升（从3.2%升至3.3%），从20世纪60—70年代加速上升（从6.8%升至15.4%）；总体而言，较低的受教育程度与较高的全因死亡风险相关，差距随着出生年代而增大，且在农村居民中尤为明显；在教育对死亡率的影响中，社会经济特征、行为和代谢因素是3个主要的中介因素，社会经济因素中介效应占比最大，为37.5%。行为和代谢因素的中介效应占比分别为13.9%和4.7%，其中充足体育锻炼的中介效应占比大于健康饮食等。相关研究成果于2023年7月发表在 *British Medical Journal*[①]。

23. 开展2004—2018年中国高血压患病率、知晓率、治疗率和控制率的临床研究

高血压是中风、缺血性心脏病及其他心血管疾病和慢性肾脏疾病的主要危险因素。多项研究表明，控制高血压与心血管事件和死亡的显著减少有关。

中国疾病预防控制中心与中国医学科学院阜外医院深圳医院的研究团队基于中国居民慢性病及危险因素监测（CCDRFS）数据，研究了2004—2018年中国高血压患病率、知晓率、治疗率和控制率的变化趋势。该研究共纳入642 523名18～69岁的社区居民，其中女性居民的比例（占比为53%～58%）略高于男性，且60岁及以上、城市居民的占比，以及肥胖/超重和中心型肥胖等居民的占比逐渐升高。研究结果显示：①中国成人居民高血压标化患病率在2004年、2010年、2018年分别为20.8%、29.6%和24.7%。②中国农村地区的高血压知晓率、治疗率和控制率低于城市地区，但农村地区知晓率和治疗率的绝对年均增幅高于城市地区，使得高血压知晓率和治疗率的城乡差异在逐渐缩小。该研究进一步强调了基层医疗卫生

---

① LU J, WU C, ZHANG X, et al. Educational inequalities in mortality and their mediators among generations across four decades: nationwide, population based, prospective cohort study based on the ChinaHEART project[J]. British medical journal, 2023, 382: e073749.

系统在高血压管理中的重要作用，建议应积极采取提高高血压检出率的措施，并提升接受降压治疗患者的血压控制效果。相关研究成果于 2023 年 1 月发表在 *British Medical Journal*[①]。

24. 揭示非医生社区卫生保健提供者主导的强化血压干预可有效减少心血管疾病和死亡率

目前，由非医生社区卫生保健提供者主导的强化血压干预措施，对预防和治疗心血管疾病的有效性尚未得到明确验证。

中国医科大学附属第一医院研究团队开展了一项开放标签、盲法终点、整群随机试验，纳入了 33 995 名≥ 40 岁、未经治疗的收缩压至少为 140 mmHg 或舒张压至少为 90 mmHg（对于心血管疾病高危人群或目前正在服用降压药物的人群，纳入标准为≥ 130 mmHg 和≥ 80 mmHg）的患者，随机分配至非医师社区卫生保健提供者主导的干预组或常规护理组。主要有效性结局是 36 个月随访期间心肌梗死、中风、需要住院治疗的心力衰竭和心血管疾病死亡的复合结局。结果显示，干预组中出现主要结局的患者比普通护理组少（每年 1.62% vs. 2.40%）；干预组的次要结局也有所降低，包括心肌梗死、中风、心力衰竭、心血管疾病死亡和全因死亡；干预组低血压发生率高于常规护理组（1.75% vs. 0.89%）。主要结局的风险降低在不同年龄、性别、教育程度、抗高血压药物使用和基线心血管疾病风险的亚组中一致。相关研究成果于 2023 年 3 月发表在 *Lancet*[②]。

25. 发现地舒单抗可降低骨质疏松症患者 2 型糖尿病发病率

骨质疏松症是一种常见的骨关节退行性疾病。地舒单抗是一种新型抗骨质疏松药物，通过特异性结合核因子 -κB 受体活化因子配体（Receptor Activator of Nuclear Factor-κB Ligand，RANKL），进而阻断 RNAKL 与 RANK（Receptor Activator of Nuclear Kappa-B）的相互作用，抑制破骨细胞的生成，从而减少骨吸收、增加骨密

---

① ZHANG M, SHI Y, ZHOU B, et al. Prevalence, awareness, treatment, and control of hypertension in China, 2004−2018: findings from six rounds of a national survey[J]. British medical journal, 2023, 380: e071952.

② HE J, OUYANG N, GUO X, et al. Effectiveness of a non-physician community health-care provider-led intensive blood pressure intervention versus usual care on cardiovascular disease (CRHCP): an open-label, blinded-endpoint, cluster-randomised trial[J]. Lancet, 2023, 401(10380): 928−938.

度。地舒单抗可以有效改善糖代谢，但是否能够降低 2 型糖尿病的发病率，目前尚缺乏明确的临床研究证据。

中国人民解放军总医院、中南大学湘雅医院和哈佛大学医学院等机构的研究团队合作开展了真实世界研究，评估了地舒单抗与口服双磷酸盐在降低骨质疏松症成人 2 型糖尿病风险的有效性，主要结果指标为新发 2 型糖尿病。研究结果显示，在骨质疏松症患者中，与口服双磷酸盐相比，地舒单抗组发生 2 型糖尿病的风险显著降低了 32%，且在 5 年随访期间，地舒单抗组发生 2 型糖尿病的风险均低于口服双磷酸盐组。在骨质疏松症的糖尿病高危人群（糖调节受损及肥胖）中，地舒单抗组可进一步降低 2 型糖尿病的发生风险，且初始使用地舒单抗治疗更能降低 2 型糖尿病的发生风险。研究表明，地舒单抗不仅在治疗骨质疏松方面发挥作用，还可能为 2 型糖尿病的预防提供新的策略。相关研究成果于 2023 年 4 月发表在 British Medical Journal[①]，并入选 BMJ Editor's Choice 亮点研究。

26. 发现二甲双胍联合生活方式干预可有效预防糖调节受损发展为糖尿病

葡萄糖调节受损（糖耐量受损和 / 或空腹血糖受损，又称糖尿病前期）是糖尿病发展的重要危险因素，也是可以逆转的特殊阶段。

中国医学科学院阜外医院与北京大学人民医院的研究团队于 2017 年 4 月至 2019 年 6 月在全国 43 家综合医院联合开展了一项多中心、开放标签的随机对照试验，旨在评估"二甲双胍联合生活方式干预"与"单独生活方式干预"在预防糖调节受损发展为糖尿病的安全性和有效性。共有 1678 名参与者被随机分配到二甲双胍联合生活方式干预组（n=831 名）或单独生活方式干预组（n=847 名），主要终点是 2 年随访结束时新诊断糖尿病的发生率。结果表明，在中位 2.03 年的随访期间，与单纯生活方式干预组相比，二甲双胍联合生活方式干预组的糖尿病发病率更低（19.83/100 人年 vs. 17.27/100 人年），发生风险降低 17%；报告不良事件的比例更高（主要为胃肠道不良事件），严重不良事件的百分比相似。对于年龄较小、肥胖和缺乏运动的患者，二甲双胍联合生活方式干预的效果更加明显。相关研究成果于 2023

---

① LYU H, ZHAO S S, ZHANG L, et al. Denosumab and incidence of type 2 diabetes among adults with osteoporosis: Population based cohort study[J]. British medical journal, 2023, 18: 381.

年 8 月发表在 Lancet Diabetes & Endocrinology[①],入选"中国内分泌领域十大医学研究",并被美国糖尿病协会《糖尿病治疗标准 2024》引用。

27. 比较 13 种 2 型糖尿病药物治疗的作用与不良反应

2 型糖尿病已成为中国乃至全球面临的重大公共卫生问题,带来了沉重的疾病负担。药物治疗是 2 型糖尿病治疗和管理的基石之一。

四川大学华西医院研究团队 2021 年牵头颁布的国际临床指南提出了不依赖血糖控制的 2 型糖尿病治疗策略,但仅提供了 SGLT2 抑制剂和 GLP-1 受体激动剂的用药推荐。随着非奈利酮和替西帕肽等降糖药物不断进入临床实践,临床医生面临新的药物选择问题。基于此,研究团队系统回顾了共计 816 项随访半年以上的 2 型糖尿病药物治疗的所有随机对照试验,涉及 47 万名 2 型糖尿病患者,综合评估了 13 种 2 型糖尿病药物(包括 SGLT2 抑制剂、GLP-1 受体激动剂、非奈利酮、替西帕肽、二甲双胍、α 糖苷酶抑制剂、噻唑烷二酮、DPP4 抑制剂、磺脲类药物、非磺脲类促泌剂、基础胰岛素、餐时胰岛素和基础－餐时胰岛素)在预防死亡和心肾并发症中的作用与不良反应,提出将非奈利酮和替西帕肽加入糖尿病药物治疗方案。此外,研究人员基于 2 型糖尿病患者的心肾风险分层,制定了不同患者个体化获益与风险评估方法,并开发了交互式的医患共同决策工具,以辅助医疗决策过程。相关研究成果于 2023 年 4 月发表在 British Medical Journal[②]。

28. 证实每周 1 次依柯胰岛素治疗对初治 2 型糖尿病患者有效

胰岛素是非常有效的一种降糖药,在糖尿病的治疗过程中起着非常重要的作用。对于 2 型糖尿病患者,每周一次的依柯胰岛素(Icodec)可以提供一种比每日基础胰岛素更简单的剂量替代方案。

中国人民解放军总医院与德克萨斯大学西南医学中心等机构的研究团队联合开展了一项随机、双盲、双模拟Ⅲa 临时试验,评估了每周 1 次依柯胰岛素与每天 1

---

① ZHANG L, ZHANG Y, WANG X, et al. Safety and effectiveness of metformin plus lifestyle intervention compared with lifestyle intervention alone in preventing progression to diabetes in a Chinese population with impaired glucose regulation: A multicentre, open-label, randomised controlled trial[J]. Lancet diabetes & endocrinology, 2023, 11(8): 567−577.

② SHI Q, NONG K, VANDVIK P O, et al. Benefits and harms of drug treatment for type 2 diabetes: systematic review and network meta-analysis of randomised controlled trials[J]. British medical journal, 2023, 381: e074068.

次德谷胰岛素（Degludec）用于 2 型糖尿病人群的疗效和安全性。该研究纳入了 588 名 2 型糖尿病患者，随机分配至接受每周 1 次依柯胰岛素和每天 1 次安慰剂（依柯胰岛素组），或每天 1 次德谷胰岛素和每周 1 次安慰剂（德谷胰岛素组）。主要终点指标是从基线到第 26 周糖化血糖蛋白（HbA1c）的变化。次要终点指标包括从基线到第 26 周的空腹血糖变化、治疗最后 2 周的每周平均胰岛素剂量、从基线到 26 周的体重变化等。结果显示，在未曾使用胰岛素的 2 型糖尿病患者中，治疗 26 周后，每周 1 次依柯胰岛素对 HbA1c 的降低效果优于每天 1 次的德谷胰岛素，但体重变化无明显差异。相关研究成果于 2023 年 7 月发表在 *JAMA*[①]。

29. 发现泼尼松不能改善试管婴儿助孕后发生反复种植失败患者的活产率

着床失败是目前体外受精的关键障碍。泼尼松作为一种免疫调节剂，被广泛用于提高着床和怀孕的可能性，然而其疗效的证据并不充足。

山东大学与上海交通大学医学院附属仁济医院联合 8 家生殖医学中心共同开展了大样本、多中心、双盲、随机对照临床研究，旨在探讨泼尼松治疗能否改善反复种植失败患者的妊娠结局。该研究纳入了 715 名反复种植失败患者，随机分配至泼尼松组或安慰剂组。研究主要结局指标为活产率，次要结局指标包括生化妊娠率、胚胎种植率、临床妊娠率、妊娠丢失率。研究发现，泼尼松组与安慰剂组活产率相似，分别为 37.8%、38.8%；早产率分别为 11.8%、5.5%；流产率分别为 17.3%、9.9%。研究表明，在反复植入失败的患者中，与安慰剂相比，泼尼松治疗并未提高活产率，反而可能增加妊娠丢失和早产的风险。相关研究成果于 2023 年 5 月发表在 *JAMA*[②]。

30. 开展低浓度阿托品滴眼液预防近视的临床研究

近视是一个全球性的公共卫生威胁，一旦发生不可逆转，且早发近视与高度近视密切相关。有效预防近视的早发生，是近视防控的一项重要工作。目前，多个国

---

① LINGAVY I, ASONG M, DESOUZA C, et al. Once-weekly insulin icodec vs once-daily insulin degludec in adults with insulin-naive type 2 diabetes: the ONWARDS 3 randomized clinical trial[J]. JAMA, 2023, 330(3): 228−237.

② SUN Y, CUI L, LU Y, et al. Prednisone vs Placebo and live birth in patients with recurrent implantation failure undergoing in vitro fertilization: a randomized clinical trial[J]. JAMA, 2023, 329(17): 1460−1468.

内外指南均推荐 0.01% 浓度的阿托品滴眼液作为儿童近视防控的药物。

香港中文大学研究团队进行了一项随机、安慰剂对照、双盲试验，比较了不同浓度阿托品滴眼液在预防近视方面的疗效。该研究纳入了 474 名 4～9 岁的非近视儿童，并随机分配至 0.05% 阿托品滴眼液组、0.01% 阿托品滴眼液组与安慰剂组。研究发现，与安慰剂相比，连续 2 年每晚使用 0.05% 阿托品滴眼液可降低近视发生率和快速近视漂移的参与者百分比，但 0.01% 阿托品滴眼液与安慰剂之间预防近视的效果无统计学差异。相关研究成果于 2023 年 2 月发表在 *JAMA*[①]。

31. 证实国产口服新型冠状病毒感染药物 VV116 的疗效与安全性

VV116 是由中国科学院上海药物研究所与中国科学院武汉病毒研究所、中国科学院新疆理化技术研究所等机构共同研发的一种新型冠状病毒（简称"新冠病毒"）RNA 复制酶小分子抑制剂。Ⅰ期临床试验显示 VV116 具有安全性高、不良反应小的特点。一项小规模研究表明，与接受常规护理的患者相比，在首次检测呈阳性后 5 天内接受 VV116 治疗的患者病毒排出时间更短。但 VV116 在临床恢复、症状消退和预防疾病进展方面的疗效仍待进一步研究。

上海交通大学医学院附属瑞金医院与上海交通大学医学院附属仁济医院等机构的研究团队联合开展了一项非劣效性、观察者随机的Ⅲ临床试验，比较了 VV116 和 Paxlovid 治疗轻度至中度新冠病毒感染成年患者的疗效与安全性。该研究纳入 822 名患者，按照 1:1 的比例随机接受为期 5 天的 VV116 或 Paxlovid 治疗。主要终点是持续临床恢复（所有与新冠病毒感染相关的症状缓解）的时间。次要疗效终点包括截至第 28 天进展为重度 / 危重新冠病毒感染或全因死亡的患者比。结果表明，在有可能进展为轻至中度的患者中，VV116 在持续临床恢复时间方面不劣于 Paxlovid，其中，VV116 的中位至持续临床恢复时间为 4 天，而 Paxlovid 为 5 天，且 VV116 安全性更高。相关研究成果于 2023 年 2 月发表在 *New England Journal of Medicine*[②]。

32. 揭示社会经济地位因素对死亡率和心血管疾病负担的影响

社会经济地位（Socio-Economic Status, SES）通常由教育、职业、收入、就业

---

① YAM J C, ZHANG X J, ZHANG Y, et al. Effect of low-concentration atropine eyedrops vs placebo on myopia incidence in children: the LAMP2 randomized clinical trial[J]. JAMA, 2023, 329(6): 472−481.

② CAO Z, GAO W, BAO H, et al. VV116 versus Nirmatrelvir-Ritonavir for Oral Treatment of Covid-19[J]. New england journal of medicine. 2023, 388(5): 406−417.

状况等因素决定,是影响健康的主要因素之一。

中国医学科学院阜外医院研究团队开展了前瞻性城乡流行病学研究(PURE),采用教育、职业和家庭财富3个独立指标和综合社会经济地位差距指数来评估社会经济地位。该研究纳入了中国12个省(自治区、直辖市)、115个城市和农村地区46 089名35～70岁的参与者,中位随访时间为11.9年。主要研究终点包括全因死亡率、心血管疾病死亡率、非心血管疾病死亡率、主要心血管疾病事件和首次心血管疾病入院。研究发现,综合社会经济地位高、教育程度高、从事专业或管理工种、家庭富裕的人员具有更低的死亡风险(包括全因死亡、心血管死亡、非心血管死亡)和主要心血管疾病风险。与综合社会经济地位高的人群相比,综合社会经济地位低的人群,全因死亡风险增加65%,心血管疾病死亡风险增加119%。在3种社会经济地位因素中,教育具有最大的平均边际效应。该研究从多种角度评估了参与者的社会经济地位,并创建了综合社会经济地位指标,刻画了中国社会经济地位因素对死亡率和心血管疾病负担影响的全景图。相关研究成果于2023年12月发表在 *Lancet Public Health*[①]。

33. 发现宫颈小细胞癌局部晚期患者亦可考虑手术治疗

宫颈小细胞癌是一种人乳头瘤病毒(Human Papilloma Virus,HPV)高危型整合相关的宫颈癌之一,其发病率极低。目前,国际上缺乏该病例的大样本量研究。

华中科技大学同济医学院附属同济医院研究团队通过收集美国监测、流行病学和最终结果(Surveillance, Epidemiology, and End Results,SEER)和中国多中心的宫颈小细胞癌患者临床数据,构建了全球样本量最多、随访时间最长的回顾性队列,剖析了影响患者预后的治疗、内暴露及外暴露等因素。该研究纳入了1288名参与者,其中SEER组610名、中国组678名。单变量和多变量Cox回归分析表明,手术与较好的预后相关。同时发现在SEER队列倾向评分匹配后,手术在局部晚期疾病患者具有一定的保护作用;在中国组中,手术与IB3-ⅡA2期患者的较好预后相关。该研究首次发现宫颈小细胞癌局部晚期患者也可考虑手术治疗。相关研究成果

---

① ZHU Y, WANG Y, SHRIKANT B, et al. Socioeconomic disparity in mortality and the burden of cardiovascular disease: analysis of the Prospective Urban Rural Epidemiology (PURE)-China cohort study[J]. Lancet public health, 2023, 8(12): e968-e977.

于 2023 年 6 月发表在 Lancet Oncology[①]，并写入第 7 版《中国妇科肿瘤临床实践指南－子宫颈癌指南》。

34. 发现 CDK4/6 抑制剂联合内分泌药物可作为激素受体阳性晚期乳腺癌患者的一线治疗方案

长期以来，激素受体阳性晚期乳腺癌患者的治疗主要依赖内分泌疗法，但是在提升治疗效果方面存在局限性。

中国医学科学院肿瘤医院联合国内 42 家医院完成了一项随机、双盲、安慰剂对照的Ⅲ期临床试验——达尔西利联合来曲唑或阿那曲唑对比安慰剂联合来曲唑或阿那曲唑一线治疗激素受体阳性、HER2 阴性晚期乳腺癌的研究（DAWNA-2 试验）。其中，达尔西利是中国首个自主研发的新型高选择性 CDK4/6 抑制剂。研究人员在 2019 年 7 月至 2020 年 12 月，对 580 名患者进行了筛查，其中 456 名符合条件的患者随机分配到达尔西利组（n=303 人）或安慰剂组（n=153 人），中位随访时间为 21.6 个月。结果表明，与安慰剂联合内分泌药物治疗相比，达尔西利联合内分泌药物治疗显著延长了患者的无进展生存期（18.2 个月 vs. 30.6 个月），主要不良反应较轻且可控。该临床试验是全球首个入组患者包括绝经前、围绝经期或绝经后女性的 CDK4/6 抑制剂一线治疗的研究，为中国激素受体阳性、HER2 阴性晚期乳腺癌患者提供了安全、有效的一线治疗方案。相关研究成果于 2023 年 5 月发表在 Lancet Oncology[②]，并入选"中国 2023 年度重要医学进展"。

35. 解析肿瘤患者贫血和血小板增多的机制

贫血和血小板增多是中晚期恶性肿瘤患者的常见症状，相关分子机制待进一步研究。血小板和红细胞是从巨核细胞-红细胞祖细胞（Megakaryocyte-Erythroid Progenitor Cell，MEP）分化而来，而芳香烃受体（Aryl Hydrocarbon Receptor，

---

① CHU T, MENG Y, WU P, et al. The prognosis of patients with small cell carcinoma of the cervix: a retrospective study of the SEER database and a Chinese multicentre registry[J]. Lancet oncology, 2023, 24(6): 701-708.

② ZHANG P, ZHANG Q, TONG Z, et al. Dalpiciclib plus letrozole or anastrozole versus placebo plus letrozole or anastrozole as first-line treatment in patients with hormone receptor-positive, HER2-negative advanced breast cancer (DAWNA-2): a multicentre, randomised, double-blind, placebo-controlled, phase 3 trial[J]. Lancet oncology, 2023, 24(6): 646-657.

AhR）在多种造血干细胞和祖细胞中发挥着重要作用。

北京大学人民医院、中国医学科学院基础医学研究所和郑州大学第一附属医院的研究团队发现肿瘤患者体内 AhR 能够调控 MEP 朝着巨核细胞分化，使血小板生成增多、红细胞产生减少。研究团队构建了荷瘤小鼠模型，发现其 MEP 分化异常，且 AhR 呈现激活状态；分离 MEP 进行体外成克隆实验，发现 MEP 更多朝着巨核细胞分化；敲除 AhR 荷瘤小鼠的红细胞和血小板发育分化无异常。进一步研究发现，MEP 的分化失衡与肿瘤细胞释放到血液中的犬尿氨酸（Kynurenine，Kyn）相关。MEP 的分化受到一系列转录因子的调控，AhR 能结合巨核细胞分化的转录因子 RUNX1 的启动子并上调 RUNX1 的表达。另外，Kyn 的转运子 SLC7A8 在荷瘤鼠 MEP 中上调表达，且受到了 AhR 的正反馈调节。此外，研究团队在人源化小鼠及白血病患者骨髓和没有肿瘤侵袭的淋巴瘤患者骨髓中，对 Kyn-AhR-RUNX1 调控人 MEP 巨核系分化进行了验证。相关研究成果于 2023 年 11 月发表在 *Nature Immunology*[①]，并入选"2023 年度中国血液学十大研究进展"。

36. 揭示宫颈鳞状细胞癌的免疫微环境

宫颈鳞状细胞癌（Cervical Squamous Cell Carcinoma，CSCC）是宫颈癌中最常见的组织学类型。早期预后良好，但晚期、转移性或复发性 CSCC 的 5 年生存率仅为 16.5%。免疫检查点抑制剂（Immune Checkpoint Blockade，ICB）改变了肿瘤治疗模式，但在晚期宫颈癌中，抗 PD-L1 疗法的总体应答率仅为 17%。

华中科技大学同济医学院附属同济医院研究团队采用单细胞 RNA 测序技术，利用 14 个原发肿瘤和 3 个正常宫颈样本，捕获并分析了 163 900 个单细胞，绘制了宫颈鳞状细胞癌的全细胞图谱。同时，研究团队通过非负矩阵分解（Nonnegative Matrix Factorization，NMF）算法确定了 8 个在不同患者中共有的肿瘤表达模式（Meta Program，MP）。其中，MP6 和 MP7 状态的肿瘤与免疫浸润相关，MP6 状态的肿瘤通过与免疫抑制性肿瘤相关成纤维细胞（Carcinoma-Associated-Fibroblasts，CAF）相互作用，重塑了肿瘤免疫微环境，抑制免疫细胞浸润。此外，研究发现干预 MP6 的核心基因 *FABP5* 可以显著抑制小鼠移植瘤生长并增加 T 细胞浸润，同时降低共孵

---

① ZHIU L, WU D, ZHOU Y, et al. Tumor cell-released kynurenine biases MEP differentiation into megakaryocytes in individuals with cancer by activating AhR–RUNX1[J]. Nature immunology, 2023, 24(12): 2042−2052.

育的成纤维细胞免疫抑制 CAF 基因表型，表明 FABP5 在介导免疫排斥中发挥重要作用。相关研究成果于 2023 年 11 月发表在 Nature Genetics[①]。

37. 发现基于脑室形态的新型影像标志物有助于阿尔茨海默病早期识别

阿尔茨海默病的早期识别是开展疾病早期干预和治疗的前提，也是目前该疾病研究领域的难点。

复旦大学附属华山医院等机构的研究团队通过对覆盖全生命周期的五大队列共计 61 974 位参与者的遗传和神经影像数据进行分析，阐明了影响脑室形态的遗传结构，揭示了脑室形态影响脑疾病发生的遗传机制。全基因组关联分析发现了 62 个影响脑室形态的遗传位点和 785 个候选基因，遗传力分析提示脑室的体积及不对称性均可遗传（遗传力 3%～40%），富集分析显示与脑室相关的基因同时在脑的发育和衰老通路中富集。基于全生命周期的分析发现了 3 个主要影响脑室发育或老化的位点。研究团队通过联合多种统计方法检验脑室形态特征与神经精神特征的关联，发现侧脑室下角体积增大是阿尔茨海默病可遗传的内表型，可独立于海马体积等传统影像标志物，用于早期预测阿尔茨海默病的发病风险。相关研究成果于 2023 年 10 月发表在 Nature Human Behaviour[②]，并入选"2023 年度中国十大医学科技新闻"。

38. 揭示精神分裂症的高风险致病基因和神经发育与免疫调控机制

精神分裂症（Schizophrenia，SCZ）是一种常见的重性精神疾病，发病机制复杂，涉及遗传因素与环境因素的共同作用。

中南大学湘雅二医院研究团队围绕 SCZ 开展了系列生物信息学和遗传学研究，包括：①建立了"遗传调控 - 基因网络 - 关键基因 - 分子机制 - 类器官表型"的研究范式，从多种神经精神疾病共同存在免疫改变的临床现象出发，阐述了神经发育与免疫调控之间的相互作用，实现了从分子层面对疾病免疫反应特征的精准分类。相关研究成果于 2023 年 2 月发表在 Molecular Psychiatry[③]。②通过对人类大脑全基因

---

① FAN J, LU F, QIN T, et al. Multiomic analysis of cervical squamous cell carcinoma identifies cellular ecosystems with biological and clinical relevance[J]. Nature genetics, 2023, 55(12): 2175−2188.

② GE Y J, WU B S, ZHANG Y, et al. Genetic architectures of cerebral ventricles and their overlap with neuropsychiatric traits[J]. Nature human behaviour, 2024, 8(1): 164−180.

③ CHEN Y, DAI J, TANG L, et al. Neuroimmune transcriptome changes in patient brains of psychiatric and neurological disorders[J]. Molecular psychiatry, 2023, 28(2): 710−721.

组 DNA 甲基化分析，揭示 SCZ 患者 DNA 甲基化改变程度存在性别差异，为针对不同性别开展精准用药提供理论支撑。相关研究成果于 2023 年 9 月发表在 *Molecular Psychiatry*[①]。③整合多个已发表的全转录组关联分析、基因共表达和差异基因表达分析的数据集，发现丙酰辅酶 a 羧化酶亚基（Propionyl-CoA Carboxylase Subunit Beta，PCCB）基因可能是 SCZ 的风险基因。利用基于人脑类器官的多组学分析，揭示 PCCB 下调可能通过调节 GABA 能通路和线粒体功能导致 SCZ 发病风险提高，从而将"线粒体假说"和"GABA 假说"联系起来，为理解 SCZ 的发病机制提供了依据。相关研究成果于 2023 年 8 月发表在 *Nature Communications*[②]。

39. 证实孕妇暴露于高浓度 PM2.5 会增加新生儿先天性心脏缺陷发生风险

大气污染是影响心血管健康的主要原因之一，以往研究探讨了长期暴露于 PM2.5 对成人心血管系统的影响，但孕妇暴露于 PM2.5 与子代先天性心脏缺陷（Congenital Heart Disease，CHD）的关系尚待进一步研究。

中国医学科学院阜外医院与四川大学华西第二医院的研究团队利用全国出生缺陷人群监测系统 2014—2017 年收集的 140 万名母亲及子代基本特征及疾病状况等数据，综合考虑地区聚集性和怀孕月份等影响，采用多水平 logistic 回归模型评估了母亲围孕期暴露于 PM 2.5 与新生儿 CHD 发生风险之间的关系。研究发现，所有参与者的平均 PM 2.5 暴露量为 56.51 μg/m³，在围产期、围孕期和孕早期，孕妇 PM 2.5 暴露浓度每增加 10 μg/m³，新生儿 CHD 的发生风险分别增加 2%、3% 和 2%，表明 PM 2.5 对新生儿 CHD 发生风险的影响在围孕期更为明显。研究还发现年龄小于 35 岁、生活在北方地区和低收入地区的孕妇对 PM2.5 的暴露更敏感。相关研究成果于 2023 年 2 月发表在 *Circulation*[③]，并入选"中国 2023 年度重要医学进展"。

[①] ZHOU J, XIA Y, LI M, et al. A higher dysregulation burden of brain DNA methylation in female patients implicated in the sex bias of Schizophrenia[J]. Molecular psychiatry, 2023, 28(11): 4842–4852.

[②] ZHANG W, ZHANG M, XU Z, et al. Human forebrain organoid-based multi-omics analyses of PCCB as a schizophrenia associated gene linked to GABAergic pathways[J]. Nature communications, 2023, 14(1): 5176.

[③] YUAN X, LIANG F, ZHU J, et al. Maternal exposure to PM2.5 and the risk of congenital heart defects in 1.4 million births: a nationwide surveillance-based study[J]. Circulation, 2023, 147(7): 565–574.

40. 揭示 FTO 基因变异调控棕色脂肪组织产热和肥胖

肥胖已经成为全球范围内最严重的公共卫生问题之一，它不仅受环境因素影响，还与遗传因素紧密相关。多个与肥胖相关的变异位于脂肪和肥胖相关基因（Fat Mass and Obesity-Associated，FTO）的内含子区域。其中，rs1421085 T＞C 变异与肥胖存在密切关联，但在体内的相关机制有待进一步研究。

上海交通大学医学院附属瑞金医院研究团队利用 CRISPR/Cas9、ES 同源重组、"Floxp 联合 2272 系统"等遗传技术，构建了两种全身性和一种棕色脂肪组织（Brown Adipose Tissue，BAT）细胞特异性 FTO rs1421085 T＞C 点突变人源化小鼠模型。通过测定各种小鼠的脂肪含量和能量消耗，发现 rs1421085 T＞C 变异增强了 BAT 产热。同时利用 3 种 rs1421085 T＞C KI 小鼠模型研究 FTO rs1421085 T＞C 变异在 BAT 中的功能，发现 rs1421085 T＞C 变异通过 FTO–UCP1 轴来调控 BAT 产热和肥胖。该研究支持了 rs1421085 T＞C 变异通过增强哺乳动物具有功能性的 BAT 产热来对抗寒冷。相关研究成果于 2023 年 7 月发表在 *Nature Metabolism*[①]，并被 *Nature Reviews Endocrinology* 列为"研究亮点"进行介绍。

41. 绘制痴呆症的可调控危险因素图谱

痴呆症（Dementia）在临床上主要表现为智能的缓慢减退，且通常伴有不同程度的人格改变。随着老龄化的加剧，痴呆症发病率逐年增加，且呈现年轻化趋势。

复旦大学附属华山医院研究团队基于 34 万人随访 15 年的纵向数据，描绘了痴呆症的可调控危险因素图谱。研究人员以 4654 名新发痴呆作为结局，对 7214 个候选因素进行了暴露组关联分析，发现了糖尿病、抑郁、睡眠等 62 个痴呆症可调控危险因素，涵盖居住环境、生活方式、精神心理因素、身体指标、共患病、社会经济地位 6 个类别。遗传风险分层分析显示，痴呆症的易感基因显著改变了可调控风险因素和痴呆发生的关系：与低、中遗传风险人群相比，拥有良好生活方式、身体指标和栖居环境的高遗传风险人群发病风险较低，表明了痴呆症发病过程中，基因与可调控风险因素间存在相互作用。通过计算人群归因分数，发现 47.0%～72.6% 的痴呆症能够通过干预可调控风险因素来预防，其中干预生活方式（16.6%）、减少

---

① ZHANG Z, CHEN N, YIN N, et al. The rs1421085 variant within FTO promotes brown fat thermogenesis[J]. Nature metabolism, 2023, 5(8): 1337−1351.

共患病（14.0%）和提升社会经济地位（13.5%）的预防作用最大。相关研究成果于 2023 年 4 月发表在 Nature Human Behaviour[①]。

42. 发现泰它西普可显著改善活动性系统性红斑狼疮患者的临床疗效

系统性红斑狼疮（Systemic Lupus Erythematosus，SLE）患者在接受标准治疗后仍有近半数病情改善不佳，导致长期预后不良。B 细胞是 SLE 发病的重要因素之一，而 B 淋巴细胞刺激因子（BLyS）和增殖诱导配体（APRIL）为 B 细胞分化、成熟的关键调节因子。泰它西普（Telitacicept）是中国自主研发的新型生物制剂，能够同时拮抗 BLyS 和 APRIL 生物学活性。

中国医学科学院北京协和医院研究团队牵头开展了一项多中心、随机、双盲、安慰剂对照的 Ⅱ b 期研究，系统分析了泰它西普治疗活动性 SLE 患者的有效性与安全性。研究共纳入了 29 家医学中心的 249 名接受标准治疗后仍有中高度病情活动的成人 SLE 患者，等比随机分为 4 组，分别接受每周一次皮下注射泰它西普 80 mg、160 mg、240 mg 或安慰剂。结果显示，治疗 48 周时，3 个泰它西普治疗组的效果均显著优于安慰剂组。从第 12 周开始，160 mg 剂量组（中国获批上市的标准剂量）治疗效果开始显著高于安慰剂组，并且一直持续至第 48 周。安全性分析显示，泰它西普的耐受性良好，不良事件和严重不良事件的发生率与安慰剂相似。该研究推动了泰它西普在中国的附条件获批上市，并为进行更大规模的全球多中心 Ⅲ 期临床试验提供了支撑。相关研究成果于 2023 年 12 月在线发表在 Annals of the Rheumatic Diseases[②]。

43. 系列研究揭示长新冠中可能的生物过程恢复模式

中日友好医院研究团队针对长新冠发生机制及其干预措施等内容，开展了一系列研究：①发现在新冠病毒感染后 3 年且再感染前有 54% 的出院患者至少存在一个长新冠症状，以轻中度为主，初始的新冠病毒感染严重程度在发病后 3 年并不是出现长新冠症状的影响因素。在 2 年随访期间，存在长新冠症状的出院患者再感

---

① ZHANG Y, CHEN S D, DENG Y T, et al. Identifying modifiable factors and their joint effect on dementia risk in the UK Biobank[J]. Nature human behaviour, 2023, 7(7): 1185−1195.

② WU D, LI J, XU D, et al. Telitacicept in patients with active systemic lupus erythematosus: results of a phase 2b, randomised, double-blind, placebo-controlled trial[J]. Annals of the rheumatic diseases, 2024, 83(4): 475−487.

染、再感染时发生肺炎及再感染后 3 个月新发或加重症状的比例均显著高于无长新冠症状者。相关研究成果于 2023 年 11 月发表在 Lancet Respiratory Medicine[1]。②揭示新冠病毒感染患者发病 2 年后 4 种可能在长新冠中发挥作用的生物过程恢复模式，包括细胞 - 基质相互作用、细胞骨架重塑及肥厚型心肌病和扩张型心肌病相关通路，大多数免疫反应途径、补体和凝血级联反应及胆固醇代谢相关通路，Fc 受体信号通路，以及神经元生成和分化相关通路。同时，发现 23 个有潜在临床应用价值的蛋白标志物（COMP、PLG、SERPINE1、SRGN、COL1A1、FLNA、APOE 等），为长新冠的早期识别及干预提供了靶点。相关研究成果于 2023 年 11 月发表在 eBioMedicine[2]，并被评为封面文章。③证实新冠病毒原型株自然感染后记忆 B 和 T 细胞反应可维持至少 2 年，并可有效识别病毒突变株，而突变株明显可以逃逸原型株诱导的中和抗体反应。揭示了新冠病毒感染后 2 年新冠病毒感染康复者的免疫持久性及交叉反应特征，为疫苗研发和接种方案优化提供科学依据。相关研究成果于 2023 年 12 月发表在 Lancet Microbe[3]。

44. 阐明非经典 HLA-E 限制性 T 细胞在新冠病毒感染中的作用

新冠病毒感染是一类严重威胁人类卫生健康的重大传染病。抗原特异性 CD8 T 细胞对控制新冠病毒感染重症发挥重要作用。其中，HLA-E 限制性 CD8 T 细胞在多种感染中起到重要抗感染和调节作用。

中国医科大学附属第一医院与牛津大学的研究团队开展合作研究，首次鉴定非经典 HLA-E 限制性 CD8 T 细胞在新冠病毒感染中的重要作用，包括：①通过评估新冠病毒肽段与 HLA-E 的结合能力，鉴定出 HLA-E 可以结合的新冠病毒抗原肽；②结合 HLA-E 四聚体和体外 T 细胞克隆和功能研究平台，基于新冠病毒感染康复者队列，发现新冠病毒感染康复者中可检测新冠特异性 HLA-E 限制性 CD8 T 细胞；

---

[1] ZHANG H, HUANG C, GU X, et al. 3-year outcomes of discharged survivors of COVID-19 following the SARS-CoV-2 omicron (B. 1.1. 529) wave in 2022 in China: a longitudinal cohort study[J]. Lancet respiratory medicine, 2024, 12(1): 55−66.

[2] GU X, WANG S, ZHANG W, et al. Probing long COVID through a proteomic lens: a comprehensive two-year longitudinal cohort study of hospitalised survivors[J]. EBioMedicine, 2023, 98.

[3] GUO L, ZHANG Q, GU X, et al. Durability and cross-reactive immune memory to SARS-CoV-2 in individuals 2 years after recovery from COVID-19: a longitudinal cohort study[J]. Lancet microbe, 2024, 5(1): e24-e33.

③发现 HLA-E 限制性 CD8 T 细胞可以发挥重要效应功能，有效抑制新冠病毒在肺细胞系和原代肺上皮培养物中复制；④发现新冠病毒感染下调经典 HLA-I 分子表达，上调 HLA-E 分子表达，明确了 HLA-E 限制性 T 细胞在新冠病毒感染后免疫反应发生的重要机制。该研究揭示了 HLA-E 限制性 CD8 T 细胞在新冠病毒感染中的重要作用，也为基于近单态性 HLA-E 限制性的疫苗和免疫治疗方案的设计提供科学依据。相关研究成果于 2023 年 6 月发表在 Science Immunology[①]。

45. 发现针药结合（针刺／多西拉敏）能够有效治疗妊娠呕吐

妊娠呕吐是孕早期常见妊娠反应，发病率达 80%。在中国针刺疗法和多西拉敏 - 吡哆醇均被应用于妊娠患者的止呕治疗，但目前缺乏相关疗效的循证医学证据。

黑龙江中医药大学附属第一医院研究团队采用标准的 2×2 析因设计方案，牵头开展了一项多中心、随机、对照临床试验。该试验从 13 家三级医院中纳入了 352 名 20～45 岁、妊娠 7～14 周、超声证实有存活的宫内单胎或多胎妊娠、体重较孕前减轻不超过 20%，以及伴有中度或重度妊娠呕吐的孕期患者，给予为期 2 周的针刺联合多西拉敏 - 吡哆醇用药治疗，并于治疗的第 15 天、妊娠期间及产后进行随访。结果显示，单纯针刺、单纯西药或针药联合治疗后，孕吐患者症状的量表评分的降幅均大于其各自的对照组（假针灸、安慰剂和假针灸加安慰剂）；针药结合不但能够增强疗效，且可以减少单纯西药用量，减轻西药副作用；同时发现与对照组相比，西药组有增加小于胎龄儿的风险趋势。相关研究成果于 2023 年 6 月发表在 Annals of Internal Medicine[②]。

46. 研究证明针刺可缓解慢性自发性荨麻疹症状

慢性荨麻疹的治疗常受限于药物选择，而针灸疗法则成为临床医生缓解患者症状的一种常用手段。然而，当前国内外缺乏高质量的临床研究证据来充分支持针刺治疗慢性荨麻疹的疗效。

---

① YANG H, SUN H, BRACKENRIDGE S, et al. HLA-E–restricted SARS-CoV-2–specific T cells from convalescent COVID-19 patients suppress virus replication despite HLA class Ia down-regulation[J]. Science immunology, 2023, 8(84): eabl8881.

② WU X K, GAO J S, MA H L, et al. Acupuncture and doxylamine–pyridoxine for nausea and vomiting in pregnancy: a randomized, controlled, 2×2 factorial trial[J]. Annals of internal medicine, 2023, 176(7): 922–933.

成都中医药大学研究团队牵头开展了一项纳入330名慢性荨麻疹患者的多中心研究，采用严格且规范的随机对照试验设计，将患者随机分为针刺组、假针刺组和等待治疗组。其中，针刺组患者采用针刺曲池、血海、足三里、天枢、三阴交、神门、中脘治疗，假针刺组患者采用安慰针进行非穴不破皮治疗。针刺组及假针刺组患者接受为期4周共16次的干预治疗，每位患者均在治疗后继续随访4周。结果显示，针刺组比假针刺组和等待治疗组能更显著地减少7日荨麻疹活动度评分（Urticaria Activity Score over One Week，UAS7）得分（UAS7得分越高提示荨麻疹症状越重）。尽管针刺单一疗法的症状改善值离最小临床差异值（按照荨麻疹治疗的公认有效药物奥马珠单抗的临床效应值计算）仍有差距，但是为针灸疗法具有特异性治疗效应提供了临床证据支撑。相关研究成果于2023年11月发表在 Annals of Internal Medicine[1]。

二、新技术新方法

1. 开发RL-DITR人工智能系统实现2型糖尿病患者血糖的精准调控

中国2型糖尿病患者人群数量庞大，近50%的患者需要使用胰岛素注射治疗。如何精确高效地调整糖尿病患者群体的胰岛素用量，是医学领域亟待解决的难题。

复旦大学附属中山医院与北京邮电大学的研究团队基于12 981名胰岛素治疗的2型糖尿病患者的纵向电子病历记录，结合数字孪生技术与强化学习算法，开发了个性化、动态、精准调控的胰岛素决策算法，建立了人工智能胰岛素辅助决策模型RL-DITR，能够"根据患者不同条件选择最优胰岛素治疗方案"。与其他人工智能模型和现行标准方案相比，RL-DITR在判断决策上更接近经验丰富的医生。在胰岛素剂量推荐方面，与医生的建议之间仅存在1.2个单位的差异，将患者的葡萄糖达标时间百分比（Time in Range，TIR）提高了24.1%，且避免了严重低血糖或酮症酸中毒等不良反应。该决策系统操作便捷，还能够自动化实时读取和处理数据，有望应用于患者的居家管理等更广泛的场景，为糖尿病的精细化、智慧化管理提供有力的

---

[1] ZHENG H, XIAO X J, SHI Y Z, et al. Efficacy of acupuncture for chronic spontaneous urticaria: a randomized controlled trial[J]. Annals of internal medicine, 2023, 176(12): 1617−1624.

技术支持。相关研究成果于 2023 年 9 月发表在 Nature Medicine[①]。

2. 研发全球首套多组学标准物质"中华家系 1 号"

多组学数据分析已成为生命科学前沿领域最重要的研究工具之一，研发全球广泛认可的多组学标准物质具有重要意义。

复旦大学、中国计量科学研究院与国家卫生健康委临床检验中心等机构的研究团队共同完成了全球首套多组学标准物质"中华家系 1 号"研制，创建了"比例定量"的多组学测量新模式，提高了组学测量在不同实验室和不同平台的数据可比性。研究团队建立了来自同卵双胞胎家族 4 名成员的永生化 B 淋巴母细胞样细胞系的 4 种 RNA 参比物质，开发和表征了一套公开可用的多组学参考材料，包括匹配的 DNA、RNA、蛋白质和代谢物。该研究还展示了如何使用基于比率的分析方法来衡量研究样本与同步测量的公共参考样本之间的绝对特征值差异，并确定了无参考的"绝对"特征量化是多空间不可复制的根本原因。相关研究成果于 2023 年 9 月发表在 Nature Biotechnology[②,③]。

3. 研发抗人活化蛋白 C 抗体 SR604 能安全有效地预防先天性因子缺乏症

近年来，针对血友病患者，通过重新调整其凝血与抗凝机制至平衡状态以实现止血的新策略，正日益受到关注。

苏州大学附属第一医院研究团队在鼠抗体 HAPC1573 的基础上设计了一种人源化嵌合抗体 SR604，可选择性地阻断人活化蛋白 C（Activated Protein C，APC）的抗凝血活性。研究发现，SR604 能有效阻断体外缺乏各种凝血因子的人血浆中活化蛋白 C 的抗凝活性，其亲和力是 HAPC1573 的 60 倍。SR604 对表达人 APC 的 A 型和 B 型血友病小鼠（人源化血友病小鼠）的尾部出血和膝关节损伤模型具有预防和治疗效果，而且 SR604 不干扰 APC 的细胞保护和内皮屏障功能，对人源化血友病小鼠也没有明显的毒性作用。药代动力学研究显示，猴的 SR604 皮下注射的生物利

[①] WANG G, LIU X, YING Z, et al. Optimized glycemic control of type 2 diabetes with reinforcement learning: a proof-of-concept trial[J]. Nature medicine, 2023, 29(10): 2633−2642.

[②] ZHENG Y, LIU Y, YANG J, et al. Multi-omics data integration using ratio-based quantitative profiling with Quartet reference materials[J]. Nature biotechnology, 2024, 42(7): 1133−1149.

[③] YU Y, HOU W, LIU Y, et al. Quartet RNA reference materials improve the quality of transcriptomic data through ratio-based profiling[J]. Nature biotechnology, 2024, 42(7): 1118−1132.

用度很高（106%）。研究表明，对于先天性因子缺乏症（包括血友病 A 和血友病 B 在内）患者，SR604 有望成为一种半衰期长，且安全有效的治疗和预防药物。相关研究成果于 2023 年 9 月发表在 *Blood*[①]。

4. 开发基于荧光折叠微针技术的无创血糖测试技术

糖尿病患者需要持续监测血糖水平以获取实时数据，从而指导降糖药物的适时给药及其剂量调整。传统采血方式，以侵入性方式为主，可能导致伤口感染，降低了患者对血糖检测的顺从性，亟待开发无痛、准确和高灵敏度的血糖检测方式。

清华大学与国家纳米科学中心的研究团队合作开发了一种荧光放大折叠微针（Fluorescence-Amplified Origami Microneedle，FAOM）装置，该装置将管状 DNA 折叠纳米结构和葡萄糖氧化酶分子融入其内部网络中，使其能够直接贴附于患者皮肤上，实现皮下组织间液中的血糖定量检测。附着在皮肤上的 FAOM 装置能及时捕获葡萄糖分子，并在氧化酶催化后将其转化为质子信号。随后，质子驱动的 DNA 折叠管通过机械方式将荧光分子和邻近的猝灭剂分离，从而增强了与葡萄糖相关的荧光信号。在临床盲法试验中，FAOM 的准确度达到 $98.70\% \pm 4.77\%$，与市售血液生化分析仪相当，能充分满足准确监测血糖的要求。FAOM 装置以轻微疼痛方式插入皮肤组织，大大提高了患者对血糖检测的依从性和耐受性。相关研究成果于 2023 年 5 月发表在 *Advanced Materials*[②]。

5. 开发能够精准修复脊髓损伤的智能纳米药物

脊髓损伤会常引起损伤平面以下感觉和运动功能部分或完全丧失。探索并实施促进脊髓损伤后功能恢复的有效治疗手段，已成为神经科学与再生领域亟待攻克的重大科学难题。

浙江大学医学院附属第一医院研究团队开发了一种静脉注射智能纳米药物，能够调控抑制性神经元的过度兴奋状态，平衡紊乱的残余脊髓环路，并通过调节损伤环境来提供神经保护作用，促进脊髓损伤后运动功能的恢复。该智能纳米药物由对活性氧有反应的两亲性共聚物和封装的神经递质结合的钾氯协同转运蛋白

---

① JIANG M, YANG F, JIANG Y, et al. Safety and efficacy of an anti-human APC antibody for prophylaxis of congenital factor deficiencies in preclinical models[J]. Blood, 2023, 142(12): 1071-1081.

② LI X, XU X, WANG K, et al. Fluorescence-amplified origami microneedle device for quantitatively monitoring blood glucose[J]. Advanced materials, 2023, 35(29): 2208820.

2（Recombinant Potassium Chloride Cotransporters 2，KCC2）激动剂组成。静脉注射后，由于血液-脊髓屏障的破坏和损伤诱导的活性氧的分解，纳米药物得以进入受伤的脊髓。在受伤脊髓中，纳米药物发挥双重作用：一是清除病变部位积聚的活性氧，从而保护未受损伤的组织；二是通过对抑制性神经元的定向调节，促进未受损伤的神经环路与宿主脊髓的整合。相关研究成果于2023年10月发表在 *Nature Nanotechnology*[①]。

6. 构建并验证食管鳞癌和胃食管结合部腺癌风险评估工具的有效性

中国食管癌和胃食管结合部癌发病例数占据了全球一半以上，早期诊断率和5年生存率亟须提升，然而，缺乏简便、高效的风险分层和筛查方法是当前亟待解决的关键问题。

中国人民解放军海军军医大学第一附属医院研究团队改良并研制了新型食管细胞富集器。该装置将海绵状高分子细胞富集材料封装于可溶解的胶囊壳中，并固定在棉线上。采样时，受检者只需将采集器随水吞下，胶囊外壳可在2分钟内溶解于胃液。通过牵拉棉线，采集器即可全方位地捕获食管和贲门细胞，细胞总量可超过600万个（传统方法细胞采集数量仅几万个），且整个过程中受检者几乎感受不到任何不适。验证其效用，研究人员联合了39所国内医疗机构及5个社区，共招募了17 498名受试者，基于细胞学图像特征和流行病学等综合危险因素，他们构建并验证了食管和胃食管结合部癌筛查风险测评模型，该模型工作特征曲线（Receiver Operating Characteristic Curve，ROC）下面积、敏感性、特异性和阳性预测值分别为0.96、94.5%、91.9%和18.4%。采用此方法进行初步筛选后，90.3%的人群被划分为低风险类别，因此免除了内镜检查，使内镜资源能够更有效地分配给真正需要进行深入检查的高风险群体。相关研究成果于2023年5月发表在 *Lancet Gastroenterology & Hepatology*[②]。

[①] ZUO Y, YE J, CAI W, et al. Controlled delivery of a neurotransmitter–agonist conjugate for functional recovery after severe spinal cord injury[J]. Nature nanotechnology, 2023, 18(10): 1230–1240.

[②] GAO Y, XIN L, LIN H, et al. Machine learning-based automated sponge cytology for screening of oesophageal squamous cell carcinoma and adenocarcinoma of the oesophagogastric junction: a nationwide, multicohort, prospective study[J]. Lancet gastroenterology & hepatology, 2023, 8(5): 432–445.

7. 提出人际计算精神病学的新模型和新理论

在精神障碍领域，特别是精神分裂症和自闭症患者中，社会认知与人际交互异常具有跨诊断的普遍性和高共发的特性，且与疾病的预后紧密相关。因此，深入探讨这些异态人际交互行为背后的认知过程及其神经机制，具有重要科学价值和临床意义。

浙江大学研究团队针对既往精神障碍领域传统上侧重于单个患者的研究体系，引入了交互行为作为分析基础，对疾病异常认知的神经过程进行计算机制推断，提出"人际计算精神病学"这一理论和模型，主要包括两大核心部分：①借助动力系统模型定量解析交互双方的动力学特征，提取内外耦合参数，评估交互对象使用的人际互动策略，捕捉人际互动的重要方面；②运用主动推理模型，基于双人听音联合按键任务范式中可观测的行为和互动结局，推断智能体对所处状态的信念。该理论基于双人协作范式，从社会互动的视角出发，以精神分裂症为例，通过整合动力系统模型与贝叶斯主动推理模型，建立了一个了解析精神障碍病理及相关机制的新框架，为深入探究异态人际交互行为背后的认知过程与神经机制提供了有力工具，也为开发相应行为学干预及多人群脑协同调控策略奠定基础。相关研究成果于 2023 年 7 月发表在 Lancet Psychiatry①。

8. 设计可以促进糖尿病伤口神经再生及血管生成的水凝胶修复系统

糖尿病患者皮肤损伤后，常导致迁延不愈的慢性创面（如糖尿病足溃疡），这已成为临床治疗的重大挑战之一。针对此难题，促进神经再生和血管生成被视为潜在的解决方案。

华中科技大学同济医学院附属协和医院研究团队设计了一种原位可注射水凝胶系统，可作为全程修复敷料，用于递送工程化的人参源细胞外小泡囊（Ginseng-Derived Small Extracellular Vesicles，G-sEVs），有助于促进创面神经再生和血管生成。研究团队利用透明质酸（Hyaluronic Acid，HA）-己二酸二酰肼（Adipic Acid Dihydrazide，ADH）与氧化海藻酸钠（Oxidized Sodium Slginate，OSA）之间温和的希夫碱反应，以及 Mg^{2+} 与 OSA 之间的螯合作用，成功制备出 HA-ADH/OSA@Mg@

---

① PAN Y, WEN Y, JIN J, et al. The interpersonal computational psychiatry of social coordination in schizophrenia[J]. Lancet psychiatry, 2023, 10(10): 801−808.

sEVs 水凝胶。在愈合过程中，水凝胶中 OSA 螯合的 Mg^{2+} 能够在 7 天内缓慢释放，以促进骨髓间充质干细胞（Bone Marrow Mesenchymal Stem Cells，BMSCs）向创伤部位的募集，并可被工程化 G-sEVs 诱导向神经源性分化。同时，通过 G-sEVs 介导的巨噬细胞重编程可以获得有利于愈合的免疫微环境。在增殖阶段，分化的神经细胞和 Mg^{2+} 协同作用促进血管生成。相关研究成果于 2023 年 2 月发表在 Advanced Materials[1]。

9. 开发一种可注射生物活性水凝胶负载细胞外囊泡促进骨再生

骨髓间充质干细胞（BMSCs）在骨重塑过程中，通过旁分泌途径发挥作用，其中细胞外囊泡（Extracellular Vesicles，EVs）是关键。目前，关于低氧预处理如何影响 BMSCs 来源的 EVs 的功能及其对骨缺损中的修复作用，尚待进一步研究。

复旦大学研究团队利用低氧处理 BMSCs 得到的低氧细胞外囊泡（Hypoxic Extracellular Vesicles，Hypo-EVs），并结合生物活性水凝胶开展骨缺损治疗相关研究。研究发现，低氧处理显著促进了 Hypo-EVs 的分泌，提高了 Hypo-EVs 中的蛋白质含量。为保持 EVs 在体内的生物活性并实现持续递送，研究团队开发了一种由聚乙二醇-聚多肽共聚物组成的可注射生物活性水凝胶。体外细胞实验显示，该水凝胶材料具有促进颅骨成骨细胞（Rat Calvarial Osteoblasts，ROBs）和 BMSCs 增殖的作用。体内实验显示，其具有良好的生物相容性和适宜的降解性能，能够很好地匹配体内骨缺损的修复过程。相关研究成果于 2023 年 5 月发表在 Advanced Functional Materials[2]。

10. 设计用于胰岛素泵治疗的自供电注射泵

胰岛素泵治疗是一种胰岛素替代性疗法，它以无痛、精准且高效的方式提供胰岛素注射。传统胰岛素泵治疗所用的注射泵常面临结构刚性、电池寿命短和给药选择相对固定等问题。

---

[1] XIONG Y, LIN Z, BU P, et al. A whole-course-repair system based on neurogenesis - angiogenesis crosstalk and macrophage reprogramming promotes diabetic wound healing[J]. Advanced materials, 2023, 35(19): 2212300.

[2] DENG J, WANG X, ZHANG W, et al. Versatile hypoxic extracellular vesicles laden in an injectable and bioactive hydrogel for accelerated bone regeneration[J]. Advanced functional materials, 2023, 33(21): 2211664.

北京化工大学和中国科学院北京纳米能源与系统研究所的研究团队设计了基于介电弹性体致动器的柔性注射泵（DE-SSP）和具有高电压输出的摩擦纳米发电机（H-TENG），并使用 H-TENG 驱动了 DE-SSP，构建了自供电柔性注射系统。该系统的 DE-SSP 利用介电弹性体薄膜在施加电压条件下发生电致形变的特点来压迫液囊，实现液体输出。在直流高压电源供电时，DE-SSP 每次循环能输送的最大液体量为 262.4 μL，而采用 H-TENG 驱动时可达 303.7 μL，能充分满足患者日常注射量需求。进一步研究还发现，H-TENG 驱动下的 DE-SSP 的液体输送量与 H-TENG 的旋转角度呈现出高度的线性关系，这意味着用户可通过调节 H-TENG 的旋转角度来灵活、便捷且相对精确地获得所需的注射量。相关研究成果于 2023 年 3 月发表在 *Advanced Functional Materials*[①]。

11. 开发新型 mRNA 纳米疫苗可增强肿瘤免疫治疗效果

mRNA 疫苗是一种新型肿瘤免疫疗法，能够安全且高效地激发免疫反应，但其应用受到多重递送障碍的制约。

中国科学院上海药物研究所和上海交通大学的研究团队共同提出了一种开发高效 mRNA 纳米疫苗的智能设计策略。他们构建了一个基于纳米载体数据库的机器学习模型，该模型利用计算和高通量实验产生的高质量、海量数据集进行训练、选择和优化，从而指导纳米载体的合理设计、筛选和优化。研究团队将 mRNA 和环鸟苷单磷酸 - 腺苷单磷酸（Cyclic GMP-AMP，cGAMP）凝聚成聚合物纳米复合物，通过阴离子脂质的包裹，避免了细胞毒性的产生，最终制得 mRNA 纳米疫苗。实验结果表明，该疫苗促进了 mRNA 和 cGAMP 在淋巴系统中的运输和胞质内的递送，增强了 mRNA 编码抗原的呈递效率，有效激活了干扰素基因刺激因子（Stimulator of Interferon Genes，STING），进一步增强了靶细胞的 mRNA 免疫反应，提高了体内抗肿瘤免疫能力，并延长了荷瘤小鼠的存活时间。相关研究成果于 2023 年 10 月发表在 *National Science Review*[②]。

---

① WEI Y, WU W, WANG Y, et al. Self-powered syringe pump for insulin pump therapy based on high-voltage triboelectric nanogenerator and dielectric elastomer actuator[J]. Advanced functional materials, 2023, 33(26): 2213727.

② ZHOU L, YI W, ZHANG Z, et al. STING agonist-boosted mRNA immunization via intelligent design of nanovaccines for enhancing cancer immunotherapy[J]. National science review, 2023, 10(10): 214.

12. 研发DNA折纸杀菌剂用于治疗感染性创面

DNA折纸是具有良好生物相容性、高载药能力和空间可寻址性的代表性DNA纳米结构，被广泛应用在药物递送领域。DNA折纸作为载体，可在体外递送溶菌酶来杀灭细菌。

国家纳米科学中心和南方医科大学的研究团队研发了一种基于DNA折纸的杀菌剂，用于体内感染伤口的感染治疗。该杀菌剂通过在DNA折纸上精确组织脱氧核酶，可以可控地产生活性氧（Reactive Oxygen Species，ROS）来破坏细菌膜。在膜被破坏后，装载在DNA折纸中的广谱抗生素左氧氟沙星能够有效被输送进细菌中并杀灭之。通过掺入靶向细菌肽聚糖的DNA适体，基于DNA折纸的杀菌剂可以实现靶向和联合抗菌治疗，有效促进感染伤口的愈合。相关研究成果于2023年9月发表在 *Angewandte Chemie -International Edition*[①]。

13. 研发癌胚硫酸软骨素修饰的蛋白多糖检测技术用于泛癌检测

癌症的早期检测是提高患者长期生存率、降低死亡率的最有潜力的方法之一。当前，可用的癌症筛查生物标志物主要集中于检测特定癌症类型（单一器官筛查），难以实现多种癌症的早期诊断。因此，开发通用或多器官癌症（泛癌）的筛查工具显得尤为重要。值得注意的是，癌胚硫酸软骨素（Oncofetal Chondroitin Sulfate，ofCS）通常仅存在于胎盘的滋养层细胞中，但在癌症患者体内却被大量发现。

中山大学研究团队针对癌胚硫酸软骨素修饰的蛋白多糖（Proteoglycans，PGs），如CD44、CSPG4和SDC1等，研发出一种泛癌检测的筛查方法。研究人员对302名健康个体和165名罹患6种不同癌症的患者进行分析，结果显示，癌症患者血浆中的ofCS和ofCSPGs显著高于健康人群。进一步验证队列中，共纳入11 854名健康对照和2681名癌症患者，涵盖11种恶性肿瘤。研究发现，ofCS-CD44可有效区分其中9种癌症，且在ofCS-CD44血浆水平最高的前十分之一人群中，其患癌风险是最低风险人群（20%）的27倍以上。此外，血浆中CS-CD44的升高在多种癌症的早期阶段即可检测到，且其变化与剂量呈显著正相关，为癌症风险预测提供了有力工具。该研究建立了基于ofCSPGs的泛癌检测体系，在不需逐一

---

① WU T, WANG H, TIAN R, et al. A DNA origami-based bactericide for efficient healing of infected wounds[J]. Angewandte chemie-international edition, 2023, 135(46): e202311698.

筛查特定癌症生物标志物的前提下，能有效鉴别健康个体与癌症患者。相关研究成果于 2023 年 2 月发表在 *Nature Communications*[①]。

14. 开发适合于新型冠状病毒的一锅式快速检测方法

目前，新型冠状病毒的主要临床诊断方法包括逆转录荧光定量 PCR 法（Quantitative Reverse Transcription PCR，RT-qPCR）和免疫试纸条。然而，RT-qPCR 需要昂贵的仪器设备且检测周期较长，难以满足快速、便携及在线检测的需求。

上海交通大学研究团队针对 RNA 病毒的 RNA 分子信号转换、等温扩增和信号放大等识别模式，创新性地开发了一种新型的 CRISPR/Cas12a 检测方法——OPERATOR。该技术是一种 RNA 分子免逆转录的、一锅式滚环扩增技术辅助的 RNA 分子检测方法。该方法成功将靶标-锁匙探针连接、多重扩增、CRISPR/FnCa12a 体外剪切等多步骤整合到单管一步反应中，实现了环化、扩增及剪切的一体化流程，展现出特异性强、灵敏度高、反应速度快等优点。在此基础上，研究团队针对 SARS-CoV-2 建立了特异性检测方法，其灵敏度达到 1.625 拷贝/反应，临床样本的检测准确性与 RT-qPCR 相当。同时，研究团队还将 OPERATOR 与免疫层析技术相结合，构建了一套可视化的现场检测系统，该系统覆盖了从样本采集到核酸提取及检测的现场检测的全过程，检测时间缩短约 40 分钟。相关研究成果于 2023 年 5 月发表在 *Biosensors & Bioelectronics*[②]。

15. 开发用于癌症治疗的黄芪多糖纳米肿瘤原位疫苗

晚期癌症患者常因远端转移而失去根治机会。尽管极少数晚期癌症患者在接受局部消融手术后出现远端肿瘤（非消融灶）的缩小，即远端效应。研究表明，自体肿瘤原位疫苗能够诱导抗原特异性免疫反应，进而触发远端效应。然而，如何提升远端效应发生概率以延长癌症患者生存期有待进一步研究。

北京中医药大学东方医院和中国科学院理化技术研究所的研究团队利用中药免疫佐剂特点，提出了肿瘤疫苗与冷冻消融联合应用的策略。研究人员以中医肿瘤

---

① ZHANG P F, WU Z Y, ZHANG W B, et al. Establishment and validation of a plasma oncofetal chondroitin sulfated proteoglycan for pan-cancer detection[J]. Nature communications, 2023, 14(1): 645.

② ZHU Z, GUO Y, WANG C, et al. An ultra-sensitive one-pot RNA-templated DNA ligation rolling circle amplification-assisted CRISPR/Cas12a detector assay for rapid detection of SARS-CoV-2[J]. Biosensors and bioelectronics. 2023, 228:115179.

临床最为常用的补气药黄芪为切入点,制备了与冷冻消融适配的黄芪多糖纳米肿瘤疫苗。该研究合成了黄芪壳聚糖纳米肿瘤原位疫苗,经马来酰亚胺修饰,并利用微创冷消融手术后肿瘤碎片作为自体抗原,靶向呈递至淋巴结。在树突状细胞内,该疫苗通过酸碱度响应释放肿瘤抗原及黄芪多糖,实现了肿瘤抗原特异性免疫激活,重塑了远端肿瘤区域的免疫微环境,实现了以局部治疗激发系统性抗癌免疫效应的效果,有效抑制了远端及转移瘤体的生长。相关研究成果于 2023 年 5 月发表在 *Materials Horizons*[①]。

三、临床转化与产品

1. 全球体积最小重量最轻全磁悬浮人工心脏 Corheart 6 获批上市

2023 年 6 月,中国医学科学院阜外医院联合深圳核心医疗科技股份有限公司共同生产的"植入式左心室辅助系统"获得国家药监局批准上市。双方合作完成了"微型可植入第三代全磁悬浮离心泵(人工心脏)"的研制及临床应用,取得一系列成果:①突破了微型化人工心脏的关键技术瓶颈,成功研制目前全球最小的全磁悬浮人工心脏 Corheart 6,其血泵直径仅 34 mm,重量 90 g,提升了中国高精尖医疗器械的产业化水平;②完成了 Corheart 6 临床前测试评价,优化了植入技术和手术部件,确保了其在人体的安全性和有效性评价;③建立了人工心脏临床技术培训基地,在全国推广应用,救治超过 250 名患者,其中一年生存率达到 91%,并成功完成国内首例儿童人工心脏植入手术;④建立国内首个人工心脏患者群生物样本库,开展了心肌卸负荷后逆重构机制研究,发现了关键代谢分子标记物,为心血管疾病领域原创药物研发开辟了新路径。该产品相关研究成果入选"中国 21 世纪重要医学成就"。

2. 骨科手术导航系统获批上市并获第 75 届德国纽伦堡国际发明展金奖

2023 年 11 月,中国人民解放军总医院与北京维卓致远医疗科技发展有限公司联合研发的骨科手术导航系统取得国家药监局颁发的第三类医疗器械注册证,并获得第 75 届德国纽伦堡国际发明展金奖。该系统能够全面辅助骨折复位、钻孔定位、引导内植物植入等应用,具有精准、小巧、灵活和普适的特点,实现了亚毫米级导

---

① YU Z, WANG D, QI Y, et al. Autologous-cancer-cryoablation-mediated nanovaccine augments systematic immunotherapy[J]. Materials horizons, 2023, 10(5): 1661−1677.

航追踪，极大提高了骨科手术的精准性。同时，该系统采用"眼"和"脑"一体化设计，设备轻便小巧，减轻了手术室空间压力。另外，该系统还搭载了自主创新研发的多模态影像精准配准技术，能灵活响应不同级别医院的配置需求，保证导航技术的普适性和高效性。

3. 单光子发射及X射线计算机断层成像系统获批上市

2023年11月8日，国家药监局批准了北京永新医疗设备有限公司研发的"单光子发射及X射线计算机断层成像系统"的创新产品注册申请。

该系统集成了单光子发射计算机断层扫描系统（Single-Photon Emission Computed Tomography，SPECT）主机（含两个SPECT探测器）、计算机断层扫描（Computed Tomography，CT）主机架、检查床、配电装置（Power Distribution Unit，PDU）服务器、采集客户端工作站、SPECT采集服务器工作站、CT采集重建工作站、影像处理工作站、患者定位监视器、SPECT准直器等核心部件，构建了一个全面而灵活的影像诊断平台。其SPECT部分还可单独成像，适用于肿瘤、心血管系统、泌尿系统、神经系统疾病的影像学检查及评估。作为中国首台可变角、双探头、通用型SPECT/CT一体机，该系统在各项性能指标达到国际先进水平，其临床应用将进一步提升中国肿瘤、缺血性心脏病、肾脏疾病等领域的诊断能力。

4. 三款国产体外膜肺氧合治疗产品获批上市

2023年，国家药监局批准了三款国产体外膜肺氧合治疗（Extracorporeal Membrane Oxygenation，ECMO）产品及配套器件上市。三款产品分别为：深圳汉诺医疗科技有限公司的"体外心肺支持辅助设备"与"一次性使用膜式氧合器套包"、航天新长征医疗器械（北京）有限公司的"体外肺支持辅助设备"，以及江苏赛腾医疗科技有限公司的"体外心肺支持辅助设备"与"离心泵泵头"。这些产品专为体外循环设计，可与兼容的一次性使用耗材联合使用，通过提供动力及安全监测，辅助和支持肺功能。适用于急性呼吸衰竭的成人患者，尤其是其他治疗方法难以控制病情，且存在可预见的病情持续恶化或死亡风险时。

5. 全球首款多模态肿瘤治疗系统获批上市

2023年6月9日，国家药监局批准了上海美杰医疗科技有限公司"多模态肿瘤治疗系统"的创新产品注册申请。

该系统是集液氮冷冻与射频加热于一体的多模态治疗系统，通过对目标病灶预冷冻，后续进行射频加热，从而实现多模态肿瘤消融。该产品的消融针的设计有效地克服气阻问题，实现高效相变换热。在消融针治疗段通过屏蔽射频干扰，实现治疗过程中肿瘤组织精准测量与实时反馈。在消融针非治疗段采用高真空工艺技术，构建超薄真空绝热层，实现射频电磁场屏蔽，在完全消融肿瘤的同时，最大程度避免周围组织的损伤。该产品的一体化控制系统通过对预冷冻和射频加热过程的精准控制和可视化，实现加热区域与冷冻区域重合，达到对病灶精准治疗的效果。

6. 全球首款生物可降解卵圆孔未闭封堵器获批上市

2023年9月8日，国家药监局批准了上海形状记忆合金材料有限公司"生物可降解卵圆孔未闭封堵器"（MemoSorb）的创新产品注册申请。

该封堵器适用于18～60岁、因不明原因脑卒中而确诊的卵圆孔未闭患者，由封堵器支架（含成型环，采用聚对二氧环已酮可降解丝编织，并内置聚乳酸可降解阻流膜）、显影标记（铂）、缝合线和成型线、拉线器组成。植入人体后，该封堵器能立即发挥封堵作用，且在3个月之内保持结构和力学性能稳定，诱导自体组织再生修复后，一年内逐渐降解和吸收，满足了封堵器在组织再生修复不同阶段的性能需求。该产品降低了金属封堵器长期留存体内可能引发的并发症风险，减少了降低心源性卒中的发生率，并有助于缓解偏头痛、头晕等症状。

7. 抗肿瘤1类创新药谷美替尼片获批上市

2023年3月8日，上海海和药物研究开发股份有限公司与中国科学院上海药物研究所合作研发的1类化学创新药谷美替尼片（商品名：海益坦）获得国家药监局附条件批准上市。该药物适用于治疗具有间质-上皮转化因子（Mesenchymal-Epithelial Transition Factor，MET）外显子14跳跃突变（METex14跳变）的局部晚期或转移性非小细胞肺癌成人患者。

谷美替尼片能够选择性地抑制c-MET激酶活性，进而抑制肿瘤细胞的增殖、迁移和侵袭，早在2021年9月，该药已被国家药监局纳入突破性治疗品种名单。针对具有METex14跳变的肺癌患者，谷美替尼片以强效和特异性靶向抑制MET激酶的活性，具有显著的抗肿瘤活性。谷美替尼片还具有优良的药代动力学特性及良好的安全性和耐受性，在人体中药物半衰期长、稳态谷浓度高，有利于靶点的持续抑制。临床试验数据显示，该药品在 MET 改变的晚期非小细胞肺癌人群中显示了明确的疗效。

8. 首个中国完全自主研发的质子泵抑制剂安奈拉唑钠肠溶片获批上市

2023 年 6 月 25 日，轩竹（北京）医药科技有限公司研发的 1 类创新药安奈拉唑钠肠溶片（商品名：安久卫）获得国家药监局批准上市，用于治疗十二指肠溃疡。

作为中国首个完全自主研发的质子泵抑制剂（Proton Pump Inhibitors，PPI），安奈拉唑钠肠溶片通过抑制胃壁细胞 H^+-K^+-ATP 酶活性，降低质子的转运能力，进而抑制胃酸分泌，具有多酶代谢、双通道排泄的特点。该药品的关键Ⅲ期随机、双盲、双模拟的多中心研究结果显示，安奈拉唑钠肠溶片治疗十二指肠溃疡的有效性非劣效于雷贝拉唑钠肠溶片，且安奈拉唑钠肠溶片治疗组 4 周的十二指肠溃疡愈合率达 93.3%，表现出更为优异的安全性。

9. 国内首个拥有自主知识产权的 NS5B 抑制剂获批上市

2023 年 5 月 12 日，南京圣和药业股份有限公司研发的 1 类化学创新药奥磷布韦片（商品名：圣诺迪）经过优先审评审批程序，获得国家药监局批准上市。

奥磷布韦片作为中国首个拥有自主知识产权的 NS5B 抑制剂，属于泛基因型慢性丙肝治疗直接抗病毒药物（Direct Antiviral Agent，DAA）。该药物与盐酸达拉他韦联用，可治疗初治或干扰素经治的泛基因型成人慢性丙型肝炎病毒（Hepatitis C Virus，HCV）感染，可合并或不合并代偿性肝硬化。与目前国内市场已批准的 3 款泛基因型丙肝药物组合（索磷布韦/维帕他韦、格卡瑞韦/哌仑他韦和盐酸可洛派韦/索磷布韦）相比，奥磷布韦片与达拉他韦片的联用方案在 GT3 型丙肝患者，特别是 GT3b 型丙肝患者中，表现出了更高的病毒学应答率。

10. 抗肿瘤 1 类创新药阿得贝利单抗注射液获批上市

2023 年 2 月 28 日，上海盛迪医药有限公司研发的 1 类治疗用生物制品阿得贝利单抗注射液（商品名：艾瑞利）获得国家药监局批准上市。

阿得贝利单抗注射液作为一种人源化抗 PD-L1 单克隆抗体，能够特异性结合 PD-L1 分子，进而阻断导致肿瘤免疫耐受的 PD-1/PD-L1 通路，从而达到治疗肿瘤的目的。阿得贝利单抗注射液与依托泊苷和卡铂联合，作为广泛期小细胞肺癌（Extensive-Stage Small Cell Lung Cancer，ES-SCLC）患者的一线治疗方案。该药物是中国首个自主研发获批小细胞肺癌适应证的 PD-L1 抑制剂，也是中国获批上市的第 16 个 PD-1/PD-L1 抗体药物，为小细胞肺癌患者提供了新的治疗选择。

11. 治疗慢性肾脏病非透析患者肾性贫血的培莫沙肽注射液获批上市

2023 年 6 月 30 日，江苏豪森药业集团有限公司研发的 1 类化学创新药培莫沙肽注射液（商品名：圣罗莱）获得国家药监局批准上市。

培莫沙肽注射液是全球唯一对促红细胞生成素（Erythropoietin，EPO）受体具有高特异性的小多肽月激动剂，能促进体内红细胞的增殖。培莫沙肽注射液适用于治疗慢性肾脏病（Chronic Kidney Disease，CKD）引起的贫血，包括未接受红细胞生成刺激剂（Erythropoietin-Stimulating Agents，ESA）治疗的成人非透析患者，以及正在接受短效 EPO 治疗的成人透析患者，不适用于需要立即纠正贫血患者的替代红细胞输注。该药物的获批上市为慢性肾病引起的贫血患者提供新的治疗选择。

12. 首款国产 CD20 抗体 1 类创新药泽贝妥单抗注射液获批上市

2023 年 5 月 17 日，浙江博锐生物制药有限公司研发的 1 类治疗用生物制品泽贝妥单抗注射液（商品名：安瑞昔）获得国家药监局批准上市。该药物用于联合标准 CHOP 化疗（环磷酰胺、阿霉素、长春新碱、泼尼松），治疗 CD20 阳性弥漫性大 B 细胞淋巴瘤（Diffuse Large B Cell Lymphoma，DLBCL）。

泽贝妥单抗注射液作为中国首个获批上市的国产 CD20 抗体 1 类创新药，是一种针对 B 细胞表面 CD20 抗原的人 – 鼠嵌合型单克隆抗体，可特异性结合 B 细胞表面的 CD20 抗原，触发 B 细胞溶解的免疫反应，发挥抗肿瘤作用。同时，泽贝妥单抗注射液在其抗体的互补决定区（Complementarity Determining Region，CDR）进行了氨基酸调整，使药物对 B 细胞的清除作用更为持久。

13. 降血糖 1 类创新药磷酸瑞格列汀片获批上市

2023 年 6 月 28 日，江苏恒瑞医药股份有限公司研发的 1 类化学创新药磷酸瑞格列汀片（商品名：瑞泽唐）获得国家药监局批准上市，用于改善成人 2 型糖尿病患者的血糖控制。

磷酸瑞格列汀片作为中国首个自主研发的二肽基肽酶 4（Dipeptidyl Peptidase 4，DPP4）抑制剂类降糖药，其通过抑制 DPP4 对肠促胰岛激素的水解作用，增加活性形式的胰高血糖素样肽 -1（Glucagon-like Peptide 1，GLP-1）和葡萄糖依赖性促胰岛素多肽（Glucose-dependent Insulinotropic Polypeptide，GIP）的血浆浓度，以葡萄糖依赖的方式，促进胰岛素的释放，并同时降低胰高血糖素的水平，进而实现降低血糖的作用。该药物的上市为成人 2 型糖尿病患者提供了新的治疗选择。

14. 治疗失眠的 1 类创新药地达西尼胶囊获批上市

2023 年 11 月 29 日，浙江京新药业股份有限公司申报的 1 类化学创新药地达西尼胶囊获得国家药监局批准上市，用于失眠障碍患者的短期治疗。

地达西尼胶囊属于苯二氮䓬类药物，是一种 γ- 氨基丁酸 A 型（γ-Aminobutyric Acid Type A，GABAA）受体的部分正向别构调节剂，其通过部分激活 GABAA 受体，产生促进睡眠的作用。与传统失眠治疗药物相比，地达西尼胶囊具有独特的代谢通路，可以降低药物相互作用的风险，尤其适合那些有基础疾病并需合并用药的失眠患者。此外，地达西尼胶囊在运动障碍、后遗效应、耐受性、乙醇相互作用、生理依赖性、记忆力损伤等不良反应方面，也具有一定优势。该药物的上市为失眠障碍患者提供了新的治疗选择。

15. 新型冠状病毒感染治疗药物来瑞特韦片附条件获批上市

2023 年 3 月 21 日，广东众生睿创生物科技有限公司研发的 1 类创新药来瑞特韦片（商品名：乐睿灵）获得国家药监局附条件批准上市，用于治疗轻中度新型冠状病毒感染的成年患者。

来瑞特韦片由广东众生睿创生物科技有限公司、广州医科大学附属第一医院、广州实验室和中国科学院广州生物医药与健康研究院等机构联合研发，是国际首款无须联用利托那韦的拟肽类 3CL 蛋白靶点的新型冠状病毒感染治疗药物，也是中国具有自主知识产权的原创 1 类创新药。该药物为口服小分子药物。单独使用即可展现良好疗效，能减轻新型冠状病毒感染的症状，还避免了药物联用带来的额外副作用，尤其降低了对于有基础疾病老年患者联用药物的风险，同时也减轻了医疗负担。

16. 三款国产抗新型冠状病毒感染创新药获批上市

2023 年 1 月 9 日及 11 月 24 日，海南先声药业有限公司、上海旺实生物医药科技有限公司、福建广生中霖生物科技有限公司研发的 3CL 抗新型冠状病毒感染创新药先诺特韦片 / 利托那韦片（商品名：先诺欣）、氢溴酸氘瑞米德韦片（商品名：民得维）、阿泰特韦片 / 利托那韦片（商品名：泰中定）分别获得国家药监局附条件批准上市，用于治疗轻中度新型冠状病毒感染的成年患者。

先诺特韦片/利托那韦片由海南先声药业有限公司、中国科学院上海药物研究所和中国科学院武汉病毒研究所联合研发，其核心成分先诺特韦通过抑制3CL蛋白酶的活性来阻止病毒的复制。临床试验结果显示，该药物组合能加速症状缓解，缩短病程[①]。

氢溴酸氘瑞米德韦片由中国科学院上海药物研究所、中国科学院武汉病毒研究所、上海旺实生物医药科技有限公司合作研发生产，是我国自主研发的一款抗新冠病毒口服药物，它主要靶向新冠病毒RNA依赖的RNA聚合酶（RNA-dependent RNA Polymerase，RdRP）。

阿泰特韦片/利托那韦片组合包装由广州国家实验室、福建广生中霖生物科技有限公司联合研发，是广谱抗新冠病毒口服小分子3CL蛋白酶抑制剂。临床试验结果显示，该药物组合缩短了临床症状恢复的中位时间。

17. 治疗糖尿病足溃疡的首个天然药物 1.1 类创新药香雷糖足膏获批上市

2023年11月9日，合一生技股份有限公司研发的1.1类创新药香雷糖足膏（商品名：速必一）获得国家药监局批准上市，用于清创后创面截面积小于25 cm^2 的Wagner 1级糖尿病足部伤口溃疡的治疗。

香雷糖足膏由中国台湾合一生技股份有限公司与中天（上海）生物科技有限公司及上海海和药物研究开发股份有限公司合作研发，是中国首个糖尿病足溃疡专项治疗创新药。临床试验结果显示，香雷糖足膏组溃疡完全愈合率达到60.7%，对照组（亲水纤维敷料）的愈合率仅为35.1%，组间差异高达25.6%，具有统计学差异（$P=0.0001$）。该研究相关成果于2023年1月发表在 *JAMA Network Open*。同时，该药物也获得在新加坡、马来西亚等国家（地区）的上市批准。

18. 抗抑郁中药 1.1 类创新药参郁宁神片获批上市

2023年6月8日，广东思济药业有限公司研发的中药1.1类创新药参郁宁神片获得国家药监局批准上市，用于抑郁症的治疗。

参郁宁神片是在临床经验方基础上研制的中药创新药，由西洋参、郁金、炒酸

---

① CAO B, WANG Y, LU H, et al. Oral Simnotrelvir for adult patients with mild-to-moderate covid-19[J]. New England journal of medicine, 2024, 390(3): 230−241.

枣仁、五味子4种中药组成。它遵循中医理论，旨在益气养阴、宁神解郁，适用于轻、中度抑郁症属于气阴两虚证的人群。临床试验研究结果显示，接受该药物治疗的实验组患者的主要疗效指标（HAMD-17评分减分率≥50%为有效）优于安慰剂组。作为中国自主知识产权的抗抑郁中药创新药，参郁宁神片的上市将为抑郁症患者提供新的治疗选择。

19. 治疗小儿急性支气管炎中药1.1类创新药小儿紫贝宣肺糖浆获批上市

2023年10月19日，健民药业集团股份有限公司研发的中药1.1类创新药小儿紫贝宣肺糖浆获得国家药监局批准上市，用于儿童急性气管–支气管炎治疗。

小儿紫贝宣肺糖浆是中国首个针对风热犯肺证的中药创新药。经过随机、双盲、平行对照的多中心临床试验，结果显示，该药物的疗效优于安慰剂对照组，不良反应发生率低，且与对照组相比无显著差异。小儿紫贝宣肺糖浆适用于小儿急性支气管炎风热犯肺证的咳嗽，伴咳痰、汗出、咽痛、口渴，以及舌苔薄黄、脉浮数等症状。该药物的上市为急性支气管炎的咳嗽患儿提供了新的治疗选择。

20. 治疗糖尿病视网膜病变的中药1.1类创新药通络明目胶囊获批上市

2023年10月19日，石家庄以岭药业股份有限公司研发的中药1.1类创新药通络明目胶囊获得国家药监局批准上市，用于治疗2型糖尿病引起的中度非增殖性糖尿病视网膜病变。

通络明目胶囊是基于中医络病理论研发的中药创新药。经过了随机、双盲双模拟、羟苯磺酸钙胶囊平行对照的多中心临床试验，结果显示，治疗12周后，通络明目胶囊组中度非增殖性糖尿病视网膜病变受试者的点片状出血指标优于对照组。该药物针对2型糖尿病引起的中度非增殖性糖尿病视网膜病变，伴有血瘀络阻、气阴两虚证的患者，能够缓解其相关症状。该药物的上市为这类患者提供了新的治疗选择。

21. 治疗功能性消化不良的中药1.2创新药枳实总黄酮片获批上市

2023年10月19日，青峰医药集团子公司江西青峰药业有限公司研发的1.2类中药创新药枳实总黄酮片获得国家药监局批准上市，用于功能性消化不良的治疗。

枳实总黄酮片主要成分为枳实总黄酮提取物，具有行气消积、散痞止痛的功效，主要针对功能性消化不良患者的餐后饱胀感、早饱、上腹烧灼感和上腹疼痛等症状。两项Ⅲ期临床试验（安慰剂对照、多潘立酮片对照）显示，枳实总黄酮片对于功能性消化不良的常见证候（肝胃不和、脾胃湿热、饮食停滞、脾胃虚弱等）均有良好的治疗效果，能显著改善患者消化不良的临床症状，且停药后的疗效持续时间和安全性优于阳性对照药。该药物的上市为功能性消化不良的患者提供了新的治疗选择。

22. 穿刺手术导航定位系统获批上市

2023年6月15日，国家药监局批准了真健康（广东横琴）医疗科技有限公司（简称"真健康公司"）"穿刺手术导航定位系统"创新产品注册申请，用于成人肺及腹部实体器官穿刺、手术的导航定位。

该系统由真健康公司与广州医科大学附属第一医院合作研发，获得中国首张肺部等软组织穿刺的机器人三类医疗器械注册证。该系统集成了导航配准、机械臂定位、呼吸追踪等技术，构建了一套胸腹部穿刺导航定位系统。与常规CT引导方式相比，该系统能提高成人肺及腹部实体器官穿刺手术的一次到位率，减少进针次数和CT扫描次数。该系统的主要特点有：①采用动态可视化技术，描绘呼吸运动轨迹，能适应呼吸运动的非线性自然变化，确保与患者呼吸的实时同步，提高穿刺的精准度和成功率。②配备呼吸门控功能，为操作者提供最佳的穿刺引导时机，减少操作失误，增强手术的安全性。在机器人导航系统的辅助下，医生在肺结节的定位和消融过程中能够更加快速而准确地找到目标位置，降低了对手术经验的依赖程度，提高了手术的安全性，也缩短了手术时间。

23. 二尖瓣反流介入治疗器械 ValveClamp 获批上市

2023年9月7号，上海捍宇医疗科技股份有限公司研发的"二尖瓣夹系统"（ValveClamp）获国家药监局批准上市，用于二尖瓣反流介入治疗。

ValveClamp原始专利设计源自复旦大学附属中山医院研究团队，拥有完全独立知识产权，已获国家发明专利授权及国际PCT专利。作为首个获批上市的国产二尖瓣反流介入器械，同时也是全球首个经心尖二尖瓣缘对缘修复器械，ValveClamp采用经心尖手术方式，适用于那些外科手术风险较高，且二尖瓣瓣膜解剖结构适合的退行性二尖瓣反流（MR ≥ 3+）患者。与国际上市器械MitraClip相比，ValveClamp具有路径更短且直接、操作更简便、捕获范围更大、夹合更稳固、生产成本更低等特点。目前，该器械已在全国 50 多家医院应用于超过 500 例手术中，并已获得印度尼西亚的上市批准。

24. 中国首款经股静脉二尖瓣缘对缘修复器械获批上市

2023 年 12 月 25 日，国家药监局批准了杭州德晋医疗科技有限公司研发的"经导管二尖瓣夹系统"（DragonFly）创新产品注册申请，用于经股静脉二尖瓣缘对缘修复。

DragonFly 由杭州德晋医疗科技有限公司联合浙江大学医学院附属第二医院、四川大学生物材料工程研究中心合作研发，是中国首款经股静脉二尖瓣缘对缘修复器械。该产品由导引鞘、二尖瓣夹系统两大核心组成。二尖瓣夹系统包含二尖瓣夹和输送系统，其中，二尖瓣夹采用了弹性中心封堵网结构，可增强夹合的密封性，降低中心区域的残余反流，降低瓣叶的夹合力；同时，二尖瓣夹还具有单独捕获瓣叶、重复定位抓捕等功能，提升了操作的精度，降低了二尖瓣夹脱落及瓣叶穿孔的风险。该产品应用于临床治疗时微创伤口更小，有助于患者恢复更快、适用人群更广，并能够显著提升复杂病例的手术成功率和手术效率。

25. 冷冻消融设备和球囊型冷冻消融导管获批上市

2023 年 8 月 24 日，国家药监局批准了上海微创电生理医疗科技股份有限公司研发的"冷冻消融设备"和"球囊型冷冻消融导管"创新产品注册申请，用于房颤治疗的冷冻消融。

两个产品可配套用于药物难治性、复发性及症状性的阵发性房颤患者的治疗。其中，冷冻消融设备具有冷冻消融多参数信号控制及多通道温度传感技术，可根据需要设置多个档位的目标温度，实现消融温度的调控，避免术中出现消融过度，减少了术中需要手动停止消融的情况。同时，与之配套的合球囊型冷冻消融导管，则通过实时监测球囊表面温度变化，确保消融过程既安全又有效。该产品的上市可进一步满足中国临床对阵发性房颤治疗的需求。

26. 碳离子恶性实体肿瘤治疗系统获批上市

2023 年 6 月 3 日，国家药监局附条件批准了兰州科近泰基新技术有限责任公司研发的"碳离子治疗系统"创新产品注册申请，用于成人恶性实体肿瘤的治疗。

该治疗系统由加速器子系统、治疗子系统组成，其中加速器子系统集成了注入器系统、主加速器系统和系列辅助系统；治疗子系统配备了 4 个治疗室和物理计划室等关键设施。作为中国第二款具有自主知识产权的国产碳离子治疗系统，其性能指标达到国际水平。与现有国产同类产品相比，该系统新增了 45°和 90° 2 个治疗室，缩小了调制扫描治疗头束斑尺寸，提升了束流强度，缩短了束流关断时间，配置了图像引导系统并升级了患者支撑装置，提升了治疗的效率和安全性。该产品的获批上市，将进一步提升我国实体肿瘤的治疗水平，降低治疗成本。

27. 植入式骶神经刺激器获批上市

2023 年 6 月 14 日，国家药监局批准了杭州承诺医疗科技有限公司研发的"植入式骶神经刺激器""植入式骶神经刺激延伸导线""植入式骶神经刺激电极"3 个创新产品注册申请，用于成人排尿控制障碍的辅助治疗。

3 款产品配套使用，共同构成了一个完整的植入式骶神经刺激系统，用于保守治疗无效或不耐受保守治疗的患者，针对膀胱过度活动症，包括急迫性尿失禁，明显的尿急、尿频等。该系统的核心技术具有自主知识产权，通过六触点骶神经刺激输出，能够生成多路刺激脉冲信号，并利用远场程控通信技术可实现非近距离接触下的刺激器参数调控。该系统结合六触点电极可提供更多刺激组合的可能，使得调控范围更加精细，还丰富了下尿路功能障碍治疗方法，从而更好地满足治疗需求。

28. 腹腔内窥镜单孔手术系统获批上市

2023 年 6 月 20 日，国家药监局批准了北京术锐机器人股份有限公司研发的"腹腔内窥镜单孔手术系统"创新产品注册申请，用于泌尿外科腹腔镜手术操作。

该产品由医生控制台、患者手术平台、三维电子腹腔内窥镜，以及一系列手术器械与附件，构成了中国首个内窥镜单孔手术系统。其手术器械采用国际首创且拥有自主知识产权的创新技术，具有运动范围广、负载能力强和可靠性高等优势。该系统以单孔方式实施手术，内窥镜及手术器械有多个主动自由度，实现了仅通过手术器械在患者腹腔内的运动即可完成手术操作。在手术过程中，体外定位臂保持静止状态，避免了手术中器械间的相互碰撞。医生利用该系统特有的操控系统，能够实现对手术器械的精准控制，提高手术操作精细化水平，减少患者腹部开孔的数量，减轻手术造成的创伤。

29. 静脉支架系统获批上市

2023年7月31日，国家药监局批准了苏州茵络医疗器械有限公司研发的"静脉支架系统"创新产品注册申请，用于治疗非血栓性髂静脉压迫综合征和深静脉血栓形成后综合征。

该系统由自膨式镍钛合金支架和输送系统组成。自膨支架由镍钛丝编织而成，不仅具有柔顺、抗折和耐疲劳特性，还采用独特的释放自补偿结构，确保手术过程中静脉支架的释放形态既稳定又精准。该静脉支架系统还配备了可回收功能，在静脉支架未能完全推出输送系统的情况下，操作者可将支架的90%长度重新回收至输送系统内，并能重新定位再此释放，解决释放中的潜在异常问题，提升了治疗过程的安全性。

30. 髋关节置换手术导航定位系统获批上市

2023年8月11号，国家药监局批准了杭州柳叶刀机器人有限公司研发的"髋关节置换手术导航定位系统"创新产品注册申请，用于髋关节置换手术中的导航。

该系统集成了机械臂台车、主控操作台车、光学追踪台车、脚踏开关、医用电动骨钻及一系列手术工具，通过与经验证的髋关节假体和手术工具联合使用，能在髋关节置换手术中辅助医生完成髋臼打磨、股骨截骨、髋关节假体安装等工作。该系统具有自主知识产权，各项性能指标已达到国际同类器械的水平。该系统的引入，可以提升人工髋关节置换术定位精度，降低手术过程中的不良事件及并发症的发生率，减少X射线对医生和患者的辐射损伤。

31．骨科关节置换手术导航定位系统获批上市

国家药监局分别于2022年4月20日和2023年9月15日批准了上海微创医疗机器人（集团）股份有限公司（简称"上海微创医疗集团"）旗下苏州微创畅行机器人有限公司的"膝关节置换手术导航定位系统"与"骨科关节置换手术导航定位系统"创新产品注册申请。

该产品由上海交通大学医学院附属第九人民医院与上海微创医疗集团合作研发，并统一品牌为"鸿鹄®髋膝关节置换机器人"，与经验证的骨科植入物和手术工具联合使用，在成人全膝关节置换手术、全髋关节置换手术过程中，"鸿鹄®髋膝关节置换机器人"可用于骨科植入物和手术工具的导航定位。自2022年起，该机器人系统已获得美国、欧洲、巴西和澳大利亚4个国家（地区）的批准，成为中国首个也是唯一一个获得海外国家医疗器械产品注册证的国产关节手术机器人。

32. 中国首个骨盆骨折复位手术导航定位系统获批上市

2023年12月11日，国家药监局批准了北京罗森博特科技有限公司的"骨盆骨折复位手术导航定位系统"创新产品注册申请，用于骨盆骨折闭合复位手术的导航定位。

该系统由主控台车、机械臂台车、导航定位工具组成，能够在成人骨盆骨折复位及手术过程中，为手术工具、骨针及螺钉植入物导航定位。基于术前CT与术中锥束计算机断层成像（Cone-Beam Computed Tomography，CBCT）影像配准、镜像与曲面连续性约束，以及力－位置双重反馈控制等技术，该系统实现了术中骨块及工具的三维实时导航，为患者提供骨盆骨折闭合复位手术规划建议，并可通过机器人执行复位操作控制等功能。作为中国首个采用机器人技术实现骨盆骨折闭合复位的手术导航定位系统，相较于传统手术，该系统提高了骨盆骨折闭合复位的成功率，降低了开放手术的风险，缩短了患者的恢复时间和住院时间，减少了患者和医护人员的辐射暴露。

33. 中国首款可降解镁金属闭合夹获批上市

2023年12月13日，国家药监局批准了苏州奥芮济医疗科技有限公司研发的"可降解镁金属闭合夹"创新产品注册申请。

该产品作为中国首款获批上市的可降解镁金属闭合夹，植入患者体内后能在预定时间内自然降解吸收，从而免除了患者进行二次手术取出的痛苦与不便。该产品由可降解镁金属闭合夹及其基座组成，适用于外科手术中不需要提供永久闭合力的血管或胆管等管状组织的结扎和闭合，但不适用于大动脉和大静脉。其闭合夹由高纯度镁材料制成，规避了现有镁合金产品中含有铝、稀土等元素对人体健康的潜在风险，且植入后不影响术后X光、CT、核磁等影像学诊断。通过塑性变形与热处理技术，该产品增强了高纯镁金属的力学性能，提高了闭合夹的稳定性和可靠性。

34. 磁共振成像系统获批上市

2023年8月16日，国家药监局批准了武汉中科极化医疗科技有限公司研发的"磁共振成像系统"创新产品注册申请，用于临床磁共振成像（Magnetic Resonance

Imaging，MRI）诊断。

该产品集成了磁体、检查床、谱仪、梯度功率放大器、射频功率放大器、氙射频功率放大器、配电系统、生理信号门控单元等核心部件，并拥有自主知识产权。与市场上常规的磁共振成像系统相比，该产品增加了氙核成像功能，使气体能安全无侵入、无辐射地在肺部均匀分布，成为中国首款可用于肺部气体成像的磁共振成像系统。

35. 一次性使用环形肺动脉射频消融导管获批上市

2023年12月26日，国家药监局批准了无锡帕母医疗技术有限公司研发的"一次性使用环形肺动脉射频消融导管"创新产品注册申请。

该产品是全球范围内首个获得批准、通过破坏交感神经治疗肺动脉高压的创新医疗器械，为肺动脉高压患者提供了新的治疗选择，并将有更多患者因此受益。该产品由射频段、连接段、可弯段、主鞘管、色标、控制手柄及连接器组成，在手术过程中，医生通过穿刺介入的方式，将导管沿血路进入人体，并与该公司生产的肺动脉射频消融仪配合使用，精确输送射频能量至肺动脉的相应靶点。该产品适用于药物治疗无效、年龄在70周岁以下且被诊断为特发性肺动脉高压、先天性心脏病相关肺动脉高压或结缔组织病相关肺动脉高压的成人患者的辅助治疗。

36. 研发国产定制型颞下颌关节－颅－颌关节假体系统并完成转化

颞下颌关节（Temporo-Mandibular Joint，TMJ）疾病是一种常见病、多发病，患病率为33%～40%。定制型假体是修复重建TMJ及其周围病损的有效方法。

上海交通大学医学院附属第九人民医院自2009年起致力于国产定制型TMJ假体的研发工作，提出了"TMJ-颅底-颌骨联合修复重建"的新理念。结合3D打印技术，医院不仅设计和制造出以TMJ为核心，覆盖至颅底和颌骨的系列临床应用新产品，包括TMJ假体、颅底-TMJ窝假体、TMJ-颅底联合假体、TMJ-下颌骨联合假体及TMJ手术相关的其他颅颌假体和导板，还进一步拓展了产品线，包括TMJ前阻挡假体、定制型下颌骨假体或重建板、与关节手术相辅的正颌手术个性化固定板及辅助TMJ精准手术的导板等。同时，融合数字化技术与内窥镜手术方法，医院还开发了能够精准切除病变组织并实现假体精确植入的新技术。在此基础上，医院牵头制定了中国首个《匹配式人工颞下颌关节》团体标准，并在西安、浙江、河北、广州、山西、以及莫斯科的多家单位应用与推广。2023 年，医院与高峰医疗器械（无锡）有限公司达成重要合作，就该系统相关的 25 个专利技术签署了成果转化协议，总金额达 5300 万元。

四、临床标准规范与推广

1. 制定《2023 年雷公藤治疗活动性类风湿关节炎国际指南》

类风湿关节炎（Rheumatoid Arthritis，RA）是一种常见的自身免疫性疾病，严重威胁着人们的生命健康。传统的治疗方法，如甲氨蝶呤（Methotrexate，MTX）联用生物制剂，虽有效但成本较高，且不少患者面临 MTX 耐受性问题。相比之下，雷公藤总贰（TwHF）价格低廉，临床上常被用作 RA 的经验性治疗，但缺乏其安全性和有效性的循证医学数据。

北京医院联合中国、美国、欧洲、加拿大等国家和地区的专家，牵头制定了《2023 年雷公藤治疗活动性类风湿关节炎国际指南》，旨在为 TwHF 在活动性 RA 临床管理中的应用提供指导。历经 12 年，研究团队基于 TwHF 的独特治疗机制，遵循国际研究标准，主导并完成了系列多中心、前瞻性、随机对照研究，探索了中西药联合治疗 RA 的现代化临床研究模式，首次证实了 TwHF 单药疗效不劣于 MTX，且 TwHF 与 MTX 联合使用具有明显协同疗效，其疗效更优于 MTX 联合肿瘤坏死因子拮抗剂的治疗方案。该指南首次以高等级循证医学证据为基础，提出中西医联合治疗方案。该指南于 2023 年 11 月发表在 *Journal of Autoimmunity*[①]。

2. 发布《中国老年高血压管理指南 2023》

高血压是最常见的慢性病之一，尤其影响半数以上老年人，成为导致脑卒中、心肌梗死及心血管死亡的首要危险因素。

为提高中国老年高血压的防治水平，中国人民解放军总医院牵头制定了《中国老年高血压管理指南 2023》。该指南论述了老年人血压测量、降压目标设定、老年高血压特点、功能保护、多重用药、特定人群的治疗及血压综合管理等问题。与

[①] ZHANG X, XIA J, JIANG Y, et al. 2023 international consensus guidance for the use of Tripterygium Wilfordii Hook F in the treatment of active rheumatoid arthritis[J]. Journal of autoimmunity, 2024, 142: 103148.

2019版指南相比，新指南有以下特点：融入了基于中国老年高血压人群的新近发表的流行病学和临床研究证据；更加注重老年高血压诊治过程中安全性与有效性的平衡；强调了诊室外血压监测对老年高血压诊疗的重要性；丰富了关于老年高血压合并衰弱、认知功能障碍及多器官功能不全的相关内容；更新了针对老年高血压及其伴随疾病的药物治疗建议；拓宽了老年高血压特殊人群的范围；进一步优化了老年高血压的管理策略。该指南于2023年6月发表在《中华高血压杂志》[①]。

3. 制定《肺癌合并慢性阻塞性肺病诊疗国际专家共识》

当前，肺癌合并慢阻肺病的诊治仍缺乏相关指南/共识。为了推动慢阻肺合并肺癌诊疗管理规范化，由中国专家牵头，联合国外多位专家，依据现有的高质量临床研究成果与广泛认可的专家实践经验，共同制定了《肺癌合并慢性阻塞性肺病诊疗国际专家共识》。

该共识系统梳理并深入分析了肺癌合并慢性阻塞性肺病（Lung Cancer Complicated by Chronic Obstructive Pulmonary Disease，LC-COPD）的现有证据，凝练出17项共识，包括发病机制（2项）、诊疗策略（4项），以及针对慢性阻塞性肺病（2项）和肺癌（9项）的具体临床应用指导。该共识强调，肺癌与慢性阻塞性肺病具有共同的危险因素，且其发生发展均是多因素交织的复杂过程，可能具有相同的病理生理机制。基于此认识，共识推荐对确诊肺癌且存在慢性阻塞性肺病高危因素的患者尽快进行筛查，以实现慢性阻塞性肺病的早发现、早诊断、早治疗。该共识于2023年8月发表在 *Translational Lung Cancer Research*[②]。

4. 制定《口腔种植临床评价核心指标国际共识》

临床决策的制定和临床治疗高度依赖于高质量临床研究的循证支持。然而，在口腔种植领域，当前的临床研究普遍存在着结局指标不一致不完整、测量方法不统一等问题，严重制约了不同研究间的可比性，导致高质量研究匮乏和学术资源浪费。

由上海交通大学医学院附属第九人民医院牵头，联合哈佛大学、苏黎世大学、

---

① 中国老年医学学会高血压分会, 北京高血压防治协会, 国家老年疾病临床医学研究中心（中国人民解放军总医院），等. 中国老年高血压管理指南2023[J]. 中华高血压杂志, 2023, 31(6): 508−538.

② ZHOU C, QIN Y, ZHAO W, et al. International expert consensus on diagnosis and treatment of lung cancer complicated by chronic obstructive pulmonary disease[J]. Translational lung cancer research, 2023, 12(8): 1661−1701.

哥伦比亚大学等全球口腔医学的高校，共同制定了《口腔种植临床评价核心指标国际共识》。该共识首次确立了国际统一的口腔种植临床效果评价的核心指标集，涵盖牙列缺损的种植治疗、牙列缺失的种植治疗、骨保存和增量、软组织增量、种植体周黏膜炎和种植体周炎的预防与治疗5大关键领域，旨在全面、规范、标准化地评价口腔种植治疗的风险与收益。此外，共识在讨论与制定过程中，首次纳入了患者与利益相关者的声音，以确保评价指标的全面性、无偏倚性。该共识于2023年5月发表在 Journal of Clinical Periodontology[①] 和 Clinical Oral Implant Research[②]。

5. 制定《碳青霉烯类耐药革兰阴性菌感染诊断、治疗与防控指南》

碳青霉烯类耐药革兰阴性菌（Carbapenem-Resistant Gram-Negative Bacilli，CRGNB）的全球性广泛播散已构成严峻的公共卫生问题。这类细菌在临床分离株中常呈现广泛甚至全耐药的特性，极大地限制了治疗选择，导致感染该病菌的患者死亡率高。

复旦大学附属华山医院牵头制定了中国首部《碳青霉烯类耐药革兰阴性菌感染诊断、治疗与防控指南》，以解决CRGNB的实验室检测、抗菌治疗和预防方面的临床问题。该指南聚焦碳青霉烯类耐药肠杆菌目细菌、碳青霉烯类耐药鲍曼不动杆菌和碳青霉烯类耐药铜绿假单胞菌，提出16个临床问题，采用人群、干预、对照及预后（Population, Intervention, Comparator, Outcomes, PICO）框架，将实际问题转换为研究问题，全面收集和综合分析了相关研究证据。此外，在指南制定过程中，还遵循推荐的分级、评估、制定与评价（Grading of Recommendations, Assessment, Development and Evaluation, GRADE）方法，对各类干预措施的证据体质量、效益及风险进行评估，从而制定指南中的推荐意见或建议。该指南于2023年8月发表在 Journal of Microbiology, Immunology and Infection[③] 和《中国感染与化

---

① TONETTI M S, SANZ M, AVILA-ORTIZ G, et al. Relevant domains, core outcome sets and measurements for implant dentistry clinical trials: the Implant Dentistry Core Outcome Set and Measurement (ID-COSM) international consensus report[J]. J Clin Periodontol，2023，50（25）:5–21.

② TONETTI M S, SANZ M, AVILA - ORTIZ G, et al. Relevant domains, core outcome sets and measurements for implant dentistry clinical trials: the Implant Dentistry Core Outcome Set and Measurement (ID - COSM) international consensus report[J]. Clinical oral implants research, 2023, 34: 4–21.

③ ZENG M, XIA J, ZONG Z, et al. Guidelines for the diagnosis, treatment, prevention and control of infections caused by carbapenem-resistant gram-negative bacilli[J]. Journal of microbiology, immunology and infection，2023，56（4）：653–671.

疗杂志》①。

6. 制定《中国急性肾损伤临床实践指南》

急性肾损伤（Acute Kidney Injury，AKI）是住院患者中常见且具有高死亡风险的急危重症。鉴于当前中国 AKI 诊疗水平参差不齐，患者预后欠佳，亟须制定一套规范化、标准化的指导方案。

中国人民解放军总医院联合中国医师协会肾脏内科医师分会，依据国际指南推荐意见和中国临床实践的具体情况，制定并发布了首部《中国急性肾损伤临床实践指南》。该指南全面涵盖了 AKI 流行病学特点、诊断与监测、非血液净化治疗、肾脏替代治疗，以及特殊人群诊治及转归和预后评估等内容。与国外同类指南相比，该指南的主要特点为：①纳入中国本土研究数据，首次详细描绘了中国 AKI 患者的流行病学特点；②更新了血流动力学及生物标志物监测方法；③结合最新的国际研究成果和中国的临床实践经验，就肾脏替代治疗中抗凝、启动时机、剂量调整等问题，提出了推荐意见；④紧跟重症领域的新进展，如探讨了内毒素吸附技术在脓毒症 AKI 治疗中的应用；⑤对老年、儿童等特殊人群的 AKI，提供了系统性的临床实践指导。该指南于 2023 年 11 月发表在《中华医学杂志》②。

7. 制定《老年脊柱手术患者围手术期常见问题多学科管理指南》

近年来，中国脊柱退行性病变患者数量持续增长，尤其是老年患者，往往伴随多种基础疾病及骨质疏松，这使得围手术期容易出现心脑血管意外、深静脉血栓等并发症，以及增加骨折等风险。因此，制定一套规范化、个体化的老年脊柱手术患者综合诊疗方案十分必要。

中国人民解放军总医院牵头制定了首个中国《老年脊柱手术患者围手术期常见问题多学科管理指南》。该指南融合了国内外在围手术期管理和脊柱加速康复外科领域的相关研究证据，围绕老年脊柱手术患者围手术期面临的突出与关键问题，制定围手术期常见问题多学科管理指南，为规范中国老年脊柱手术临床诊治工作，进一

---

① 曾玫，夏君，宗志勇，等.碳青霉烯类耐药革兰阴性菌感染的诊断、治疗及防控指南[J].中国感染与化疗杂志，2024，24（2）：135−151.
② 国家慢性肾病临床医学研究中心，中国医师协会肾脏内科医师分会，中国急性肾损伤临床实践指南专家组.中国急性肾损伤临床实践指南[J].中华医学杂志，2023,103(42)：3332−3366.

步提高手术安全性，减少并发症，降低患者再住院率和死亡率提供科学、系统的指导。该指南于 2023 年 11 月发表在《中华骨与关节外科杂志》[①]。

8. 制定《经导管主动脉瓣置换术临床实践指南》

经导管主动脉瓣置换术（Transcatheter Aortic Valve Replacement，TAVR）是国际上治疗主动脉瓣疾病的重要手段，尽管在中国起步较晚，但发展迅速。由于缺乏明确的指南及标准化培训，TAVR 技术在中国的临床普及和推广面临重要挑战。

为了规范 TAVR 技术的应用，中国医学科学院阜外医院与国家心血管病中心等机构牵头制定了《经导管主动脉瓣置换术临床实践指南》。该指南覆盖了编写方法、流行病学特点、TAVR 器械、心脏团队的要求、TAVR 适应证推荐、围手术期多模态影像学评估、手术操作流程、TAVR 术后抗栓策略、并发症的防治、术后康复及随访、局限性及展望等 11 个部分，旨在为各级临床医师，特别是内科（心内科、神经内科、呼吸与重症医学等）、外科（心外科等）、麻醉科、体外循环科、影像科、超声科等涉及主动脉瓣疾病诊疗与管理的专业人员，提供科学、合理的操作指南与策略建议。该指南于 2023 年 12 月发表在《中华医学杂志》[②]。

9. 制定《心肾综合征诊疗的临床实践指南（2023 版）》

心肾综合征指的是心脏或肾脏中任一个器官的急性或慢性功能异常，诱发另一个器官出现急性或慢性功能障碍的临床综合征。中国心肾综合征临床诊疗中存在临床医师认识不足、诊断效率低下及治疗不规范等问题。

中国人民解放军总医院联合中国医师协会肾脏内科医师分会，汇聚了组织肾脏病学、心血管病学、重症医学、循证医学等领域的专家，共同制定并发布了《心肾综合征诊疗的临床实践指南（2023 版）》。该指南针对心肾综合征的预测、诊断和病情评估，预防，治疗药物及其选择，器械循环辅助装置和血液净化治疗，心脏和（或）肾脏移植，主要并发症治疗，多学科联合治疗，以及儿童与妊娠女性诊疗特殊性 8 个临床问题，基于心肾综合征、心力衰竭及慢性肾脏病最新的循证证据，提出

---

① 《老年脊柱手术患者围手术期常见问题多学科管理指南》工作组，中国医师协会骨科医师分会颈椎学组，中国医疗保健国际交流促进会脊柱医学分会，等. 老年脊柱手术患者围手术期常见问题多学科管理指南 [J]. 中华骨与关节外科杂志，2023, 16(11): 961-980.

② 国家心血管病中心，国家结构性心脏病介入质控中心，中华医学会心血管病学分会，等. 经导管主动脉瓣置换术临床实践指南 [J]. 中华医学杂志，2023, 103(12): 886-900.

了一系列具体、可行的推荐／建议意见，以指导、规范心肾综合征的诊断、预防、治疗与管理的临床实践。该指南于 2023 年 12 月发表在《中华医学杂志》[①]。

10. 制定《1 型糖尿病人群新型冠状病毒感染临床应对指南》

糖尿病患者是新型冠状病毒感染发生后进展为重症的高危人群，其不良预后与血糖控制不佳密切相关。其中，1 型糖尿病患者的血糖水平会因感染、应激、行为等内外因素的变化而发生显著波动，是糖尿病中管理难度较高的类型。

中南大学湘雅二医院牵头制定了《1 型糖尿病人群新型冠状病毒感染临床应对指南》。该指南覆盖了饮食营养管理、运动选择、降糖药物调整、新型冠状病毒感染治疗用药、血糖监测方式、高／低血糖管理、糖尿病酮症酸中毒的识别与处理、住院指征及人文关怀等方面，提出了改善患者血糖稳定性、避免酮症酸中毒等急性并发症和住院事件发生的管理建议，旨在为 1 型糖尿病患者在新型冠状病毒感染期间的健康管理提供科学指导，提升其生活质量。具体而言，该指南提出了感染期间的营养管理原则，以及运动种类、时机、时长的选择；明确了糖皮质激素、对症药物及抗病毒药物的使用原则等。该指南于 2023 年 2 月发表在《中华糖尿病杂志》[②]。

11. 制定《儿童肺炎支原体肺炎诊疗指南（2023 年版）》

肺炎支原体肺炎（Mycoplasma Pneumoniae Pneumonia，MPP）是中国 5 岁及以上儿童最常见的社区获得性肺炎（Community Acquired Pneumonia，CAP）。如何早期发现重症及危重症病例，实施合理救治，以避免死亡和后遗症是 MPP 诊治的核心和关键问题。

首都医科大学附属北京儿童医院牵头组织全国儿科多领域专家，涵盖呼吸、重症、血液、影像、检验、药学等，制定了《儿童肺炎支原体肺炎诊疗指南（2023 年版）》。该指南从定义、发病机制、病理表现、临床表现、影像学表现、可弯曲支气管镜下表现、实验室检查、诊断、鉴别诊断、常见肺内外并发症的早期识别和诊断、临床分型、重症和危重症的早期预警指标、治疗原则 13 个方面提出相关诊疗建

---

① 中国医师协会肾脏内科医师分会心肾综合征指南工作组．心肾综合征诊疗的临床实践指南（2023 版）[J]．中华医学杂志，2023，103(46)：3705–3759．

② 中国医师协会内分泌代谢科医师分会，国家代谢性疾病临床医学研究中心（长沙）中国 1 型糖尿病联盟，中华医学会糖尿病学分会 1 型糖尿病学组．1 型糖尿病人群新型冠状病毒感染临床应对指南 [J]．中华糖尿病杂志，2023，15:(2): 118−122．

议，以指导和规范儿科医师对 MPP 的诊治，对促进抗微生物药物的合理使用、减少后遗症、降低病死率、减轻医疗负担等具有重要意义。该指南于 2023 年 2 月发表在《国际流行病学传染病学杂志》[①]，并由国家卫生健康委组织发布。

---

① 中华人民共和国国家卫生健康委员会. 儿童肺炎支原体肺炎诊疗指南（2023 年版）[J]. 国际流行病学传染病学杂志, 2023, 50(2)：79-85.

第四章 2023年临床医学研究热点浅析：脑机接口技术及临床应用进展

一、脑机接口技术概述

（一）脑机接口简介

脑机接口（Brain-Computer Interface，BCI）旨在大脑与外部设备之间建立直接的信息沟通和控制通路，从而实现脑信息的读取与外部信息的输入。脑机接口技术通过采集脑神经信号，分析与解读其中的状态和语义信息，实现对外部设备的控制或对大脑状态的监测等，同时也可将外部的数字信息反馈输入大脑，结合起来可实现脑机信号的闭环交互。

根据生物电信号来源的位置不同，脑机接口可分为侵入式和非侵入式两类。①侵入式脑机接口需进行开颅或微创手术，从颅骨内组织进行信号采集和记录。常见技术手段包括皮层脑电图（Electrocorticogram，ECoG）、单个神经元动作电位（spike）和局部场电位（Local Field Potential，LFP）等记录方法，以及新型血管介入式技术，即以低创伤性方式将支架电极送入颅内血管来采集脑电信号。侵入式脑机接口记录的脑信号具有时空分辨率高、信息量丰富等显著特点，因而能在复杂任务中实现实时、精确调控。②非侵入式脑机接口获取信号方式无创，在头皮表面或附近采集大脑信号。常用技术手段包括脑电图（Electroencephalography，EEG）、功能近红外光谱（Functional Near-infrared Spectroscopy，FNIRS）、脑磁图（Magnetoencephalography，MEG）、功能核磁共振成像（Functional Magnetic Resonance Imaging，FMRI）等记录/成像技术，以及经颅电刺激（Transcranial Electrical Stimulation，TES）、聚焦超声波（Focused Ultrasound，FUS）、经颅磁刺激（Transcranial Magnetic Stimulation，TMS）等新型神经调控技术。非侵入式脑机接口由于安全、无创,已得到广泛的科学研究与产业应用,但仍存在信号衰减严重、信噪比低、提取难等缺点。

鉴于各自优缺点,侵入式和非侵入式脑机接口两种技术路径分别朝向不同类型的应用场景发展。侵入式脑机接口技术主要应用在医疗领域,包括神经替代、神经调控相关技术和产品;非侵入式脑机接口技术则可广泛应用于生活生产领域,逐步在康复训练、教育娱乐、智能生活、安全监测等众多方面为人类带来福祉。

脑机接口技术已成为全球科技前沿热点,在引领未来的科技创新发展中占据举足轻重的地位。美国、欧盟、中国等主要国家和地区正在积极推动相关技术的研发并加速制定政策法规,以加快脑机接口产业的布局。作为一种前沿的人机交互技术,脑机接口的产业化和规模化应用潜力巨大,有望为人类的生产生活方式带来颠覆性变革。

1. 脑机接口主要模块

脑机接口架构如图 4-1 所示。脑机接口技术的脑控实现过程主要包括脑电信号采集、信号预处理、特征提取、分类识别等主要步骤。脑电信号采集需通过不同类型电极将信号从头部不同部位采集出来,因此电极制备是实现脑机接口的关键前提;信号预处理由脑电信号预处理芯片完成,可以对采集到的信号进行滤波、降噪等处理,以提高信号的质量;特征提取则需从复杂的脑电信号中提取出与特定任务相关的特征,进而用于下一阶段的分类识别;分类识别则是将特征与已知任务的模型进行比较,最终实现对任务的识别和控制。而控脑实现过程则包括脑信号采集、脑状态评估、刺激参数配置、刺激调控等步骤,根据采集到的信号评估脑状态,由刺激芯片配置设定的参数,并通过电极在特定脑区靶点触发刺激,从而实现对大脑的干预和调控。

尽管脑机接口技术具有可观的应用前景,但其目前仍面临着很多挑战和难点,如信号质量不稳定、信号处理和分类算法精度和效率低、靶点位置不精确等。另外,由于脑机接口涉及脑科学、生物医学工程、计算机、电子信息工程、材料等多个领域的专业知识,技术的交叉和融合也是亟须解决的难题之一。

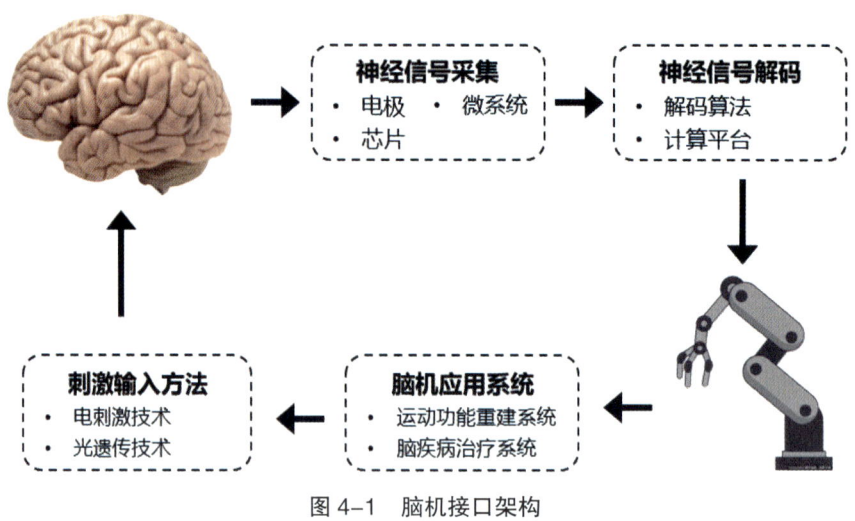

图 4-1　脑机接口架构

2. 全球脑机接口发展历史

脑机接口研究最早可追溯到 20 世纪 20 年代，在近百年的发展中分别经历了学术探索、科学论证和应用实验阶段。

1924 年，德国精神病学家在一名颅骨缺陷患者的头皮上记录到了电流计镜面的微小振动，首次记录到脑电波，开启了脑机接口相关技术的学术探索时代，并在此期间发现了脑电分析的重要指标，即与大脑不同状态相关的脑电图 α 波和 β 波。1969 年，美国华盛顿大学设计了让猴子通过特定思考来触发仪表盘指针转动从而获得奖励的游戏，此后科学家尝试通过解码大脑电信号准确方便地控制外部设备，意味着脑机接口迈入科学论证阶段，在此期间科学论证的研究日益增多。

20 世纪 60 年代末，美国国立卫生研究院（National Institutes of Health，NIH）神经控制实验室利用猕猴皮层神经元信号控制光标的移动，可以被认为是侵入式脑机接口的第一个原型系统[①]。1973 年，美国加州理工大学洛杉矶分校首次提出脑机接口的术语，将脑机接口阐释为"利用大脑信号进行人机对话"和"控制计算机或假体等外部设备的一种技术"[②]。1977 年，加州理工大学洛杉矶分校开发了基于视

---

① SCHMIDT E M. Single neuron recording from motor cortex as a possible source of signals for control of external devices[J]. Annals of biomedical engineering, 1980, 8: 339-349.

② VIDAL J J. Toward direct brain-computer communication[J]. Annual review of biophysics and bioengineering, 1973, 2(1): 157-180.

觉事件相关电位（Event-Related Potentials，ERPs）的非侵入式脑机接口系统，通过注视视觉刺激的不同位置实现对4种控制指令的选择。此后，侵入式和非侵入式脑机接口沿着各自的路径快速发展。

基于微丝电极（Microwire）阵列的发明，侵入式脑机接口在基础硬件生物兼容性差、记录时间短等难点方面取得了突破，研究人员由此可以在清醒动物的脑内实现长时间稳定的多通道神经电信号采集。基于上述技术，美国纽约州立大学在1999年发表了侵入式脑机接口的先驱性工作[1]：经过训练的大鼠可以只利用脑内神经元峰电位信号实时意念控制压杆来获得水的奖励。2000年，美国杜克大学等也在非人灵长类动物上完成了类似的工作，并将运动控制提升到了三维。2006年，美国布朗大学首次报道了在人类志愿者上开展的侵入式脑机接口实验[2]：控制光标的二维运动。在随后的15年内，研究人员实现了光标自由移动、多维度机械臂控制、自身肢体控制等多类侵入式脑机接口示范验证。

在非侵入式脑机接口方面，美国伊利诺伊大学厄本那香槟分校1988年开发了P300字符打字机[3]。1991年，奥地利格拉茨技术大学首先发现运动想象（Event-Related Desychronization/Sychronization，ERD/ERS）现象，并开发了基于运动想象的脑机接口[4]，可将用户明确想象的左右手运动通过机器学习转化成计算机指令。1992年，美国加州大学首次将稳态视觉诱发电位（Steady-state Visual Evoked Potential，SSVEP）应用于脑机接口系统中，利用其在一个8×8视觉键盘上识别用户的注视目标[5]，帮助肌萎缩侧索硬化症患者实现高于10个单词/分钟的通信交流。1999年，德国图宾根大学利用慢皮层电位（Slow Cortical Potentials，SCP）

---

[1] CHAPIN J K, MOXON K A, MARKOWITZ R S, et al. Real-time control of a robot arm using simultaneously recorded neurons in the motor cortex[J]. Nature neuroscience, 1999, 2(7): 664−670.

[2] HOCHBERG L R, SERRUYA M D, FRIEHS G M, et al. Neuronal ensemble control of prosthetic devices by a human with tetraplegia[J]. Nature, 2006, 442(7099): 164−171.

[3] FARWELL L A, DONCHIN E. Talking off the top of your head: toward a mental prosthesis utilizing event-related brain potentials[J]. Electroencephalography and clinical neurophysiology, 1988, 70(6): 510−523.

[4] PFURTSCHELLER G. Event-related synchronization (ERS): an electrophysiological correlate of cortical areas at rest[J]. Electroencephalography and clinical neurophysiology, 1992, 83(1): 62−69.

[5] SUTTER E E. The brain response interface: communication through visually-induced electrical brain responses[J]. Journal of microcomputer applications, 1992, 15(1): 31−45.

幅度变化控制光标一维运动，实现了文字拼写[①]。2010年，日本国际电气通信基础技术研究所和日本信息通信研究机构联合开发出了非侵入式测量新技术，结合高时间分辨率脑磁图和高空间分辨率核磁共振，构建能连续推断并再现用户指尖动作二维坐标的脑机接口。随后，日本国际电气通信基础技术研究所联合其他单位在2014年开发出了辅助老年人及残疾人日常生活的低成本脑机接口，可根据实时的脑活动判断用户意图执行开电视、开空调、开灯3种动作。

进入21世纪，随着神经科学与相关技术的不断发展，脑机接口技术从科学论证阶段逐步转向应用实验阶段。2004年，美国布朗大学研发了可植入大脑的BrainGate系统，该系统被植入到13个瘫痪者大脑的运动皮层中，成功地让中风瘫痪的妇女在没有看护者帮助的情况下，用机械臂喝了第一口咖啡；2005年，美国生物医药公司Cyberkinetics获得美国FDA批准，开始进行将微小芯片植入瘫痪者大脑的临床试验；2014年，在再次行走计划（Walk Again Project）支持下，瘫痪少年凭借脑机接口和机械外骨骼技术在巴西世界杯开出第一球；2016年，脊髓损伤患者用脑机接口控制仿生外骨骼，利用虚拟现实（Virtual Reality，VR）技术反馈触觉；2017年，美国社交网络服务网站Facebook在F8大会上发布了"意念打字"，可通过脑电波每分钟打100个字，比用手打字快5倍；2018年，美国国防高级研究计划局（Defense Advanced Research Projects Agency，DARPA）宣布通过在瘫痪女性的大脑内植入芯片并与F-35模拟器进行物理连接，她可以脑控驾驶全球顶级的五代机；2019年，加州大学旧金山分校开发出可将人脑神经信号转化为语音的解码器，首次实时解码"问答对话"神经信号[②]；2020年，美国脑机接口企业Neuralink的脑机接口技术获重大突破，利用手术机器人在猪脑部植入了约为一枚硬币大小的脑控芯片，可实现脑活动的实时无线获取；2021年，澳大利亚医疗系统开发公司Synchron开发了血管介入电极技术，能帮助渐冻症患者直接通过意念成功控制电脑[③]。

---

① BIRBAUMER N. Slow cortical potentials: plasticity, operant control, and behavioral effects[J]. The neuroscientist, 1999, 5(2): 74−78.

② MAKIN J G, MOSES D A, CHANG E F. Machine translation of cortical activity to text with an encoder–decoder framework[J]. Nature neuroscience, 2020, 23(4): 575−582.

③ OXLEY T J, YOO P E, RIND G S, et al. Motor neuroprosthesis implanted with neurointerventional surgery improves capacity for activities of daily living tasks in severe paralysis: first in-human experience[J]. Journal of neurointerventional surgery, 2021, 13(2): 102−108.

综上所述，美国在脑机接口领域的理论、方法和实践等方面具有明显的领先优势，成功开发了包括外周神经电极、三维电极、柔性电极、环形电极及光遗传技术在内的多种创新技术，并将其应用于侵入式脑机接口系统中。在非侵入式脑机接口方面，欧盟与日本各有侧重，欧盟聚焦神经疾病的研究，而日本则专注于脑机接口及机器人系统的集成。

3. 我国脑机接口发展概述

我国脑机接口技术虽然起步较晚，但发展快速。2000年以来，我国陆续在北京、上海、广州、杭州、西安、成都、长沙等地高校院所成立相关中心和实验室，以期推动脑机接口技术的创新和发展。2014年开始筹划的中国脑计划（科技创新2030—"脑科学与类脑研究"重大项目），立足于探索大脑的奥秘和攻克大脑疾病的脑科学研究，以及发展类脑研究。自2021年正式启动，进一步推动了脑机接口的蓬勃发展，并已取得了一系列突破。2022年，科技部将浙江大学新建的脑机智能全国重点实验室列入首批20家标杆全国重点实验室之一。

近20年来，我国在非侵入式和侵入式脑机接口方面均取得了较好的发展。清华大学较早研究稳态视觉诱发脑机接口，团队开发的视觉SSVEP脑机接口是迄今为止传输率最高的非侵入式脑机接口[1]；2010年，华南理工大学提出基于运动想象与P300的多模态脑机接口系统，实现了二维光标控制，并进一步用于轮椅控制等[2]；2019年，天津大学联合中国电子信息产业集团研发拥有完全自主知识产权的"脑语者"国产芯片。此外，上海交通大学、北京师范大学、中国科学院深圳先进技术研究院等高校院所在脑机接口及脑机协作智能方面也取得了重要进展[3]。

在侵入式脑机接口领域，浙江大学研发了复杂环境下视听觉增强的大鼠机器人导航系统[4]，并实现猴子皮层脑电控制机械手完成"勾/抓/捏/握"等精确手势。

---

[1] CHEN X, WANG Y, NAKANISHI M, et al. High-speed spelling with a noninvasive brain–computer interface[J]. Proceedings of the national academy of sciences, 2015, 112(44): E6058-E6067.

[2] LI Y, LONG J, YU T, et al. An EEG-based BCI system for 2-D cursor control by combining Mu/Beta rhythm and P300 potential[J]. IEEE transactions on biomedical engineering, 2010, 57(10): 2495−2505.

[3] POO M, DU J, IP N Y, et al. China brain project: basic neuroscience, brain diseases, and brain-inspired computing[J]. Neuron, 2016, 92(3): 591−596.

[4] WANG Y, LU M, WU Z, et al. Visual cue-guided rat cyborg for automatic navigation [research frontier][J]. IEEE computational intelligence magazine, 2015, 10(2): 42−52.

在此基础上，团队率先开展侵入式脑机接口临床研究，并于2014年首次实现侵入式人意念在线控制机械手完成"石头-剪刀-布"游戏；2020年，实现国内首次侵入式皮层神经信号控制机械手3D运动，帮助七旬瘫痪患者完成进食等行为；2023年，实现国际首次临床侵入式脑控汉字书写，将志愿者脑中所想的汉字通过机械手书写出来。2023年，清华大学采用自主设计研发的无线微创植入脑机接口（Neural Electronic Opportunity，NEO）完成两例临床植入实验，患者可通过脑电活动驱动气动手套，实现自主喝水等脑控功能。复旦大学附属华山医院神经外科和首都医科大学附属北京天坛医院神经外科等相继开展意识障碍研究，运用神经调控、脑机接口等技术最大限度实现意识恢复、神经功能改善。目前，我国在侵入式神经接口设备领域处于发展初期，仅在应用层面上有部分产品与欧美医疗公司临床产品相似，但在电极、芯片、科研仪器、系统基座等核心基础硬件等方面仍存在短板。

总的来说，我国脑机接口技术与产业化目前还处于跟跑阶段，整体发展水平与欧美发达国家仍存在一定的差距。

（二）脑机接口研究现状

1. 研究论文

（1）脑机接口医学应用领域论文发表年度分布情况

基于Web of Science核心合集，检索、分析2014—2023年脑机接口医学应用领域的研究论文①。结果显示，2014—2023年全球共发表相关论文4004篇。发文数量整体呈现稳定增长趋势，从2014年的275篇增长至2023年的541篇，增长了96.73%（图4-2）。

---

① TS=("Brain-computer interface$" or "Brain computer interface$" or "brain-machine interface$" or "brain machine interface$" or "neural control interface$" or "mind–machine interface$" or "direct neural interface$" or "Brain-computer interaction$" or "Brain computer interaction$" or "brain-machine interaction$" or "brain machine interaction$" or "Brain-computer fusion$" or "Brain computer fusion$" or "Brain-machine fusion" or "Brain machine fusion" or "artificial retina" or "Visual prosthese$" or "Brain implant$" or "Vascular stent electrode$")，并限定到Neurosciences or Clinical Neurology or Psychology Clinical or Psychology or Rehabilitation or Medicine General Internal or Medical Informatics or Psychiatry 学科领域，文献类型：Article+Review，检索时间：2024-08-29，数据库更新日期：2024-08-28。

第四章
2023年临床医学研究热点浅析：脑机接口技术及临床应用进展

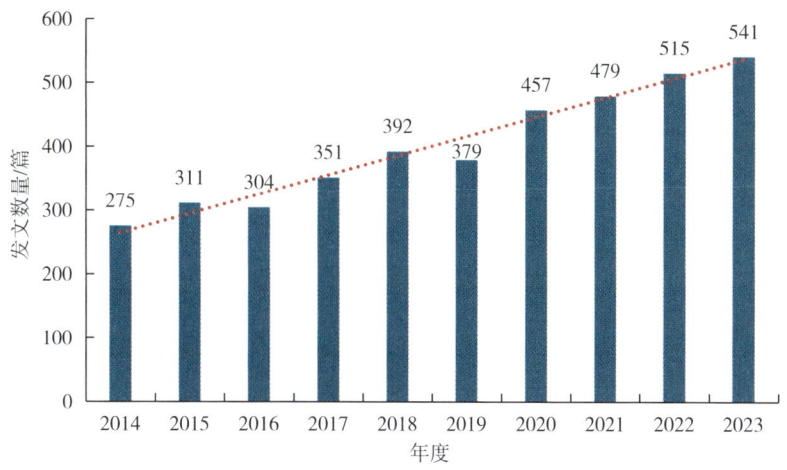

图 4-2　2014—2023年脑机接口医学应用领域发文数量趋势

（2）脑机接口医学应用领域论文发表的国家分布及其学术影响力

脑机接口医学应用领域发文数量排名第一的是美国，为1124篇；排名第二的是中国，为1108篇；德国排名第三，为453篇。其他国家有英国、日本、意大利、加拿大、韩国、西班牙、法国（图4-3）。

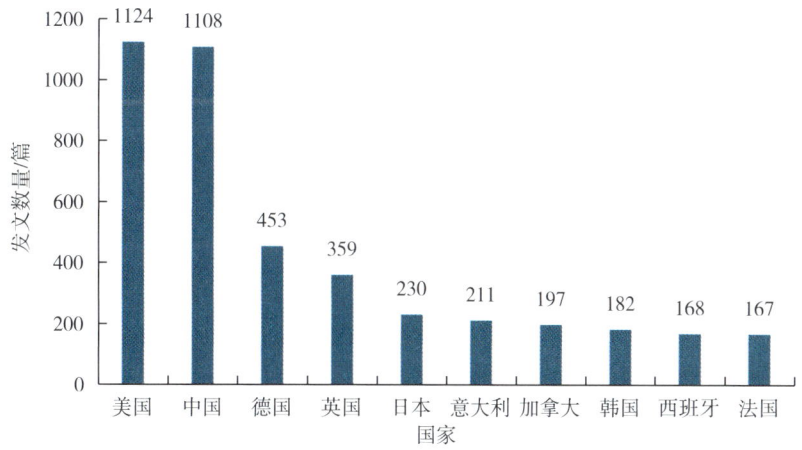

图 4-3　2014—2023年脑机接口医学应用领域发文数量排名前十的国家

从总被引次数、篇均被引频次、ESI高被引论文量及其占比等指标分析各国的学术影响力。

在总被引次数方面，美国遥遥领先，共被引用了35 468次；排名第二的是中国，共被引用了20 695次；德国排名第三，共被引用了18 522次（图4-4）。

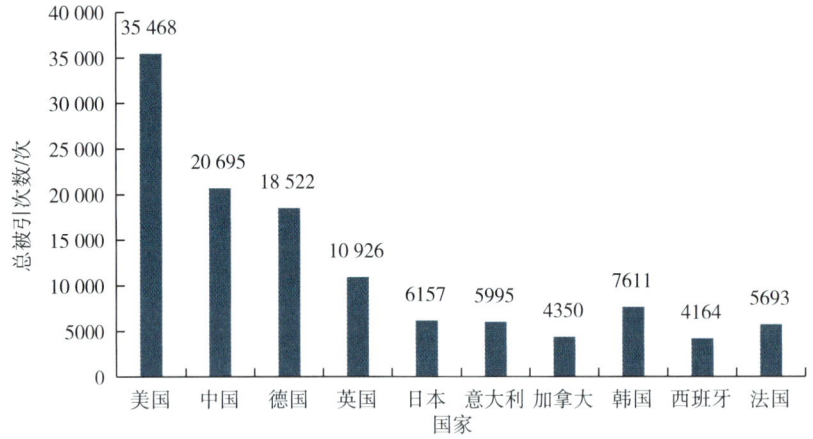

图4-4　2014—2023年脑机接口医学应用领域发文数量排名前十国家总被引次数情况

在篇均被引频次方面，韩国最高，达41.82次；德国排名第二，为40.89次；法国排名第三，为34.09次。国际平均水平为25.88次，中国、加拿大、西班牙的篇均被引频次低于国际平均水平，其他国家均高于国际平均水平（图4-5）。

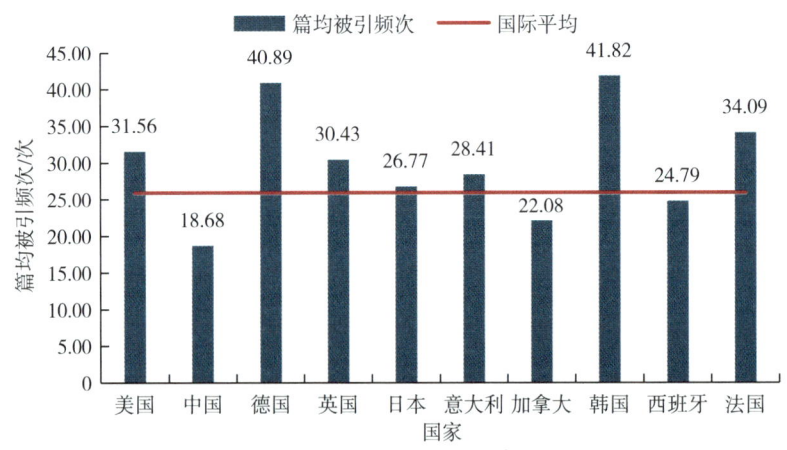

图4-5　2014—2023年脑机接口医学应用领域发文数量排名前十国家的篇均被引频次及与国际平均水平比较

在ESI高被引论文方面，美国排在第一位，然后为中国、德国，英国、韩国等国家也发表了一定的高被引论文（表4-1）。

第四章
2023 年临床医学研究热点浅析：脑机接口技术及临床应用进展

表 4-1　2014—2023 年脑机接口医学应用领域发文数量排名前十国家的 ESI 高被引论文量及其占比

国家	ESI 高被引论文量 / 篇	ESI 高被引论文量占比
美国	15	1.33%
中国	10	0.90%
德国	8	1.77%
英国	6	1.67%
日本	2	0.87%
意大利	1	0.47%
加拿大	1	0.51%
韩国	3	1.65%
西班牙	1	0.60%
法国	2	1.20%

此外，利用 VOSviewer 软件对脑机接口临床应用领域 2020—2024 年发表的 2336 篇论文进行聚类分析，获得该领域的研究热点，包括：运用脑机接口解码运动皮层功能、语音脑机接口开发、利用脑机接口修复脑卒中患者运动功能、传统非侵入式脑机接口技术改进、功能性神经反馈训练提升脑功能（图 4-6）。

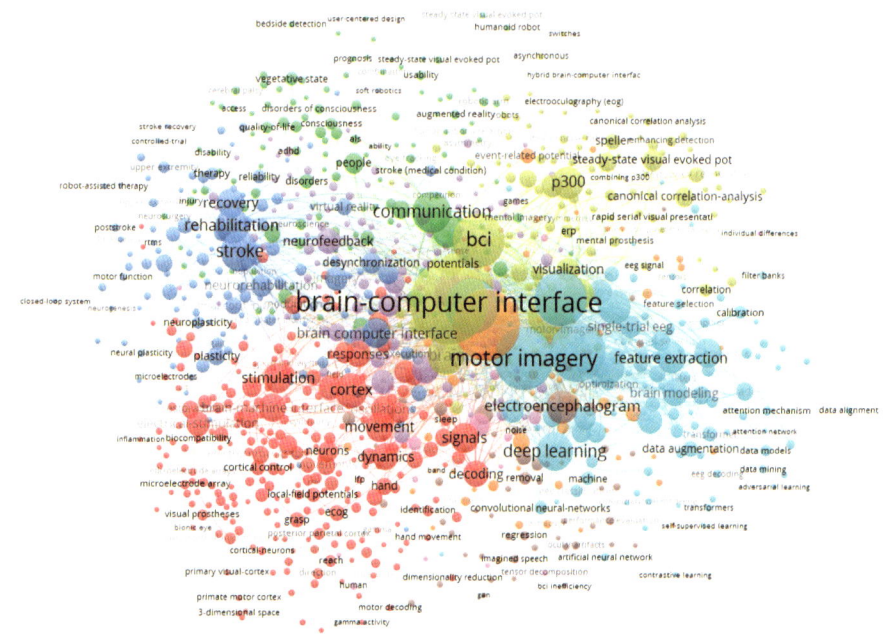

图 4-6　脑机接口医学应用领域研究热点

①运用脑机接口解码运动皮层功能（红色）。运用脑机接口解码运动皮层脑电信号，进而解码其功能。例如，运用脑机接口解码初级运动皮层、背外侧前额叶皮层和纹状体尾状核在手动任务中的作用，解码初级运动皮层及其他多个大脑区域的附加信息来开发脑机接口，以便更好地恢复运动功能。

②语音脑机接口开发（绿色）。语音/语言脑机接口是近年来发展迅速的一类脑机接口。尤其在语音脑机接口的神经解码策略、声码器（是语音脑机接口构建自然声音音频波形不可或缺的）等方面取得重要进展。

③利用脑机接口修复脑卒中患者运动功能（蓝色）。脑卒中患者通常运动功能受损或丧失，利用脑机接口等先进技术和产品有望帮助患者修复其运动功能。多项研究表明，基于运动想象的脑机接口可增强中风患者的上肢性能和皮质激活。

④传统非侵入式脑机接口技术改进（黄色）。P300拼写器、基于稳态视觉诱发电位的脑机接口等传统非侵入式脑机接口技术在不断改进中。例如，单模态P300拼写器、基于多脑模式的P300拼写器、具有多感官刺激的P300拼写器和具有多种智能技术的P300拼写器等都在持续改进中。

⑤功能性神经反馈训练提升脑功能（青色）。前额叶皮层的简短实时FNIRS信息神经反馈训练会改变大脑活动和连接，使FNIRS的实时神经反馈成为一种有前途且可扩展的工作记忆干预方法，有望应用于各种精神障碍疾病的诊断和治疗中。

2. 发明专利

利用incoPat数据库检索2014—2023年脑机接口医学应用领域申请的专利，共得到1411件专利。

（1）脑机接口医学应用领域专利申请年度分布情况

从年度趋势看，2014—2023年脑机接口医学应用领域专利申请量与公开量持续增长；专利申请量从2014年的61件上升到2022年的245件；专利公开量从2014年的17件上升到2022年的261件（图4-7）。

第四章
2023年临床医学研究热点浅析：脑机接口技术及临床应用进展

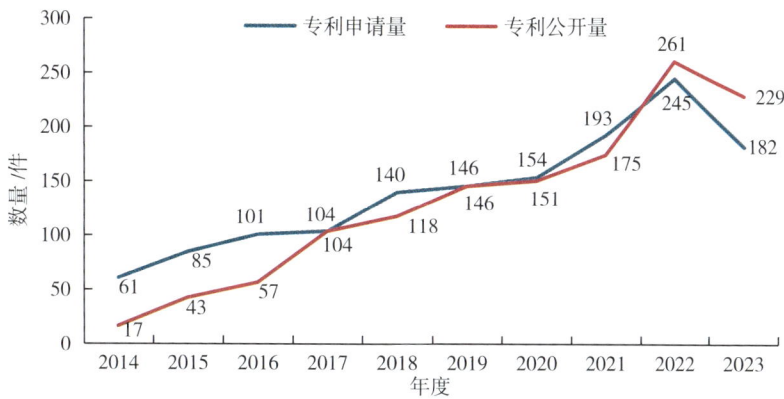

图 4-7　2014—2023年脑机接口医学应用领域专利申请量与公开量趋势

（注：因专利申请后，要18个月的评审才能公开，2023年的专利量不全，仅供参考）

（2）脑机接口医学应用领域专利申请地域分布情况

从发明人所在国家来看，美国专利申请量排名第一，为246件；韩国排名第二，为54件；法国排名第三，为40件；中国为36件，排名第四（图4-8）。

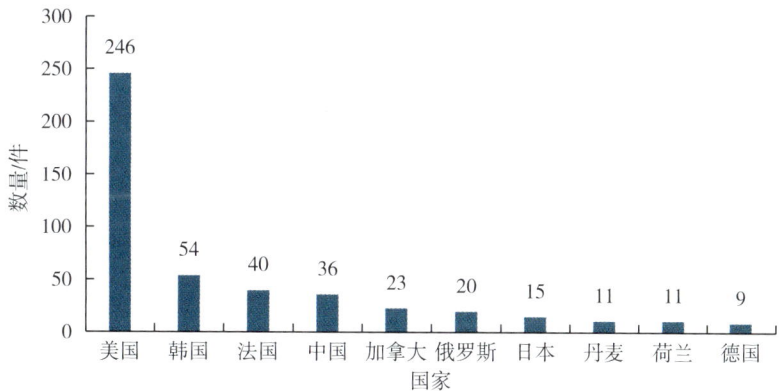

图 4-8　2014—2023年脑机接口医学应用领域专利申请量排名前十发明人所在国家

从专利公开国家看，中国排名第一，为675件；排名第二的是美国，为302件；韩国排名第三，为128件（图4-9）。

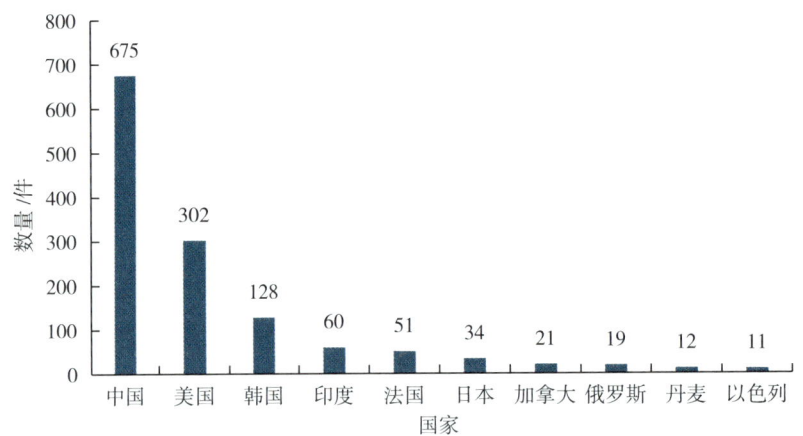

图 4-9　2014—2023 年脑机接口医学应用领域专利公开量排名前十申请人所在国家

（3）脑机接口医学应用领域专利申请人分析

专利申请量较多的机构有韩国高丽大学、中国天津大学及华南理工大学等。专利量排名前十的机构包括 8 个大学、2 个企业，这表明脑机接口医学应用开发以大学为主导。专利量排名前十的机构中，中国机构有 6 个，这表明中国在脑机接口领域有较强实力（图 4-10）。

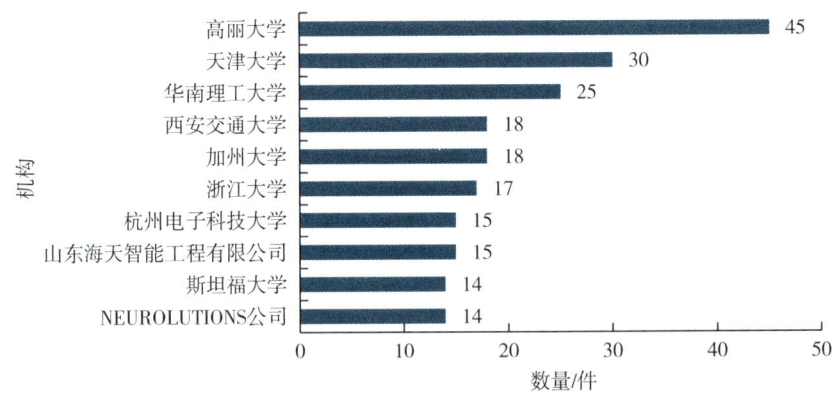

图 4-10　2014—2023 年脑机接口医学应用领域专利申请量较多的机构

（三）脑机接口应用领域

医疗健康领域作为脑机接口技术最初且最主要的应用领域，也是脑机接口技术当前主要的产业化方向。随着技术发展，应用领域从医疗健康不断向军事、娱乐消费及其他领域拓宽。

医疗健康。脑机接口技术在医疗健康领域中具有广泛的应用前景，主要包括脑疾病诊疗和运动康复、感知觉增强等。脑疾病治疗过程通过实时监测患者的大脑活动和行为认知，在脑电波异常放电时及时触发电刺激做出干预和调控，从而避免或降低疾病的临床发作；在运动康复、感知觉重建方面，脑机接口可通过将大脑信号转换为机械指令，帮助患者进行肢体运动训练和康复训练，从而提高康复效果和生活质量。例如，人工耳蜗、视觉假体等产品可提升患者的听觉、视觉能力。在脑疾病诊断和治疗方面，脑机接口技术目前已在帕金森病、癫痫等神经系统疾病中得到了较为普及的应用，未来可进一步推广至精神疾病和心理健康测评，以及情绪管理、记忆增强等方面。

军事领域。脑机接口技术在军事领域主要用于增强军事设备操控和作战能力。脑机接口系统能够辅助操纵各类无人设备，代替士兵深入危险或高风险场合执行任务，降低人员伤亡情况，同时能最大限度地发挥士兵个体的控制潜能。脑控外骨骼是提升单兵作战能力的最有效手段之一，借助附着在人体外的机械外骨骼，利用想象思维控制外骨骼的动作，可提升单兵作战的力量、速度和准确度。此外，依赖动物天然的隐蔽性能和优越的运动能力，构建动物机器人系统，可实现由人类远程控制动物的行动和侦察路线，延伸人类侦察范围和时间。

娱乐消费。脑机接口技术同样在娱乐领域中有着重要的应用价值。通过脑机接口技术可以实现一系列电影、游戏、音乐等方面的人机交互应用。以脑机接口在游戏领域的应用为例，通过采集玩家的大脑信号，游戏开发者可以设计出更具有沉浸感和互动性的游戏，如根据注意力集中程度实时调整游戏的难度和复杂度。而在音乐休闲领域，则能通过评估听众或观众的脑信号，了解他们对音乐或电影的反应和情绪状态，从而设计更加个性化和优质的音乐和电影作品。

二、脑机接口国内外部署及相关政策

历经数十年的研究积累，脑机接口研究正处于实验应用阶段，全球多国政府都在加速布局脑机接口，抢占全球脑科学竞争战略高地。美国是最早提出脑科学计划及其行业发展规划，同时是政府资金投入最多、技术发展水平最高的国家。相较于美国等西方国家，中国的脑机接口研究起步较晚，但发展迅速，近两年已经将此技术上升为国家战略。

(一)国际研究布局及相关政策

1. 美国相关计划与政策

美国于 1989 年启动脑科学计划,并将 20 世纪最后 10 年命名为"脑的 10 年"。奥巴马政府于 2013 年 4 月 2 日宣布了"脑计划"(BRAIN Initiative),旨在通过推进神经技术创新,探索人类大脑工作机制、描绘脑活动全图、促进神经科学研究,开发面向无法治愈脑疾病的新疗法。美国政府最初制定了 1 亿美元启动资金,未来 12 年预计共投入 45 亿美元用于规划。随后,美国国立卫生研究院(NIH)、美国国防部高级研究计划局(DARPA)和美国国家科学基金会(National Science Foundation,NSF)三大联邦机构相继提出各自的脑机接口研究重点。2014 年 2 月,美国政府持续推进脑计划,并将次年预算提高至 2 亿美元。同年 6 月 5 日,NIH 工作小组发布了《BRAIN 计划 2025:科学愿景》报告,详细制定了脑科学计划的研究内容和阶段性目标。

2014 年 6 月 20 日,加利福尼亚州提出了一项名为"Cal-BRAIN 计划"的脑科学方案,旨在促进产业参与。此后,其他州也开始探讨类似计划。2018 年 11 月 2 日,NIH 宣布加大对"脑计划"研究项目的资助,将投入 2.2 亿美元用于 200 个新项目研发,研究内容包括各种脑部疾病的检测和治疗、无创脑机接口和无创脑刺激装置等。2019 年 10 月 21 日,美国脑计划 2.0 工作组发布了《大脑计划与神经伦理学:促进和增强社会中神经科学的进步》报告,对其 5 年前提出的《BRAIN 计划 2025:科学愿景》实施情况和未来发展进行了梳理和展望。

美国脑计划重点研究包括建立大脑结构图谱、研发大规模神经网络电活动记录和调控工具、理解神经元活动与个体行为的关联、解析人脑成像基本机制、发明人脑数据采集的新方法及与脑机接口紧密相关的技术。2016 年,NIH 宣布第三轮支持"通过推进创新神经元技术开展大脑研究"计划的研究资助项目,其中基于微小电传感器的神经末梢系统涉及脑机接口技术,可无线记录大脑活动以改善中风患者的康复情况。

美国军方同样关注脑机接口的创新研究及其在军事和医疗方面的应用。DARPA 启动了几十项,如"可靠神经接口技术(RE-NET)""革命性假肢""基于系统的神经技术新兴疗法(SUBNETS)""手部本体感受和触感界面(HAPTIX)""下一代非手术神经技术(N3)""智能神经接口(INI)"等神经相关项目;探索神经控制和恢复、脑机接口与外骨骼机器人等研究内容,以建立治疗和康复新途径、增强和开拓脑功能和人体效能、拓展训练方式和作战环境。

除政策支持外,美国商务部于2018年和2021年分别发布《出口管制法案》和《关于拟制定脑机接口技术出口管制规则的通知》等一系列限制脑机接口技术出口的措施,以加强技术管控。

2. 欧盟相关计划与政策

欧盟委员会于2013年10月1日启动展望未来和新兴科技的人类脑计划(Human Brain Project,HBP),共有26个国家的135个合作机构共同参与[①]。该计划为期10年,主要研究领域大致划分为未来神经科学、未来医学、未来计算三大类,涵盖老鼠大脑战略性数据、人脑战略性数据、认知行为架构、神经信息学、高性能计算平台等13个子项目。虽然欧盟脑计划中未明确提及脑机接口,但脑计划项目离不开脑机接口技术和设备的支撑,同时社会伦理研究也为脑机接口的未来应用提供了伦理依据。

3. 日本相关计划与政策

日本脑/思维计划(Brain/MINDS)于2014年启动,旨在通过汇集多种神经技术绘制用于疾病研究的脑图。该项目研究内容主要集中于普通狨猴大脑的研究、脑图绘制技术的开发及人类脑图谱的制定3个领域,核心目标是结合神经科学、医学和工程技术,创造出更加精确和详尽的脑图,为研究神经系统疾病的发病机理和治疗提供新的视角和思路,并计划在未来10年内得到来自日本教育部、文化部及日本医学研究与发展委员会共计400亿日元的资助。基于前期研究基础,日本文部科学省近期宣布,将在2024财年启动一项名为"脑与神经科学整合计划"的大规模研究项目,旨在通过数字化的方式再现人脑结构,从而寻求痴呆症、抑郁症等脑科疾病的治疗方法。目前,日本的非侵入式脑机接口技术已在电极器件、脑控产品等领域中取得了一定进展。

4. 韩国相关计划与政策

韩国脑计划(Korean Brain Initiative,KBI)由韩国脑科学研究所、韩国科学技

---

① AMUNTS K, EBELL C, MULLER J, et al. The human brain project: creating a European research infrastructure to decode the human brain[J]. Neuron, 2016, 92(3): 574−581.

术研究院脑科学研究所和神经工具开发小组3个研究机构牵头①，致力于基础研究，旨在开发适用于基础和临床研究的新型神经技术，并对阿尔茨海默病（Alzheimer's disease，AD）和帕金森病（Parkinson's disease，PD）等神经退行性疾病开展临床研究，研究内容还包括建立多尺度的脑图谱、开发绘制脑图谱的创新型神经技术、加强与人工智能相关的研发和开发针对神经系统疾病的个性化药物等。韩国脑计划在构建大脑地图的基础上，进一步对阿尔茨海默病、帕金森病、抑郁症、大脑发育障碍等疾病加大研究投入。目前，韩国科研人员在基于脑电图/功能近红外光谱等脑机接口方面取得了一定的成果。

5. 澳大利亚相关计划与政策

澳大利亚脑联盟（Australian Brain Alliance，ABA）于2016年成立，并提出澳大利亚脑计划（Australian Brain Initiative，ABI）②。澳大利亚脑计划的总体目标是破解大脑的密码，即深入理解神经回路的发展、信息编码与检索、复杂行为的基础及适应内外部变化的机制。为实现这一目标，澳大利亚脑计划将重点研究优化和恢复大脑功能、开发神经接口记录和控制大脑活动以恢复功能、探究整个生命周期学习的神经基础，提供有关脑启发式计算的新见解，并通过该计划创造先进的神经技术产业、研发治疗脑部疾病的疗法和推动跨学科合作。

（二）国内研究布局及相关政策

1. 国家宏观政策

脑科学和类脑研究现已列入我国宏观经济和社会发展规划纲要，正式上升为国家战略。早在2016年，"中国脑计划"——"脑科学与类脑研究"就作为重大科技项目被列入国家科技计划。2017年，科技部联合教育部、中国科学院、国家自然科学基金委员会共同制定了《"十三五"国家基础研究专项规划》，明确提出将脑与认知、脑机智能和脑的健康作为核心问题。中国脑计划战略布局可用"一体两翼"来概括，其中以研究脑认知的神经原理为"主体"，以绘制脑功能联结图谱为重点，

---

① JEONG S J, LEE H, HUR E M, et al. Korea brain initiative: integration and control of brain functions[J]. Neuron, 2016, 92(3): 607-611.

② RICHARDS L R, MICHIE P T, BADCOCK D R, et al. Australian brain alliance[J]. Neuron, 2016, 92(3): 597-600.

以研发脑重大疾病诊治新手段和脑机智能新技术为"两翼"。作为"一体两翼"布局的"一翼",脑机智能的关键技术研发和产业发展备受重视,而脑机接口作为脑机智能的桥梁和融合的核心技术,可作为研究大脑的工具和重大脑疾病诊疗的新手段。2021年,科技部发布了《科技创新2030——"脑科学与类脑研究"重大项目申报指南》,预示着中国脑计划正式拉开帷幕。

2023年8月,工业和信息化部、科技部等四部门联合印发《新产业标准化领航工程实施方案(2023—2035年)》,聚焦元宇宙、脑机接口等9个未来产业,加快标准化"领航"布局。随后,工业和信息化部发布《关于组织开展2023年未来产业创新任务揭榜挂帅工作的通知》,加快推动脑机接口、通用人工智能等未来产业的创新发展。同期,中国信息通信研究院牵头成立脑机接口产业联盟,联盟旨在发挥政产学研用桥梁纽带作用,为我国脑机接口、脑机交互、脑机智能领域规划布局提供支撑建议,加强跨领域与行业交流,推动技术创新与应用探索,开展标准和测试研究,培育和构建产业生态,更好地支撑我国经济、科技和社会发展。2023年12月,国家科技伦理委员会人工智能伦理分委员会编制《脑机接口研究伦理指引》,为脑机接口研究合规开展、防范脑机接口研究与技术应用过程中的科技伦理风险提出了指导。2024年1月,工业和信息化部等七部门印发《关于推动未来产业创新发展的实施意见》,支持脑机接口等创新标志性产品研发,以期我国未来产业综合实力在未来3年能得到显著提升,部分领域能实现全球引领。2024年3月,政府工作报告指出大力推进现代化产业体系建设,积极培育新兴产业和脑机接口等未来产业。

2. 地方产业规划

近年来,各地方政府对脑科学和类脑科学发展给予了高度关注,并相继出台相关政策大力支持脑科学与类脑研究的发展。上海市于2015年正式实施以计算神经科学为桥梁开展脑与类脑交叉研究的地方脑计划,同年发布的全球有影响力科技创新中心建设"二十二条"将脑科学与人工智能列为重大基础工程之首。北京市在2018年发布的通知中明确了将脑认知与类脑技术作为第一大领域,进一步推动脑机融合;2019年,北京市经济和信息化局发布了《北京市机器人产业创新发展行动方案(2019—2022年)》,提出发展机器学习、触觉反馈、增强现实和脑机接口等面向养老、健康服务领域的关键技术;2024年发布《加快北京市脑机接口产业发展行动方案(2024—2030)(征求意见稿)》,加速推动脑机接口产业发展。2020年,广东省科技厅等五部门共同印发《广东省发展生物医药与健康战略性支柱产业集群行动计划（2021—2025年）》，加快发展生物医药与健康战略性支柱产业集群，促进产业迈向全球价值链高端；同年，广州市工信局发布促进元宇宙创新发展办法，重点聚焦人机交互、数字孪生、脑机接口等元宇宙核心技术的融合应用与集成创新；深圳市则在2022年印发了《深圳市光明区关于支持脑科学与类脑智能创新链产业链融合发展的若干措施》，支持脑科学与类脑智能创新链产业链融合发展。浙江省于2023年正式印发《浙江省"315"科技创新体系建设工程实施方案（2023—2027年）》，明确将脑科学与脑机融合列为十五大战略领域之一，打造互联网+、生命健康等三大科创高地。

各地迅速响应政策并成立实体机构以开启脑机相关科研工作。北京和上海分别成立了北京脑科学与类脑研究中心、上海脑科学与类脑研究中心。2018年12月，上海市启动了"脑与类脑智能基础转化应用研究"市级科技重大专项。2021年，广东省成立智能科学与技术研究院，并与国内脑机接口企业上海脑虎科技有限公司共建脑机接口与人机交互联合实验室。2021年，杭州率先布局脑机智能产业，建设了全国首个脑机智能产业园区——西投启真脑机智能科创中心，打造脑机智能产业链，旨在探索以国有企业为主体、产学研深度融合的新路径，帮助优秀企业和科研团队在区内落地发展；2022年，浙江大学与杭州地方政府共同成立南湖脑机交叉研究院，研究院主攻脑机医疗方向，旨在以脑机接口为核心手段，发展脑机基础硬件及闭环调控技术，打造自主可控的脑机治疗仪器和脑机调控器械。2023年，天津大学牵头成立了脑机交互与人机共融海河实验室，聚焦脑机交互与人机共融领域核心技术，助推天津市在脑机交互与人机共融领域的产业化进程。此外，江苏、安徽、山东、河北等省均出台了相关政策，表明我国各地方政府在推动脑机智能产业的发展方面已经迈出了实质性的步伐。

三、侵入式脑机接口技术及临床应用进展

（一）关键技术进展

在侵入式脑机接口核心基础硬件方面（表4-2），欧洲、美国等国家和地区的电极、芯片、微系统基座等技术处于世界领先水平，并可提供商业化成熟产品；在神

经信号解码技术方面，国内外技术水平实现并跑。

表 4-2 侵入式脑机接口基础器件国内外研究进展

器件类型	细分类型	代表院校、企业		特点
		国外	国内	
侵入式电极	刚性电极	美国 Cyberkinetics 公司、美国 NeuroNexus 公司、比利时微电子研究中心	上海交通大学、中国科学院空天信息创新研究院、中国科学院半导体研究所、武汉衷华脑机融合科技发展有限公司、北京大学	植入便利、损伤大
	柔性电极	哈佛大学、加州大学、斯坦福大学、美国 Axoft 公司	中国科学院上海微系统与信息技术研究所、上海脑虎科技有限公司、国家纳米科学中心、浙江大学	匹配性高、损伤小、植入不便
	血管介入式电极	澳大利亚 Synchron 公司、斯坦福大学	南开大学、上海心玮医疗科技股份有限公司	损伤小，植入时间短
芯片	—	美国 Intan 公司、美国 Neuralink 公司、瑞士洛桑联邦理工学院	浙江大学、中国科学院上海微系统与信息技术研究所、北京芯智达神经技术有限公司	多通道、低功耗
系统基座	科研仪器	美国 Blackrock Microsystems 公司、以色列 Alpha Omega 公司	北京脑科学与类脑研究所等	高性能、版本更新快
	微系统基座	美国 Neuralink 公司、美国 Paradromics 公司、美国 Medtronic 公司、美国 Motif Neurotech 公司、美国 Precision Neuroscience 公司、美国 Forest Neurotech 公司	清华大学、浙江大学、北京品驰医疗设备股份有限公司、景昱医疗科技（苏州）股份有限公司、杭州佳量医疗科技有限公司、博睿康医疗科技（上海）有限公司等	高度集成、小体积

1. 微电极阵列

作为脑机交互的关键基础，侵入式电极通过将以离子为载体的神经电信号转换为以电子为载体的电流或电压信号，能以高时空分辨率的方式，精确记录到电极附近单个神经元的动作电位，从而获取大脑神经电活动信息，实现大脑活动的实时监测。随着微纳加工技术和电极材料不断发展，微电极趋向于柔性、小型化和集成化发展，并形成了以刚性电极和柔性电极为主的发展路线。近年来，国内侵入式电极技术在高密度、柔性等方面有长足进步，但在信号质量、长期稳定性、临床应用等方面与美国等西方国家尚存在一定差距。

(1) 刚性电极

传统的侵入式电极主要由金属和硅等硬质材料制备而成，包括微丝电极、密歇根电极和犹他电极等。刚性电极在植入过程中具有速度快、操作便利的明显优势，但电极和脑组织之间存在机械失配问题，会对生物体的正常活动造成继发性脑损伤，也会在电极周围形成组织包裹导致信号逐渐衰弱。目前，仅有美国Cyberkinetics公司的犹他阵列电极获得美国FDA批准上市，可用于面向科研目的的临床使用。美国植入式电极供应商NeuroNexus利用微纳加工和封装技术提升了电极的机械性能和几何可靠特性。比利时微电子研究中心（Interuniversity Microelectronics Centre，IMEC）用互补式金属氧化物半导体（Complementary Metal Oxide Semiconductor，CMOS）技术将电子元件集成在探针上，实现电极多路复用的功能。

国内方面，武汉衷华脑机融合科技发展有限公司利用硅通孔高密度封装、倒焊工艺及微电子系统（Micro-Electro-Mechanical System，MEMS）技术制造出6万通道的阵列电极，其可用性尚有待验证。科斗（苏州）脑机科技有限公司在金属电极基础之上，使用高弹性的镍钛记忆合金材料开发半柔半刚性电极。该设计增加了电极的可植入时间，同时相较于传统犹他电极有更好的柔软度及弹性。中国科学院半导体研究所通过微纳加和表面功能修饰，研发了高灵敏、高信噪比的植入式神经微电极传感阵列器件。中国科学院空天信息创新研究院提出了高时空分辨神经细胞双模检测方法，研发了一系列植入式神经探针、离体神经网络芯片等纳米级传感器。

除改进制造工艺外，部分高校尝试采用超声降阻这一新颖手段研制新型植入式电极。上海交通大学利用超声振动提高微针电极的刚度和抑制震颤，从而在降低植入过程阻力的同时提高植入成功率，在长期慢性植入后通过轻微超声振动去除探针前端包裹的星形细胞胶质，从而缓解因组织包裹引发的神经信号无法记录的问题。

(2) 柔性电极

具有高生物相容性的柔性电极有利于缓解免疫反应，提高信号质量，对实现大脑活动长期稳定的慢性记录具有重要意义。国内外主要通过改进电极材料和制造工艺使电极趋于柔性化以贴合脑组织。2018年，美国莱斯大学开发了基于纳米电子线材料的3D电极阵列，具备超柔韧性和生物相容性等特点，可以记录一立方毫米脑组织中数万个神经元的电脉冲瞬间演变[1]。

2021年，美国哈佛大学联合麻省理工学院提出了以碳纳米管作为导电材料的水凝胶黏弹性电极，此电极可有效降低体外星形胶质细胞激活数量，增强局部场电位信噪比[2]。同年，美国加州大学圣迭戈分校和波士顿大学共同构建了具有可扩展且灵活的1024通道穿透硅微针阵列（SiMNA），可用于皮层神经信号的长期记录[3]。2022年，美国斯坦福大学教授鲍哲南等研制出可拉伸的高密度柔性阵列电极，可实现生物界面高时空分辨电生理监测，具备柔性机体表面的肌电信号记录和脑干电刺激功能[4]。2023年，美国神经技术公司Axoft公司联合哈佛大学开发超柔网状电极，有望长期稳定记录单个皮层和脊髓神经元信号[5]。

国内方面，浙江大学研制了无线超柔光电一体神经微电极及刚柔可调的新型三维柔性阵列电极，并完成了动物测试。中国科学院长春应用化学研究所研发的植入式水凝胶电极实现大鼠脑信号长期实时跟踪监测[6]。国家纳米科学中心联合中国科学院脑科学与智能技术卓越创新中心（神经科学研究所）构建了高密度的神经流苏电极技术，实现了对大脑内侧前额叶皮层神经元电活动的长期稳定读取[7]。2023年，中国科学院脑科学与智能技术卓越创新中心（神经科学研究所）联合临港实验室，通过材料优化和工艺改进提升电极抗拉伸能力，使其能以较高的速度穿过非人

---

[1] WEI X, LUAN L, ZHAO Z, et al. Nanofabricated ultraflexible electrode arrays for high-density intracortical recording[J]. Advanced science, 2018, 5(6): 1700625.

[2] TRINGIDES C M, VACHICOURAS N, LÁZARO I D, et al. Viscoelastic surface electrode arrays to interface with viscoelastic tissues[J]. Nature nanotechnology, 2021, 16(9): 1019−1029.

[3] LEE S H, THUNEMANN M, LEE K, et al. Scalable thousand channel penetrating microneedle arrays on flex for multimodal and large area coverage brainmachine interfaces[J]. Advanced functional materials, 2022, 32(25): 2112045.

[4] JIANG Y, ZHANG Z, WANG Y X, et al. Topological supramolecular network enabled high-conductivity, stretchable organic bioelectronics[J]. Science, 2022, 375(6587): 1411−1417.

[5] LE FLOCH P, ZHAO S, LIU R, et al. 3D spatiotemporally scalable in vivo neural probes based on fluorinated elastomers[J]. Nature nanotechnology, 2024, 19(3): 319−329.

[6] WANG W, ZHOU H, XU Z, et al. Flexible conformally bioadhesive mxene hydrogel electronics for machine learning-facilitated human-interactive sensing[J]. Advanced materials, 2024: 2401035.

[7] GUAN S, WANG J, GU X, et al. Elastocapillary self-assembled neurotassels for stable neural activity recordings[J]. Science advances, 2019, 5(3): eaav2842.

灵长类坚韧的软脑膜时依旧保持结构和功能完整，同时优化电极位点排布使其能够覆盖不同深度皮层区域，可实现实验猴视皮层及运动皮层长期的埋植及单细胞水平神经信号记录[1]。2024年，北京大学研发了一种高密度、高通量神经探针，单根探针上集成了1024个可同时记录通道、记录位点分布于探针表面，可覆盖非人灵长类动物和人的整脑尺度，在神经探针反复弯曲后依然保持完整性和功能性，可在大鼠上可实现长达105周的稳定记录[2]。上海脑虎科技有限公司自主研发了256通道的蚕丝蛋白深部柔性电极，利用蚕丝蛋白天然抗菌、机械性能佳、可控降解等优势，可实现长期在体稳定记录脑电信号，且对大脑的损伤小、排异反应小、安全性更高。

（3）血管介入式电极

当前，除上述传统的刚性和柔性电极外，新型血管介入式电极同样发展迅速。澳大利亚神经血管生物电子医学公司Synchron公司通过传统的血管介入手术，将电极从患者颈静脉植入至大脑运动皮质附近的血管，从而实现脑信号记录。2023年，美国斯坦福大学联合哈佛大学开发出了一种微型、超柔性的血管内神经探针，可以植入啮齿动物大脑中直径小于100微米的血管中，无须开颅手术即可测量大鼠大脑皮层中的神经信号[3]。

国内南开大学联合上海心玮医疗科技股份有限公司等多家单位，完成了羊和猴的介入式脑机接口试验。

2. 神经芯片技术

脑机芯片是将脑信号直接转化为数字信号的核心硬件，也是脑信号读取与解码、脑部疾病诊断与调控所依赖的核心器件。欧洲、美国等国家和地区重点聚焦芯片的微型系统化，实现感-算-调一体化闭环调控芯片系统，虽然近年来国内专用芯片涌现，但稳定性、可靠性有待提高，仍需长期实际应用验证。

国外方面，美国植入式芯片供应商Intan公司的植入式芯片已经产业化落地，

---

[1] TIAN Y, YIN J, WANG C, et al. An ultraflexible electrode array for large - scale chronic recording in the nonhuman primate brain[J]. Advanced science, 2023, 10(33): 2302333.

[2] LIU Y, JIA H, SUN H, et al. A high-density 1,024-channel probe for brain-wide recordings in non-human primates[J]. Nature neuroscience, 2024, 27: 1620−1631.

[3] ZHANG A, MANDEVILLE E T, XU L, et al. Ultraflexible endovascular probes for brain recording through micrometer-scale vasculature[J]. Science, 2023, 381(6655): 306−312.

为全球多个国家的研究团队提供科研支持。2021年，美国Neuralink公司研发的无线1024通道记录－刺激一体化芯片，可用于自由活动状态下小猪、猴子及人类的神经信号采集与调控。2022年，瑞士洛桑联邦理工学院研发了一款被称为"Neural Tree"的256通道感－算－调一体化闭环调控SoC芯片，能识别即将到来的震颤或癫痫的迹象，并启动神经刺激来减轻或避免症状[①]。

国内方面，浙江大学于2019年研制了可支持15万神经元的国内规模最大的脉冲神经网络类脑芯片达尔文2代。2023年进一步研发成功可支持200多万脉冲神经元的国际上单芯片规模最大的类脑芯片达尔文3代[②]。此外，浙江大学团队还研制了16通道刺激－记录一体化芯片，并完成动物颅内的长期电生理测试验证。中科院上海微系统与信息技术研究所研制了具有高电光调制性能的万通道脑电芯片。此外，海南大学、清华大学、复旦大学等长期致力于植入式脑机芯片的集成电路芯片设计、低噪声低功耗电路设计与系统集成方法等研究。北京脑科学与类脑研究所联合北京芯智达神经技术有限公司共同开发"北脑二号"智能脑机系统，实现了猕猴通过意念控制对二维运动目标的脑控拦截。

3. 系统基座技术

在科学仪器方面，国外仪器研发在成熟度、稳定性和迭代性方面具备明显优势，国内尚未开发出成熟产品。美国神经电生理技术公司Blackrock Microsystems公司研制了Neuroport生物电信号处理系统、Cerebus™多通道神经信号采集系统、CereStim R96可编程通道电刺激器等多款商业化设备，目前已被广泛用于啮齿类、哺乳类等动物和人类临床研究。以色列神经外科设备研发公司Alpha Omega研制了目前市场上最先进的大规模神经元动作电位采集系统——AlphaLab SnR™多通道神经电生理实验系统。

在微系统基座方面，欧美国家在系统高度集成、新型脑机接口、临床应用等方面有重点突破。美国Neuralink公司研发了集成1024通道的全植入式微型系统，

---

① SHIN U, SOMAPPA L, DING C, et al. A 256-channel 0.227 μJ/class versatile brain activity classification and closed-loop neuromodulation SoC with 0.004 mm²–1.51 μw/channel fast-settling highly multiplexed mixed-signal front-end[C]//2022 IEEE International Solid-State Circuits Conference (ISSCC). New York: IEEE, 2022, 65: 338−340.

② MA D, JIN X, SUN S, et al. Darwin3: a large-scale neuromorphic chip with a novel ISA and on-chip learning[J]. National science review, 2024, 11(5): nwae102.

尺寸仅为23 mm×8 mm，于2024年初完成首例临床手术，患者可成功通过意念进行鼠标控制。美国脑机接口技术开发商Paradromics公司研制了可记录1600多个独立神经元信号的无线高速率脑机接口产品Connexus直接数据接口（Direct Data Interface，DDI），获得美国FDA突破性医疗器械认定，有望于2024年对人类患者进行首次临床试验。美国医疗科技公司Medtronic公司研发的智能可感知脑起搏器Percept™PC，是全球首款可商用的具有感知技术的脑深部刺激器，已在全球范围内帕金森病患者的临床治疗中得到广泛应用。近期，美国微创生物电子植入物研发商Motif Neurotech公司开发了数字可编程脑外治疗仪（Digitally Programmable Over-brain Therapeutic，DOT），仅穿透头骨即可实现大脑刺激调控[1]。美国精密神经科学公司Precision Neuroscience公司开发了第7层皮层接口，构建了一种模块化的、可拓展的脑机接口平台，包括高通量薄膜电极阵列和微创手术植入系统，促进与大脑皮层表面的大部分区域的双向通信，无须进行开颅手术移除颅骨即可实现皮层表面电极植入。澳大利亚Synchron公司、美国医疗技术公司Forest Neurotech公司等则发明了介入式血管内运动神经假体系统、微创超声等新型侵入式脑机接口系统。

相较而言，国内技术在集成度上仍有较大的发展空间，目前正陆续开展脑疾病诊疗、运动康复等临床研究。清华大学与博睿康医疗科技（上海）股份有限公司研制的无线微创植入脑机接口系统NEO[2]，电极大小约为两枚一元硬币，已完成两例临床植入试验。创新高端医疗器械代表企业北京品驰医疗设备股份有限公司开发的可应用于帕金森病、肌张力障碍等疾病治疗的DBS系统（脑起搏器），尺寸为12 mm×70 mm×61 mm，目前全国累计植入已超过2.5万次。景昱医疗科技（苏州）股份有限公司开发了可充电脑深部电刺激系统，规格为50 mm×48 mm×10 mm，已获批上市正式投入临床应用。浙江大学研发的64通道全植入式无线神经信号采集微系统，体积为39 mm×22 mm×6 mm，已完成动物测试，未来有望应用于难治性抑郁症治疗。

---

[1] WOODS J E, SINGER A L, ALRASHDAN F, et al. Miniature battery-free epidural cortical stimulators[J]. Science advances, 2024, 10(15): eadn0858.

[2] ZHANG X, LI J, LI Z, et al. Leading and following: noise differently affects semantic and acoustic processing during naturalistic speech comprehension[J]. NeuroImage, 2023, 282: 120404.

4. 神经解码技术

在脑信息解码算法方面，国内外技术水平实现并跑，提出多项针对解码精度、工作时长、控制时间等脑机接口性能问题的算法模型。美国斯坦福大学于2012年和2015年先后建立了再校准反馈意图训练卡尔曼滤波器[1]及单次运动皮层活动的动力学模型[2]，能有效提升脑机接口的控制速度并有效延长可持续的工作时间。佛罗里达大学提出了基于强化学习、互适应和重塑概念的新型脑机接口架构，可从用户神经元活动中学习并完成特定任务[3]。我国浙江大学团队提出了多模型自适应集成动态解码方法[4]和基于孪生神经网络的核回归框架[5]，可显著提升解码精度与工作时长。针对不同感觉皮层与任务，需构建特异性解码算法，如美国麻省理工学院概述了使用目标驱动的分层卷积神经网络（Heterogeneous Vonvolutional Neural Networks，HCNNs）在高级视觉皮层区域的神经单元和群体反应建模方面取得的进展[6]。浙江大学针对运动皮层的神经编码机制提出了解耦变分自编码器，能通过与分离行为相关的神经信号来揭示运动皮层复杂编码机制，实验结果表明其解码性能、重构性能优于同期其他算法[7]。此外，美国南加州大学[8]、我国浙江大学[9]等高校还提出了多输入多输出非线性算法及基于现代机器学习的情绪标记物识别方法以适用于情绪、记忆等不同任务。

---

[1] GILJA V, NUYUJUKIAN P, CHESTEK C A, et al. A high-performance neural prosthesis enabled by control algorithm design[J]. Nature neuroscience, 2012, 15(12): 1752−1757.

[2] KAO J C, NUYUJUKIAN P, RYU S I, et al. Single-trial dynamics of motor cortex and their applications to brain-machine interfaces[J]. Nature communications, 2015, 6(1): 7759.

[3] DIGIOVANNA J, MAHMOUDI B, FORTES J, et al. Coadaptive brain–machine interface via reinforcement learning[J]. IEEE transactions on biomedical engineering, 2008, 56(1): 54−64.

[4] QI Y, LIU B, WANG Y, et al. Dynamic ensemble modeling approach to nonstationary neural decoding in brain-computer interfaces[J]. Advances in neural information processing systems, 2019, 32.

[5] LI Y, QI Y, WANG Y, et al. Robust neural decoding by kernel regression with siamese representation learning[J]. Journal of neural engineering, 2021, 18(5): 056062.

[6] YAMINS D L K, DICARLO J J. Using goal-driven deep learning models to understand sensory cortex[J]. Nature neuroscience, 2016, 19(3): 356−365.

[7] LI Y, ZHU X, QI Y, et al. Revealing unexpected complex encoding but simple decoding mechanisms in motor cortex via separating behaviorally relevant neural signals[J]. ELife, 2024, 12: RP87881.

[8] HAMPSON R E, SONG D, ROBINSON B S, et al. Developing a hippocampal neural prosthetic to facilitate human memory encoding and recall[J]. Journal of neural engineering, 2018, 15(3): 036014.

[9] CHEN W, WANG Y, YANG Y. Efficient Estimation of Directed Connectivity in Nonlinear and Nonstationary Spiking Neuron Networks[J]. IEEE Transactions on biomedical engineering, 2024, 71(3):841−854.

（二）临床应用进展

侵入式脑机接口应用系统主要面向医疗领域，包括运动功能重建、感知觉增强、脑疾病治疗等方面，国内外已分别实现了诸多应用成果，欧洲和美国等国家和地区仍处于领跑主导位置。

1. 运动功能重建

在运动与书写脑机接口方面，美国斯坦福大学联合布朗大学、哈佛医学院采用侵入式脑机接口实现脑控电脑英文书写，瘫痪受试者可实现每分钟 90 个字符输入，原始准确率达 94%，离线自动校正后准确率超 99%，速度可比拟普通人[①]。澳大利亚 Synchron 公司发明的血管内运动神经假体系统，能帮助渐冻症患者实现意念控制电脑，打字任务平均选择准确率为 92.91%，每分钟平均准确输入字符数为 16.86 个。国内技术基本实现并跑，并能针对汉语书写特色实现瘫痪病人在线脑机交互。清华大学等团队开发出一种更为小型化的侵入式脑机接口方案，采用 3 个颅内电极实现通过微创植入脑机接口进行文字输入，速度达到每分钟 12 个字符，为今后实现以最小创伤植入脑机接口帮助瘫痪患者恢复外界沟通能力提供了理论和实践基础[②]。浙江大学脑机接口团队实现国际首次临床侵入式脑控汉字书写，志愿者可通过想象书写解码汉字书写轨迹，100 个汉字实时在线正确率达 96.2%。

在肢体运动功能重建方面，瑞士洛桑联邦理工学院取得了代表性成果。2022 年，瑞士洛桑联邦理工学院和洛桑大学首次通过个性化脊髓电刺激帮助 3 名完全瘫痪的脊髓损伤患者初步恢复了独立运动能力[③]。2023 年，研究团队首度通过结合全植入颅内脑电信号解码和脊髓电刺激，使瘫痪患者可以通过意志来控制肌肉活动时间和幅度，从而更好地恢复独立运动能力[④]。同年，研究人员开发了一种闭环操作的神经假体，神经假体能与脑深部电刺激术（Deep Brain Stimulation，DBS

---

① WILLETT F R, AVANSINO D T, HOCHBERG L R, et al. High-performance brain-to-text communication via handwriting[J]. Nature, 2021, 593(7858): 249−254.

② LIU D, XU X, LI D, et al. Intracranial brain-computer interface spelling using localized visual motion response[J]. Neuroimage, 2022, 258: 119363.

③ ROWALD A, KOMI S, DEMESMAEKER R, et al. Activity-dependent spinal cord neuromodulation rapidly restores trunk and leg motor functions after complete paralysis[J]. Nature medicine, 2022, 28(2): 260−271.

④ LORACH H, GALVEZ A, SPAGNOLO V, et al. Walking naturally after spinal cord injury using a brain–spine interface[J]. Nature, 2023, 618(7963): 126−133.

和多巴胺替代疗法协同作用，缓解不对称性步伐、促进更大的步伐、改善平衡、减少步态冻结，帮助帕金森病患者更好地恢复行走能力①。德国植入式脑机接口企业 Cortec 研发的 Brain Interchange System（BIS）的植入式脑机接口系统为中风康复治疗提供了一种创新解决方案，于 2024 年 5 月获得美国 FDA 的研究性设备豁免（IDE）申请许可，并计划于第三季度开展第一例人体植入手术。清华大学采用自主研发的微创半侵入式脑机接口完成首例临床试验，患者可通过脑电活动驱动气动手套，实现自主喝水等脑控功能，抓握解码准确率超过 90%，填补了国内研究空白。

2. 语音修复

在语音脑机接口方面，美国加州大学旧金山分校在 2021 年首次实现了失语志愿者通过想象说话的在线语言识别②，随后在 2023 年率先实现失语志愿者通过想象说话进行多模态在线脑机交互③。同年，美国斯坦福大学首次实现失语志愿者大词汇量（12.5 万个英文词汇）在线语言脑机接口，该系统在 50 个单词的词汇量下错误率为 9.1%，比此前最先进的语言脑机接口装置低 2.7 倍，而当词汇量扩大到 125 000 个单词时错误率上升到了 23.8%，训练后可完成每分钟 62 个单词解码，进一步接近自然对话④。西湖大学⑤、复旦大学附属华山医院⑥各自利用颅内脑电信号离线解码汉语声调和（或）声母、韵母并合成汉语，但尚未实现在线交互。

3. 感知觉增强

美国在记忆增强、感觉输入脑机接口领域取得了国际领先的成果，如美国南加

---

① MILEKOVIC T, MORAUD E M, MACELLARI N, et al. A spinal cord neuroprosthesis for locomotor deficits due to Parkinson's disease[J]. Nature medicine, 2023, 29(11): 2854−2865.

② MOSES D A, METZGER S L, LIU J R, et al. Neuroprosthesis for decoding speech in a paralyzed person with anarthria[J]. New england journal of medicine, 2021, 385(3): 217−227.

③ METZGER S L, LITTLEJOHN K T, SILVA A B, et al. A high-performance neuroprosthesis for speech decoding and avatar control[J]. Nature, 2023, 620(7976): 1037−1046.

④ WILLETT F R, KUNZ E M, FAN C, et al. A high-performance speech neuroprosthesis[J]. Nature, 2023, 620(7976): 1031−1036.

⑤ FENG C, CAO L, WU D, et al. A high-performance brain-sentence communication designed for logosyllabic language[J]. bioRxiv, 2023: 2023.11.05.562313.

⑥ LIU Y, ZHAO Z, XU M, et al. Decoding and synthesizing tonal language speech from brain activity[J]. Science advances, 2023, 9(23): eadh0478.

州大学、加州大学[1]等通过脑机接口实现人类从短时（秒级）到长时（数小时级）的记忆力增强；杜克大学、加州理工大学等采用脊髓刺激、多通道颅内电刺激的方式分别在猴和瘫痪患者上实现了更接近真实感觉的"人造躯体感觉"；美国匹兹堡大学[2]首次实现感觉输入-运动输出双向脑机接口，大幅提高脑控机械手性能，但国内尚未有相关研究报道。

在视觉假体领域，美国拉什大学医学中心及南加州大学[3]成功设计了电刺激视皮层假体和超声刺激视觉假体。加利福尼亚大学洛杉矶分校联合贝勒医学院使用神经刺激器对5名盲人进行了18个月周期的研究，所有受试者都报告刺激诱发感知到光幻影，在植入期间和植入后无临床并发症。国内浙江大学、复旦大学已开展视觉假体原理与技术研究。

在中枢听觉假体领域，奥地利MED-EL和澳大利亚Cochlear公司率先实现了听觉脑干植入（Auditory Brainstem Implantation，ABI）系统的产品化及临床应用，该类装置的听觉重建效果仍待完善。近年来，美国等国家或地区的研究团队在电极阵列优化上不断尝试，提出柔性表面电极方案，以期在植入后能具备更佳的脑机接口界面。上海交通大学医学院附属第九人民医院完成了我国首款听觉脑干植入系统的研发，并联合浙江诺尔康神经电子科技股份有限公司实现了产品化，在2022年开展了注册前临床试验，完成了30例患者的手术植入，安全性良好。

4. 脑疾病治疗

在疾病治疗方面，欧美国家率先完成帕金森病、癫痫、抑郁症等脑疾病从开环至闭环、从局部至网络、从群体至个性化的诊疗。例如，美国神经系统疾病可植入式治疗设备研发商NeuroPace公司拥有美国首款获批的闭环脑反应神经刺激系统，目前已为超过5000名癫痫患者进行了植入治疗。Medtronic公司的Percept™ PC是全球首个且唯一获得中国国家药品监督管理局、欧盟CE和美国FDA全认证，且兼

---

[1] GEVA-SAGIV M, MANKIN E A, ELIASHIV D, et al. Augmenting hippocampal–prefrontal neuronal synchrony during sleep enhances memory consolidation in humans[J]. Nature neuroscience, 2023, 26(6): 1100−1110.

[2] FLESHER S N, DOWNEY J E, WEISS J M, et al. A brain-computer interface that evokes tactile sensations improves robotic arm control[J]. Science, 2021, 372(6544): 831−836.

[3] JIANG L, LU G, ZENG Y, et al. Flexible ultrasound-induced retinal stimulating piezo-arrays for biomimetic visual prostheses[J]. Nature communications, 2022, 13(1): 3853.

容 3.0 T 和 1.5 T 全身核磁扫描的 DBS 系统，适用于帕金森病、肌张力障碍等疾病。加利福尼亚大学在 2021 年首次实现个性化脑信号标记物引导的闭环 DBS，取得了快速、有效的缓解抑郁效果。尽管国内在脑疾病治疗领域起步晚，仍处于开环、局部调控阶段，但技术发展迅速，未来前景广阔。

国内方面，景昱医疗科技（苏州）股份有限公司、北京品驰医疗设备股份有限公司等公司研制的脊髓电刺激系统、DBS 系统，已获批医疗器械注册证及 CE 认证，但尚未实现闭环调控。浙江大学联合杭州佳量医疗科技有限公司开发了全植入式闭环癫痫刺激系统，已完成超 40 例临床试验。

（三）医疗产品研发现状

脑机接口产业全球发展欣欣向荣，欧美侵入式企业发展早、产业链完善、研发产品成熟度高，主要面向运动、感知觉功能疾病恢复及神经精神疾病调控等严肃医疗领域。例如，美国 Neuralink 公司的柔性脑机接口设备经美国 FDA 批准后已完成首例临床试验，实现瘫痪患者运动功能替代，可完成下棋、打游戏等日常行为。美国视觉假体设备商 Vivani Medical 公司旗下名为 Orion 的视觉假体获得美国 FDA 的临床试验批准，已在 3 名被试者的视皮层植入了 5 年。Medtronic 公司研发的智能可感知脑起搏器 Percept™PC，是全球首个且唯一获得中国国家药品监督管理局、欧盟 CE 和美国 FDA 全认证的产品，数据表明截至 2023 年全球已有超过 25 万名患者使用了 Medtronic 公司相关脑起搏器。美国 NeuroPace 公司凭其癫痫反应式神经刺激器实现公司上市。2024 年，全球医疗健康公司 Abbott 宣布旗下的 Liberta RC™ 脑起搏器（DBS）获得了美国 FDA 批准，是目前世界上最小的具有远程编程功能的可充电 DBS 系统。加拿大功能性神经调节（Functional Neuromodulation）公司利用 DBS 穹窿区域改善轻度阿尔茨海默病，并于 2017 年获得了用于阿尔茨海默病的 CE 认证。2021 年，该公司与美国 Boston Scientific 联合研制的 Vercise™DBS 系统获得美国 FDA 突破性设备认证，用于治疗 65 岁及以上的轻度阿尔茨海默病患者，并从当年开始启动为期 4 年共 200 名患者的随机双盲对照临床试验。韩国可穿戴设备公司 Ybrain 的神经刺激设备 MindTeam 可通过微电流刺激额叶缓解和治疗轻中度抑郁症，短时间内可较快改善症状，已获得韩国 FDA 批准用于重度抑郁症的居家电子治疗，目前已在韩国 88 家医院铺开应用。

相较而言，国内产业化进程处于起步阶段，在运动康复、神经调控等产品研发上紧随国外步伐，但感知觉功能产品尚有差距（表4-3）。北京品驰医疗设备股份有限公司可感知脑电且1.5/3.0 T磁共振兼容的可充电DBS系统已获得三类医疗器械产品注册证和CE认证，截至2023年底已经在超过450家临床合作中心铺开应用，全国累计植入超过25 000位患者。景昱医疗科技（苏州）股份有限公司自主研发的国内首个双靶点STN+ Aaxon 8触点可充电脑起搏器于2024年3月获批上市，标志着其正式投入临床应用。浙江诺尔康神经电子科技股份有限公司自主研发、全独立自主产权的人工耳蜗系统分别于2011年8月和2013年8月获得由中国药品监督管理部门颁发的用于成人和儿童患者的注册证。2011年正式上市销售的晨星人工耳蜗系统，使中国成为世界上继美国、澳大利亚、奥地利之后的第四个能够独立研发生产人工耳蜗的国家，填补了中国在该领域的空白。杭州佳量医疗科技有限公司的植入式自响应神经刺激系统Epilcure™已开启多中心、对照临床试验，标志着国产高性能脑机产品在医疗领域的应用进入加速落地阶段。

表4-3 部分国内侵入式脑机接口企业

企业名称	产品名称	应用场景
北京品驰医疗设备股份有限公司	G106RS DBS系统	帕金森病治疗
景昱医疗科技（苏州）股份有限公司	SR1101-16植入式可充电脑深部神经刺激器	帕金森病治疗
杭州佳量医疗科技有限公司	Epilcure™植入式闭环自响应神经刺激系统	难治性癫痫治疗
浙江诺尔康神经电子科技股份有限公司	人工耳蜗系统	听觉障碍
常州瑞神安医疗器械有限公司	植入式迷走神经刺激（VNS）	难治性癫痫治疗
常州瑞神安医疗器械有限公司	植入式可充电脊髓刺激器系统（SCS）	疼痛缓解
深圳微灵医疗科技有限公司	基于μECoG的全植入式无线脑机接口系统	瘫痪病人运动功能替代
上海脑虎科技有限公司	高通量神经信号采集系统CereCube	临床监测
深圳市应和脑科学有限公司	血管支架电极系统	临床监测
上海阶梯医疗科技有限公司	高通量信号采集系统	临床监测
博睿康医疗科技（上海）有限公司	无线微创脑机接口（NEO）	脊髓损伤康复治疗

四、非侵入式脑机接口技术及临床应用进展

(一)关键技术进展

在非侵入式脑机接口基础器件方面(表4-4),欧美发达国家的脑电采集电极、信息采集芯片等技术已可全面提供商业化成熟产品,国内经过长周期的研发积累实现了部分技术壁垒的突破。

表4-4 非侵入式脑机接口基础器件国内外研究进展

器件类型	细分类型	代表院校、企业 国外	代表院校、企业 国内	特点
非侵入式电极	干电极	德国伊尔姆瑙理工大学、德国 ANT Neuro 公司	苏州意忆计科技有限公司、武汉格林泰克科技有限公司等	无须导电膏,信号质量一般
非侵入式电极	湿电极	澳大利亚 Neuroscan 公司	中国科学院半导体研究所、浙江大学、上海心仪电子科技有限公司、江苏集萃脑机融合智能技术研究所有限公司等	需清洗、信噪比高、信号质量好
芯片	—	美国德州仪器公司、Intan 公司	中国科学院自动化研究所、天津大学、中国电子信息产业集团、浙江大学、清华大学、杭州暖芯迦电子科技有限公司	高通量采集、实时计算
系统基座	—	美国 EGI 公司、澳大利亚 Neuroscan 公司	博睿康医疗科技(上海)有限公司	快速高效、精准全面

1. 非侵入式电极技术

非侵入式电极作为脑电采集系统的核心器件,在一定程度上决定了信号的采集质量。目前,非侵入电极发展趋势主要包括两个方面:一是改进材料以提升导电率。浙江大学台州研究院科研团队将纳米黏土加入电极导电层中,改变了水凝胶与皮肤的接触特性,实现电极与皮肤紧密耦合,从而提高导电率。日本电子元器件制造商株式会社村田制作所(Murata Manufacturing)利用具有层状结构的二维过渡金属碳或/和氮化物(MXenes)给电极镀薄膜,薄膜中的金属阳离子使电荷转移现象易于发生,从而使电极具有较低表面阻抗和良好导电率。美国加利福尼亚大学洛杉矶分校研发了一种可适用于脑电图的新型薄膜电极材料,柔软透气

且能与表皮组织良好贴合，集成放大电路可高保真监测和局部放大电生理信号[①]；改进了结构以促进电极与皮肤充分接触。美国初创公司 NIURA CORP 将传统的脑电采集耳塞主体材料硅胶替换为导电丝等导电材料，增加了电极接触耳内的表面积。谷歌子公司 X DEVELOPMENT LLC 耳式电极被设计放置在具有弓形曲率的 C 形弹性支架上，从而保障电极与皮肤充分接触，并且不影响佩戴者聆听外部声音。德国伊尔姆瑙理工大学研制出首款高密度（256通道）干电极脑电采集装置，在可靠性、舒适度和耐久度上达到或超过传统湿式电极[②]。我国苏州意忆计科技有限公司结合材料创新和结构创新，研发基于多聚糖的高弹性水凝胶电极，电极的"子弹头"结构适于有发区使用，用后无须清洗头发和脑电帽，大大增加了脑电采集设备广泛应用的可能性。

2. 神经芯片技术

非侵入式脑机接口芯片发展主要由高通量和实时性需求驱动。由于脑电信号通常在极端条件下进行信号处理，对信号链路设计和芯片性能要求较高，未来或诞生将数据处理与计算集成于一体的专用 DSP（Digital Signal Processing）芯片，以满足高通量采集与实时计算的高需求。美国德州仪器公司研制的脑电采集芯片 ADS1299 在国内占有很大市场。

国内方面，中国电子信息产业集团联合天津大学，于 2021 年和 2023 年连续推出了国内首款拥有完全自主知识产权的国产脑电采集芯片"脑语者"D 系列及其升级版样片，其输入噪声、信噪比、动态范围、功耗、输入阻抗等核心指标优于 ADS1299，具有"精解码、高指令、快通信、强交互"四大优势，但尚未达到产业化要求。另外，清华大学也在低功耗脑电解码芯片技术方面展开探索。

3. 系统基座技术

美国科研型企业 EGI、澳大利亚 Neuroscan 等公司研制的脑电采集设备仍是国际主流产品，我国在这方面仍处于落后水平，尚未完全实现自主可控。如博睿康医疗科技（上海）有限公司研制的 NeuSen W 系列无线脑电采集系统虽在国内占有一

---

① YAN Z, XU D, LIN Z, et al. Highly stretchable van der Waals thin films for adaptable and breathable electronic membranes[J]. Science, 2022, 375(6583): 852−859.

② FIEDLER P, FONSECA C, SUPRIYANTO E, et al. A high - density 256 - channel cap for dry electroencephalography[J]. Human brain mapping, 2022, 43(4): 1295−1308.

定市场，但其核心芯片均进口自美国。

在实验范式方面，欧美国家仍是领域领跑者。1988年，美国伊利诺伊大学厄巴纳-香槟分校开发了基于视觉P300的虚拟打字机，该视觉P300脑机接口系统，让用户通过一个包含了字母、数字及符号的6×6方阵实现脑与计算机的交互，达到每分钟7～8个字母的输入速度。1991年，美国纽约州立大学提出了基于体感运动节律（Sensorimotor Rhythm，SMR）的脑机接口系统，通过8～13 Hz的μ节律和16～26 Hz的β节律的幅值进行自主调节来控制鼠标的上下运动[1]。1993年，奥地利格拉茨技术大学提出了基于想象运动（Motor Imagery）的脑机接口，受试者通过想象不同的肢体运动来实现脑机通信与控制，能实现如喝水等基本的日常活动[2-4]。1999年，德国图宾根大学提出了基于皮层慢电位的脑机接口系统，能为瘫痪患者提供基本的通信功能，实现与外界的交互[5-7]。加拿大英属哥伦比亚大学[8]、瑞士洛桑联邦理工学院[9][10]等团队还提出了异步脑机接口、自适应脑机接口等系统。

国内，清华大学构建了基于稳态视觉诱发电位的脑机接口系统，受试者通过选

---

[1] WOLPAW J R, MCFARLAND D J, NEAT G W, et al. An EEG-based brain-computer interface for cursor control[J]. Electroencephalography and clinical neurophysiology, 1991, 78(3): 252−259.

[2] PFURTSCHELLER G, FLOTZINGER D, KALCHER J. Brain-computer interface—a new communication device for handicapped persons[J]. Journal of microcomputer applications, 1993, 16(3): 293−299.

[3] PFURTSCHELLER G, MÜLLER G R, PFURTSCHELLER J, et al. 'Thought'-control of functional electrical stimulation to restore hand grasp in a patient with tetraplegia[J]. Neuroscience letters, 2003, 351(1): 33−36.

[4] PFURTSCHELLER G, NEUPER C, FLOTZINGER D, et al. EEG-based discrimination between imagination of right and left hand movement[J]. Electroencephalography and clinical neurophysiology, 1997, 103(6): 642−651.

[5] BIRBAUMER N, GHANAYIM N, HINTERBERGER T, et al. A spelling device for the paralysed[J]. Nature, 1999, 398(6725): 297−298.

[6] BIRBAUMER N, HINTERBERGER T, KUBLER A, et al. The thought-translation device (TTD): neurobehavioral mechanisms and clinical outcome[J]. IEEE transactions on neural systems and rehabilitation engineering, 2003, 11(2): 120−123.

[7] BIRBAUMER N. Breaking the silence: brain–computer interfaces (BCI) for communication and motor control[J]. Psychophysiology, 2006, 43(6): 517−532.

[8] MASON S G, BIRCH G E. A brain-controlled switch for asynchronous control applications[J]. IEEE Transactions on biomedical engineering, 2000, 47(10): 1297−1307.

[9] MILLÁN J R, RUPP R, MÜLLER-PUTZ G R, et al. Combining brain–computer interfaces and assistive technologies: state-of-the-art and challenges[J]. Frontiers in neuroscience, 2010, 4: 161.

[10] MILLAN J R, RENKENS F, MOURINO J, et al. Noninvasive brain-actuated control of a mobile robot by human EEG[J]. IEEE transactions on biomedical engineering, 2004, 51(6): 1026−1033.

择性地去注视屏幕上以不同频率闪烁的方块来实现交互[1]；于2008年提出了运动触发视觉诱发（Motion-onset Visual Evoked Potential，M-VEP）的脑机接口系统，采用ERPs中的N200成分，在抗疲劳方面具有一定优势，为患者提供了一种新的交流手段[2][3]。

4. 神经解码技术

尽管国内在非侵入式脑机解码技术方面起步较晚，但近年来发展态势较好，取得了并跑甚至部分领跑的优秀成果。天津大学针对多项性能指标取得了国际领先的成果，包括实现了亚μV级极微弱脑电信号解码技术；提出了超大指令集（216指令）的脑机接口混合编码技术等。相较而言，国外在视觉诱发非侵入式脑机接口上的相关技术和成果均逊于国内，如加拿大阿尔格玛大学开发的72指令P300拼写器在线信息传输速率最高可达120 bits/min；美国加州大学圣迭戈分校开发的任务相关成分分析算法，在40指令SSVEP-BCI上实现了325 bits/min的信息传输速率。

在软件平台方面，美国纽约州卫生署Wadsworth研究中心牵头开发的BCI2000通用脑机接口软件平台，其灵活的机制可支持各类脑机接口研究领域的应用，能匹配不同采集设备、设计算法及实验范式，快速建立实时脑机接口系统，已被广泛用于世界范围内约500个实验室。脑机交互与人机共融海河实验室发布脑机接口领域综合性开源软件平台MetaBCI，针对脑机接口领域数据分布散乱、算法复现困难、在线系统效率低的问题，开发了通用的算法框架、利用了双进程和双线程提高在线实时效率，有助于降低构建脑-机接口系统的技术门槛，减少研发成本，促进转化落地，为脑机接口全链条系统开发及应用提供了统一框架[4]。

---

[1] CHENG M, GAO X, GAO S, et al. Design and implementation of a brain-computer interface with high transfer rates[J]. IEEE transactions on biomedical engineering, 2002, 49(10): 1181−1186.

[2] GUO F, HONG B, GAO X, et al. A brain–computer interface using motion-onset visual evoked potential[J]. Journal of neural engineering, 2008, 5(4): 477.

[3] HONG B, GUO F, LIU T, et al. N200-speller using motion-onset visual response[J]. Clinical neurophysiology, 2009, 120(9): 1658−1666.

[4] MEI J, LUO R, XU L, et al. MetaBCI: An open-source platform for brain–computer interfaces[J]. Computers in biology and medicine, 2024, 168: 107806.

第四章
2023 年临床医学研究热点浅析：脑机接口技术及临床应用进展

（二）临床应用进展

非侵入式脑机接口已被国内外高校广泛用于脊髓损伤、脑卒中患者的运动功能康复、意识障碍监测等领域，并取得了较好的成果。伊利诺伊大学厄巴纳－香槟分校早在 1988 年提出了基于视觉 P300 的脑机接口系统，可实现计算机每分钟 12 bits 或 2.3 个字符输入。瑞士洛桑联邦理工学院在 2004 年首次将基于运动想象的脑机接口用于轮椅控制，随后西班牙萨拉戈萨大学、新加坡国立大学、法国南特大学等团队接连研制了基于 P300 的脑机接口智能轮椅系统及基于脑电和眼电信号的轮椅控制系统。2019 年，美国明尼苏达大学联合卡内基梅隆大学联合开发了基于运动想象的脑机接口系统，能够有效帮助脊髓损伤患者恢复运动功能，控制二维机械臂完成追踪[1]。

国内方面，清华大学于 2015 年提出了视觉 SSVEP 脑机接口，可实现计算机每分钟 60 个字符（约 12 个单词）的高速输入。在 2021 年，团队提出了基于 160 个目标的无校准 SSVEP-BCI 系统，实验结果表明超 50% 受试者（$N=12$）达到高于 90% 的平均识别准确率，在线总平均识别准确率为 87.16%，平均信息传输速率达每分钟 78.84 bits[2]。天津大学自主研发了全球首台适用于全肢体中风康复的人工神经康复机器人系统"神工"系列，通过构建"脑—机—肌"紧密型的人工神经信息环路，能有效地促进原有障碍的运动反射弧的逐渐恢复，该系统已通过中国国家药品监督管理局审批，并在多地医院临床测试成功。团队甚至还为渐冻人王甲打造了一套中文输入的视觉脑机接口系统，可实现意念打字。华南理工大学针对意识障碍患者，提出了脑电 P300 和 SSVEP 信号的联合诱发、联合检测及融合方法，研发了多模态高性能脑机接口，用于意识障碍患者的意识检测和辅助诊断。

面向特种领域，天津大学神经工程团队研制出了国际首套空间站在轨脑机接口系统，应用于 2016 年"天宫二号"和"神舟十一号"载人飞行任务，研发了 4 个自由度、12 个指令脑控无人机系统，验证了脑机接口技术在复杂空间环境中的适用性，为我国载人航天工程的新一代医学与人因保障系统提供关键技术支撑。

---

[1] EDELMAN B J, MENG J, SUMA D, et al. Noninvasive neuroimaging enhances continuous neural tracking for robotic device control[J]. Science robotics, 2019, 4(31): eaaw6844.

[2] CHEN Y, YANG C, YE X, et al. Implementing a calibration-free SSVEP-based BCI system with 160 targets[J]. Journal of neural engineering, 2021, 18(4): 046094.

（三）医疗产品研发现状

1. 运动康复及增强

奥地利、中国等均有诸多厂商研制卒中康复训练设备，绝大多数厂商采用非侵入式技术进行研发（表4-5）。奥地利脑机接口公司g.tec的卒中康复训练系统recoveriX对发生脑损伤和中风已30年的患者依然有效，99%的患者的痉挛状态和粗大运动功能得到改善，95%的患者改善了精细运动技能、提升了注意力。

国内，西安臻泰智能科技有限公司的脑控康复机器人上下肢运动训练产品已取得二类医疗器械注册证，临床验证显示康复疗效比传统康复训练手段提升20%以上。浙江强脑科技有限公司开发了BrainRobotics智能仿生手，可通过监测神经电和肌肉电信号，识别运动意图并转化为相应的动作，产品已获得美国FDA批准。

表4-5 部分国内非侵入式脑机接口企业

企业名称	产品名称	应用场景
北京脑陆科技有限公司	康睡KANG	睡眠改善
杭州柔灵科技有限公司	AirDreanm脑电睡眠监测仪	睡眠改善
深圳市宏智力科技有限公司	BrainLink Pro智能头箍	情绪调控
深圳创达云睿智能科技有限公司	优梦思（UmindSleep）额贴式睡眠记录仪	睡眠改善
浙江强脑科技有限公司	BrainRobotics智能仿生手	残障人士运动功能重建
	Easleep深海豚脑机智能安睡仪	睡眠改善
博睿康医疗科技（上海）有限公司	医用事件相关电位仪	大脑认知功能辅助治疗
武汉格林泰克科技有限公司	GT Cap ST医疗脑电图帽	脑电监测
西安臻泰智能科技有限公司	BCI-Assessment无线多通道脑电采集分析系统	脑电监测
	BCI-PT脑机接口上下肢康复训练系统	康复训练
上海念通智能科技有限公司	eCon-Hand脑机接口上肢医用康复训练仪	康复训练
深圳睿瀚医疗科技有限公司	睿瀚邦德BCI脑机接口手功能康复机器人系统	康复训练
上海数药智能科技有限公司	注意力强化训练软件	注意缺陷多动障碍儿童治疗

续表

企业名称	产品名称	应用场景
杭州回车电子科技有限公司	FLOWTIME 智能冥想头环	休闲娱乐
杭州曼安智能科技有限公司	MindAngel 脑控系列	休闲娱乐
浙江杰联医疗器械有限公司	经颅磁刺激（TMS）系统	脑损伤调控
	经颅电刺激（tDCS）系统	脑损伤调控
北京华脑技术发展有限公司	脑机接口智能安全帽	安全监测

2. 脑疾病监测

非侵入式脑机接口可进行癫痫等疾病的居家预测。澳大利亚 Epi-Minder 的超长期癫痫监测仪 Minder 已获得美国 FDA 突破性设备认定，目前正在墨尔本、布里斯班和悉尼进行临床试验评估。此外，比利时、西班牙等多国厂商以居家部署脑电设备或便携式脑电设备进行癫痫监测。西班牙公司 MJN Neuroserveis 将脑电监测部分设计为可穿戴式耳机形态，脑电数据通过蓝牙传输到服务器后，基于人工智能技术预测癫痫和预警，产品已取得 CE 认证。中国台湾宏智生医公司利用 8 通道的脑电传感设备获取脑电波数据，结合人工智能技术在 2 分钟内实现抑郁症诊断，临床数据评估准确率达 80%，并于 2022 年获得台湾卫福部食药署的制造许可。

3. 情绪、睡眠检测

非侵入式脑机接口技术研发产品同样可为消费者提供情绪、睡眠检测等服务，多国脑机接口公司推出正念、冥想等情绪检测和舒缓产品。印度公司 Neuphony、加拿大公司 InteraXon、浙江强脑科技有限公司利用脑电传感数据为用户推荐冥想训练内容，新西兰公司 Trypylot 基于光电容积脉搏波、心率变异性和脑电图检测用户日常精神状态变化，及时预警疲劳状态，向用户建议适合深度工作的时间。国内深圳市宏智力科技有限公司研发的 BrainLink Pro 智能头箍支持脑电、心率、额温等数据同时采集，实时感知使用者情绪，辨别头部动作，产品获美国 FCC、欧盟 CE 及 SRRC 多项认证。美国 Dreem 公司的 Dreem Band、深圳创达云睿智能科技有限公司的优梦思（UmindSleep）额贴式睡眠记录仪能监控睡眠情况，并给出相应的改善方案。

五、我国脑机接口发展的挑战与建议

(一)面临挑战

1. 技术创新方面

脑机接口技术的应用领域广泛、研究价值重大,但其研发成本高、周期长,技术成熟度和产品化程度低,技术创新仍面临诸多挑战。不论是侵入式还是非侵入式脑机接口,其信号感知的准确性、信号的传输速度、数据处理的复杂度等都是亟待攻克的难点。与此同时,目前对于人脑的研究和理解仍相对浅显,运动行为及脑疾病等神经机制研究仍有待深入。

在传统脑科学研究方面,对传感器、放大器等脑电记录系统性能仍有较高要求,因而现有科研仪器方面多采用国外生产的成熟产品。国内科研仪器产品由于起步晚、缺乏技术积累,虽然近些年设备性能已有大幅提升,但市场占有率仍较为有限。同时,能获取高质量脑电信号数据的高精度、多导联脑电采集设备大多存在体积大、质量重、便携性差等特点,仅能满足实验室科研场景的应用。因此,急需研制便携化、高性能的脑电记录硬件作为技术转化的基础和技术落地的载体[①]。

在脑机接口软件研究方面,诸多高校院所在算法、范式等方面的研究水平已跻身国际一流行列。构建完整的脑机接口系统,除脑机硬件器件外同样需要软件平台的有力支撑,包括视听觉刺激呈现、数据读取与预处理、数据分析与解码、在线反馈等多项关键核心技术。现有的脑机软件工具大多只面向单一功能,通常需要进行多个软件组合使用才能满足研究需求,增加了研究人员研发成本和周期,提高了技术门槛,不利于技术快速迭代更新。

2. 产业发展方面

脑机接口研究目前正处于瓶颈期,亟须新原理、新技术带动相关领域研究进入下一个快速发展期。在此基础上,脑机接口应以技术驱动为主、投资及产业推广为辅,重点支持技术研究,在技术难题逐一攻克的前提下,持续以技术升级推动产业发展。脑机接口技术和市场目前都还处在早期萌芽阶段,产业规模并不清晰,产品合规性有

---

① XU M, HE F, JUNG T P, et al. Current challenges for the practical application of electroencephalography-based brain–computer interfaces[J]. Engineering, 2021, 7(12): 1710−1712.

待商榷，且没有相关法律可以遵循，难以实现完整的脑机接口产业化发展。因此，其在产业化方面必须先解决收益与风险、成本与收入的平衡问题，同时需抑制过热投资，避免陷入空有投资却难以落地的窘境。另外，脑机接口产业应优先解决如相关疾病治疗康复等社会刚需，符合国家战略需求，创造社会价值，快速推进产业落地，后续市场资金跟进，产业才可以健康持续发展；还应加大对大众的脑机接口基本原理及相关知识科普，避免夸大其词，从而引起不必要的臆想、恐慌。

3. 监管机制方面

从安全和伦理的角度来看，脑机接口研究仍存在包括黑客攻击、意念控制、数据窃取等隐私泄露风险，以及侵入式脑机实现过程中对人体大脑组织造成创伤和感染的可能性。因此，设备安全问题、个人隐私安全问题、知情和同意权问题、自主性和责任归属问题，以及使用脑机接口设备获取某种"能力"之后可能引起的社会公平公正问题都需要尽早提上议程。另外，当前尚无统一的脑机接口基础理论框架，缺乏能对脑机接口系统性能进行科学评价的评价标准。因此，从监管的角度，需要制定相应的监管政策和法规来应对上述可能发生的问题，规范其技术和产业发展。

总体来说，当前脑机接口技术的稳定性、准确性等仍面临诸多安全和伦理挑战，距离成熟的产业化还有较长的路要走。

（二）未来展望

经过数十年的科学探索与技术论证，脑机接口已从科幻成为现实，并处于从科学研究到产业落地的关键时期。就目前发展情况来看，在今后一段时间内，脑机接口基础学科研究和应用落地都将得到长足发展，从而有望促进脑机接口市场规模不断扩大。

1. 技术展望

在基础学科研究方面，一方面，得益于神经科学、工程学、计算机学、信息电子等多学科的不断成熟完善，脑机接口技术在采集、刺激、编解码等方面得以有进一步突破，脑机接口产品的"准确、高效、稳定、安全"性能有效提升；另一方面，脑机接口技术将加速神经技术与类脑计算技术的融合，助力神经科学研究更好地解析大脑工作机制，达到认识、解码和调控大脑的目的。基于当前脑科学研究在大脑认知、情感记忆等方面的阈值积累，未来可能在高级智能方向产生重大突破，进而对当前以数学为基础的人工智能技术造成颠覆性影响，引发技术革新。

2. 应用展望

在应用方面，脑机接口的产业应用实践将产生显著的社会效益。具体体现在：一是促进人民健康生活水平质量提升，特别是对神经疾病群体（渐冻症、癫痫、帕金森病等）生活质量改善起到显著推动作用，推动医疗、康养产业数字化和智能化；二是推动前沿科技创新，人类能力的增强对于弥合差距和满足行业需求至关重要，脑机接口技术将推动人体增强和替代技术发展，对人类生活和社会活动产生颠覆性影响；三是助力经济发展，脑科学与多领域融合将呈现应用行业广、辐射范围大的特点。

3. 市场展望

当前脑机接口核心软硬件产品全球市场估算为十多亿美元，神经调控软硬件产品全球市场规模约百亿美元。根据中国残联统计数据，我国现有肢体残疾2472万人，视觉障碍群体将近1800万人，听力残疾人数达2780万人；同时据不完全统计，我国阿尔茨海默病患病率有6%，抑郁症和焦虑症的患病率接近7%，其他神经系统疾病患者过千万，并随着老龄化程度提高而快速增长，因此在运动康复、感知觉恢复、重大脑疾病治疗等医疗应用领域将拥有数十万亿规模的市场空间。此外，如果能推动非侵入式数字疗法的应用，就能撬动达到数千亿乃至万亿规模的睡眠调控、消费娱乐及儿童多动症、自闭症等市场。

（三）发展建议

脑机接口应用落地离不开关键技术的突破、工程技术的革新、科研工具平台的支撑、标准体系的推动、测试验证体系的完善及科技伦理的共识。脑机接口技术落地转化和产业快速发展方面仍有待进一步加强跨界协同，实现各领域在自身纵向发展脑机接口的同时，加强跨界的横向联系互动，因此提出以下建议。

在政策引导方面，建议主管部门在技术攻关、标准制定、伦理监管、检验认证、资质审批等方面加强与高校院所、企业的沟通，以促进政策制定更科学、更完善，同时加强主管部门之间的联动协同，以促进政策落地更具实效。

在技术发展方面，建议主管部门加强与国内外学术界交流互动，以引导科研发展方向和技术攻关，同时加强产业界上下游协同力度，以保障供应链完备，夯实产业生态发展基础。

在人才培育方面，脑机接口综合化和集成化特点要求高精尖人才集聚，建议遵循其综合性特点推动大科学计划、大科学工程、基地平台等一体化建设运行，培育复合型储备人才，以及实现跨行业和跨地域流动。

在应用推广方面，建议在医疗健康、工业制造、物流交通、智慧教育等方向加强跨界协同，开放应用场景，使脑机接口下游应用解决方案得以试点应用和推广。

在科普宣传方面，建议依托脑机接口相关联盟、学会等组织，推动跨界进行深层次和高水平交流，使脑机接口技术提供方、使用者、政策制定者和社会公众多方客观了解脑机接口的潜在风险和收益，确保脑机接口的创新负责任且合乎伦理。

图表索引

图 1-1　2014—2023 年全球临床医学研究论文数量 ………………………………… 2
图 1-2　2023 年全球各年龄组临床医学研究论文数量 ………………………………… 2
图 1-3　2023 年全球临床医学不同应用领域的论文数量 …………………………… 3
图 1-4　2023 年全球临床医学研究论文数量排名前十的疾病领域 ………………… 3
图 1-5　全球临床医学研究论文数量排名前十国家的年度变化趋势
　　　　（2014—2023 年） ……………………………………………………………… 4
图 1-6　2023 年在 *NEJM*、*The Lancet*、*JAMA*、*BMJ* 上发表临床医学研究论文
　　　　数量排名前十的国家 …………………………………………………………… 6
图 1-7　2014—2023 年全球临床试验登记数量 ……………………………………… 8
图 1-8　2023 年全球开展的 I 期至 IV 期临床试验数量分布 ………………………… 8
图 1-9　2023 年临床试验涉及的主要疾病领域 ……………………………………… 11
图 1-10　2014—2023 年 CDER 批准新药数量 ……………………………………… 17
图 1-11　2014—2023 年中国临床医学研究论文数量及全球占比 ………………… 20
图 1-12　2023 年中国各年龄组临床医学研究论文数量 …………………………… 20
图 1-13　2023 年中国临床医学不同应用领域的论文数量 ………………………… 21
图 1-14　2023 年中国临床医学研究论文数量排名前十的疾病领域 ……………… 22
图 1-15　2014—2023 年中国在 *NEJM*、*The Lancet*、*JAMA*、*BMJ* 上发文情况 …… 22
图 1-16　2019—2023 年中国药物临床试验登记数量变化趋势 …………………… 24
图 1-17　2019—2023 年中国不同阶段药物临床试验登记数量及变化趋势 ……… 24
图 1-18　2019—2023 年中国不同类型的药物临床试验登记数量 ………………… 25
图 1-19　2023 年中国药物临床试验疾病领域分布 ………………………………… 27
图 1-20　2019—2023 年中国在 ClinicalTrials.gov 数据库登记的临床试验数量 …… 27
图 1-21　2019—2023 年中国在 ClinicalTrials.gov 数据库登记的干预性试验
　　　　　数量及全球占比 ……………………………………………………………… 28
图 1-22　2019—2023 年中国在 ClinicalTrials.gov 数据库登记的观察性试验
　　　　　数量及全球占比 ……………………………………………………………… 28

图表索引

图1-23 2023年中国临床试验涉及的主要疾病领域 ················· 30
图1-24 中国合格评定国家认可委员会认定的医学实验室主要分布地区 ········· 39
图1-25 美国病理学家协会认定的临床检验实验室主要分布地区 ··········· 40
图4-1 脑机接口架构 ·· 134
图4-2 2014—2023年脑机接口医学应用领域发文数量趋势 ············· 139
图4-3 2014—2023年脑机接口医学应用领域发文数量排名前十的国家 ······ 139
图4-4 2014—2023年脑机接口医学应用领域发文数量排名前十国家总被引
　　　 次数情况 ·· 140
图4-5 2014—2023年脑机接口医学应用领域发文数量排名前十国家的篇均
　　　 被引频次及与国际平均水平比较 ································ 140
图4-6 脑机接口医学应用领域研究热点 ······························ 141
图4-7 2014—2023年脑机接口医学应用领域专利申请量与公开量趋势 ······ 143
图4-8 2014—2023年脑机接口医学应用领域专利申请量排名前十发明人
　　　 所在国家 ·· 143
图4-9 2014—2023年脑机接口医学应用领域专利公开量排名前十申请人
　　　 所在国家 ·· 144
图4-10 2014—2023年脑机接口医学应用领域专利申请量较多的机构 ········ 144

表1-1 2023年全球发表临床医学研究论文数量排名前十的国家 ············ 4
表1-2 2023年全球发表临床医学研究论文数量排名前十的机构 ············ 5
表1-3 2023年在 *NEJM*、*The Lancet*、*JAMA*、*BMJ* 上发表临床医学研究
　　　 论文数量排名前十的研究机构 ·································· 6
表1-4 2023年全球开展临床试验数量排名前二十的国家 ················· 9
表1-5 2023年全球开展临床试验数量排名前二十的机构 ················· 10
表1-6 2023年全球排名前十的医院 ·································· 11
表1-7 2023年在 *NEJM*、*The Lancet*、*JAMA*、*BMJ* 上发表临床医学研究
　　　 论文数量排名前十的中国机构 ·································· 23
表1-8 2023年中国药物临床试验数量排名前十的省（自治区、直辖市） ······ 26
表1-9 2023年中国药物临床试验区域分布 ···························· 26
表1-10 2023年在ClinicalTrials.gov数据库上登记的中国临床试验地区分布 ···· 29
表1-11 2023年中国主要省（自治区、直辖市）临床研究机构登记的药物
　　　 临床试验数量 ··· 31

175

表 1-12	国家临床医学研究中心开展临床试验情况	34
表 1-13	国家临床医学研究中心网络成员单位分布情况（按地区分布）	35
表 4-1	2014—2023年脑机接口医学应用领域发文数量排名前十国家的ESI高被引论文量及其占比	141
表 4-2	侵入式脑机接口基础器件国内外研究进展	151
表 4-3	部分国内侵入式脑机接口企业	162
表 4-4	非侵入式脑机接口基础器件国内外研究进展	163
表 4-5	部分国内非侵入式脑机接口企业	168

附　录

附录 A　2023 年度中国临床医学相关政策文件

序号	文件名称	发文字号	发布单位	成文时间
1	国家药监局药审中心关于发布《药物临床试验方案提交与审评工作规范》的通告	2023 年第 51 号	国家药监局药审中心	2023 年 10 月 13 日
2	国家药监局药审中心关于发布《药物真实世界研究设计与方案框架指导原则（试行）》的通告	2023 年第 5 号	国家药监局药审中心	2023 年 2 月 16 日
3	国家药监局药审中心关于发布《单臂临床试验用于支持抗肿瘤药上市申请的适用性技术指导原则》的通告	2023 年第 13 号	国家药监局药审中心	2023 年 3 月 14 日
4	国家药监局药审中心关于发布《临床试验中的药物性肝损伤识别、处理及评价指导原则》的通告	2023 年第 39 号	国家药监局药审中心	2023 年 7 月 10 日
5	国家药监局药审中心关于发布《药物临床试验期间安全性信息汇总分析和报告指导原则（试行）》的通告	2023 年第 16 号	国家药监局药审中心	2023 年 3 月 17 日
6	国家药监局药审中心关于印发《药品审评中心药物临床试验期间安全信息评估与风险管理工作程序（试行）》的通知	—	国家药监局药审中心	2023 年 11 月 3 日
7	国家药监局药审中心关于发布《药物临床试验期间安全性数据快速报告常见问答（2.0 版）》的通告	2023 年第 17 号	国家药监局药审中心	2023 年 3 月 17 日
8	国家药监局药审中心关于发布《成人 2 型糖尿病药物临床研发技术指导原则》的通告	2023 年第 10 号	国家药监局药审中心	2023 年 2 月 21 日
9	国家药监局药审中心关于发布《呼吸道合胞病毒感染药物临床试验技术指导原则》的通告	2023 年第 28 号	国家药监局药审中心	2023 年 4 月 12 日

续表

序号	文件名称	发文字号	发布单位	成文时间
10	国家药监局药审中心关于发布《慢性乙型肝炎病毒感染治疗药物临床试验技术指导原则》的通告	2023年第31号	国家药监局药审中心	2023年4月27日
11	国家药监局药审中心关于发布《抗肿瘤光动力治疗药物临床研发技术指导原则（试行）》的通告	2023年第34号	国家药监局药审中心	2023年4月28日
12	国家药监局药审中心关于发布《儿童抗肿瘤药物临床研发技术指导原则》的通告	2023年第22号	国家药监局药审中心	2023年3月24日
13	国家药监局药审中心关于发布《肿瘤主动免疫治疗产品临床试验技术指导原则（试行）》的通告	2023年第32号	国家药监局药审中心	2023年4月26日
14	国家药监局药审中心关于发布《晚期前列腺癌临床试验终点技术指导原则》的通告	2023年第14号	国家药监局药审中心	2023年3月14日
15	国家药监局药审中心关于发布《抗肿瘤抗体偶联药物临床研发技术指导原则》的通告	2023年第25号	国家药监局药审中心	2023年4月7日
16	国家药监局药审中心关于发布《治疗卵巢癌新药临床研发技术指导原则（试行）》的通告	2023年第21号	国家药监局药审中心	2023年3月21日
17	国家药监局药审中心关于发布《与恶性肿瘤治疗相关中药新药复方制剂临床研发技术指导原则（试行）》的通告	2023年第30号	国家药监局药审中心	2023年4月14日
18	国家药监局药审中心关于发布《罕见疾病药物开发中疾病自然史研究指导原则》的通告	2023年第43号	国家药监局药审中心	2023年7月27日
19	国家药监局药审中心关于发布《人乳头瘤病毒疫苗临床试验技术指导原则（试行）》的通告	2023年第40号	国家药监局药审中心	2023年7月11日
20	国家药监局药审中心关于发布《基因治疗血友病临床试验设计技术指导原则》的通告	2023年第29号	国家药监局药审中心	2023年4月14日
21	国家药监局药审中心关于发布《人源性干细胞及其衍生细胞治疗产品临床试验技术指导原则（试行）》的通告	2023年第37号	国家药监局药审中心	2023年6月21日
22	国家药监局药审中心关于发布《化药复方药物临床试验技术指导原则》的通告	2023年第15号	国家药监局药审中心	2023年3月17日

续表

序号	文件名称	发文字号	发布单位	成文时间
23	国家药监局药审中心关于发布《中药新药临床试验用药品的制备研究技术指导原则（试行）》的通告	2023 年第 41 号	国家药监局药审中心	2023 年 7 月 25 日
24	《人类遗传资源管理条例实施细则》	2023 年第 21 号	国家科技部	2023 年 5 月 26 日
25	关于印发《涉及人的生命科学和医学研究伦理审查办法》的通知	国卫科教发〔2023〕4 号	国家卫生健康委 教育部 科技部 国家中医药局	2023 年 2 月 18 日
26	国家卫生健康委办公厅关于印发《医疗机构临床决策支持系统应用管理规范（试行）》的通知	国卫办医政函〔2023〕268 号	国家卫生健康委办公厅	2023 年 7 月 17 日
27	国家卫生健康委《关于推动临床专科能力建设的指导意见》	国卫医政发〔2023〕22 号	国家卫生健康委	2023 年 7 月 12 日

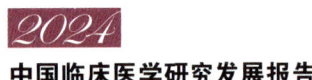

附录 B 国家临床医学研究中心名录

序号	国家临床医学研究中心	依托单位	中心主任
1	国家心血管疾病临床医学研究中心	中国医学科学院阜外医院	胡盛寿
2	国家心血管疾病临床医学研究中心	首都医科大学附属北京安贞医院	马长生
3	国家神经系统疾病临床医学研究中心	首都医科大学附属北京天坛医院	赵继宗
4	国家慢性肾病临床医学研究中心	中国人民解放军东部战区总医院	刘志红
5	国家慢性肾病临床医学研究中心	中国人民解放军总医院	陈香美
6	国家慢性肾病临床医学研究中心	南方医科大学南方医院	侯凡凡
7	国家恶性肿瘤临床医学研究中心	中国医学科学院肿瘤医院	赫捷
8	国家恶性肿瘤临床医学研究中心	天津医科大学肿瘤医院	郝希山
9	国家呼吸系统疾病临床医学研究中心	广州医科大学附属第一医院	钟南山
10	国家呼吸系统疾病临床医学研究中心	中日友好医院	王辰
11	国家呼吸系统疾病临床医学研究中心	首都医科大学附属北京儿童医院	倪鑫
12	国家代谢性疾病临床医学研究中心	中南大学湘雅二医院	周智广
13	国家代谢性疾病临床医学研究中心	上海交通大学医学院附属瑞金医院	王卫庆
14	国家精神心理疾病临床医学研究中心	北京大学第六医院	陆林
15	国家精神心理疾病临床医学研究中心	中南大学湘雅二医院	王小平
16	国家精神心理疾病临床医学研究中心	首都医科大学附属北京安定医院	王刚
17	国家妇产疾病临床医学研究中心	中国医学科学院北京协和医院	朱兰
18	国家妇产疾病临床医学研究中心	华中科技大学同济医学院附属同济医院	马丁
19	国家妇产疾病临床医学研究中心	北京大学第三医院	乔杰
20	国家消化系统疾病临床医学研究中心	中国人民解放军空军军医大学第一附属医院	樊代明
21	国家消化系统疾病临床医学研究中心	首都医科大学附属北京友谊医院	张澍田
22	国家消化系统疾病临床医学研究中心	中国人民解放军海军军医大学第一附属医院	李兆申
23	国家口腔疾病临床医学研究中心	上海交通大学医学院附属第九人民医院	张志愿
24	国家口腔疾病临床医学研究中心	四川大学华西口腔医院	叶玲
25	国家口腔疾病临床医学研究中心	北京大学口腔医院	周永胜
26	国家口腔疾病临床医学研究中心	中国人民解放军空军军医大学口腔医院	陈吉华
27	国家老年疾病临床医学研究中心	中国人民解放军总医院	曹丰

续表

序号	国家临床医学研究中心	依托单位	中心主任
28	国家老年疾病临床医学研究中心	中南大学湘雅医院	雷光华
29	国家老年疾病临床医学研究中心	四川大学华西医院	董碧蓉
30	国家老年疾病临床医学研究中心	北京医院	季福绥
31	国家老年疾病临床医学研究中心	复旦大学附属华山医院	顾玉东
32	国家老年疾病临床医学研究中心	首都医科大学宣武医院	陈彪
33	国家感染性疾病临床医学研究中心	浙江大学医学院附属第一医院	李兰娟
34	国家感染性疾病临床医学研究中心	中国人民解放军总医院	王福生
35	国家感染性疾病临床医学研究中心	深圳市第三人民医院	卢红洲
36	国家儿童健康与疾病临床医学研究中心	浙江大学医学院附属儿童医院	舒强
37	国家儿童健康与疾病临床医学研究中心	重庆医科大学附属儿童医院	李秋
38	国家骨科与运动康复临床医学研究中心	中国人民解放军总医院	唐佩福
39	国家眼耳鼻喉疾病临床医学研究中心	温州医科大学附属眼视光医院	吕帆
40	国家眼耳鼻喉疾病临床医学研究中心	上海市第一人民医院	许迅
41	国家眼耳鼻喉疾病临床医学研究中心	中国人民解放军总医院	杨仕明
42	国家皮肤与免疫疾病临床医学研究中心	北京大学第一医院	李若瑜
43	国家皮肤与免疫疾病临床医学研究中心	中国医学科学院北京协和医院	曾小峰
44	国家血液系统疾病临床医学研究中心	苏州大学附属第一医院	阮长耿
45	国家血液系统疾病临床医学研究中心	北京大学人民医院	黄晓军
46	国家血液系统疾病临床医学研究中心	中国医学科学院血液病医院	王建祥
47	国家中医心血管病临床医学研究中心	中国中医科学院西苑医院	陈可冀
48	国家中医针灸临床医学研究中心	天津中医药大学第一附属医院	石学敏
49	国家医学检验临床医学研究中心	中国医科大学附属第一医院	尚红
50	国家放射与治疗临床医学研究中心	复旦大学附属中山医院	葛均波

附录C 中国合格评定国家认可委员会（CNAS）认定的医学实验室

序号	机构名称	机构所在地
1	中日友好医院检验科	北京
2	中国中医科学院西苑医院检验科	北京
3	中国中医科学院望京医院检验科	北京
4	中国中医科学院广安门医院检验科	北京
5	中国医学科学院肿瘤医院检验科	北京
6	中国医学科学院肿瘤医院病理科	北京
7	中国医学科学院阜外医院实验诊断中心	北京
8	中国医学科学院北京协和医院检验科	北京
9	中国医学科学院北京协和医院病理科	北京
10	中国人民解放军总医院第一医学中心输血医学科	北京
11	中国人民解放军总医院第一医学中心检验科	北京
12	中国人民解放军总医院第五医学中心检验科	北京
13	中国人民解放军空军特色医学中心临床检验科	北京
14	首都医科大学附属复兴医院医学检验科	北京
15	首都医科大学附属北京中医医院检验科	北京
16	首都医科大学附属北京佑安医院临床检验中心	北京
17	首都医科大学附属北京友谊医院输血科	北京
18	首都医科大学附属北京同仁医院检验科	北京
19	首都医科大学附属北京天坛医院实验诊断中心	北京
20	首都医科大学附属北京世纪坛医院临床检验中心	北京
21	首都医科大学附属北京儿童医院检验中心	北京
22	首都医科大学附属北京地坛医院检验科	北京
23	首都医科大学附属北京朝阳医院检验科	北京
24	首都医科大学附属北京安贞医院检验科	北京
25	首都医科大学附属北京安定医院检验科	北京
26	首都儿科研究所附属儿童医院检验科	北京
27	解放军总医院第六医学中心检验科	北京
28	国家电网公司北京电力医院核医学科	北京
29	慈铭健康体检管理集团有限公司北京奥亚医院检验科	北京

续表

序号	机构名称	机构所在地
30	北京中医药大学东直门医院检验科	北京
31	北京中医药大学东直门医院核医学科	北京
32	北京中医药大学东方医院检验科	北京
33	北京医院检验科	北京
34	北京索真医学检验实验室有限公司	北京
35	北京市体检中心医学检验科	北京
36	北京市海淀医院检验科	北京
37	北京清华长庚医院检验医学科	北京
38	北京美因医学检验实验室有限公司	北京
39	北京迈基诺空港医学检验实验室有限责任公司	北京
40	北京洛奇医学检验实验室股份有限公司	北京
41	北京凯普医学检验实验室有限公司	北京
42	北京京煤集团总医院检验科	北京
43	北京金则医学检验实验室有限公司	北京
44	北京金域医学检验实验室有限公司	北京
45	北京积水潭医院检验科	北京
46	北京和合医学诊断技术股份有限公司中心实验室	北京
47	北京海思特医学检验实验室有限公司	北京
48	北京高博博仁医院有限公司医学检验科	北京
49	北京迪安医学检验实验室有限公司	北京
50	北京大学人民医院检验科	北京
51	北京大学第一医院检验科	北京
52	北京大学第三医院检验科	北京
53	北京博富瑞医学检验实验室有限公司	北京
54	北京博奥医学检验所有限公司	北京
55	北京贝瑞和康医学检验实验室有限公司	北京
56	北京贝康医学检验所有限公司	北京
57	北京安诺优达医学检验实验室有限公司	北京
58	北京爱普益医学检验中心有限公司	北京
59	北京爱康国宾白石门诊部有限公司爱康北京区中央实验室	北京
60	北京艾迪康医学检验实验室有限公司	北京

续表

序号	机构名称	机构所在地
61	中国医学科学院血液病医院临床检测中心	天津
62	天津中医药大学第二附属医院检验科	天津
63	天津医科大学总医院精准医学中心	天津
64	天津医科大学肿瘤医院检验科	天津
65	天津协和博精医学诊断技术有限公司	天津
66	天津市中医药研究院附属医院检验科	天津
67	天津市中西医结合医院（天津市南开医院）医学检验科	天津
68	天津市胸科医院检验科	天津
69	天津市天津医院输血科	天津
70	天津市天津医院检验科	天津
71	天津市宁河区医院检验科	天津
72	天津市蓟州区人民医院检验科	天津
73	天津市儿童医院检验科	天津
74	天津市第一中心医院检验科	天津
75	天津市第五中心医院检验科	天津
76	天津市第三中心医院检验科	天津
77	天津市北辰医院检验科	天津
78	天津市宝坻区人民医院医学检验科	天津
79	天津千麦亿纳谱医学检验实验室有限公司	天津
80	天津金域医学检验实验室有限公司	天津
81	天津金匙医学科技有限公司医学检验实验室	天津
82	天津见康华美医学诊断技术有限公司	天津
83	天津华大医学检验所有限公司	天津
84	天津港（集团）有限公司天津港口医院检验科	天津
85	天津迪安医学检验实验室有限公司	天津
86	天津艾迪康医学检验实验室有限公司	天津
87	泰达国际心血管病医院检验科	天津
88	华润（天津）医学检验实验室有限公司	天津
89	邢台市人民医院检验科	河北
90	石家庄市中医院检验科	河北
91	石家庄市人民医院检验科	河北

续表

序号	机构名称	机构所在地
92	石家庄市第五医院检验科	河北
93	石家庄市第四医院检验中心	河北
94	石家庄平安医院有限公司实验诊断学部	河北
95	石家庄金域医学检验实验室有限公司	河北
96	石家庄华大医学检验实验室有限公司	河北
97	秦皇岛市第一医院检验中心	河北
98	廊坊市百康和信医学检验实验室有限责任公司	河北
99	河北医科大学第一医院检验中心	河北
100	河北医科大学第四医院检验科	河北
101	河北医科大学第四医院东院检验科	河北
102	河北医科大学第三医院检验科	河北
103	河北医科大学第二医院检验科	河北
104	河北医科大学第二医院核医学科	河北
105	河北省中医院检验中心	河北
106	河北省人民医院检验科	河北
107	河北省人民医院核医学科	河北
108	河北省儿童医院医学检验科	河北
109	河北省沧州中西医结合医院实验诊断科	河北
110	河北大学附属医院检验科	河北
111	河北北方学院附属第一医院检验科	河北
112	邯郸市中心医院检验科	河北
113	邯郸市中心血站	河北
114	承德医学院附属医院南院区检验科	河北
115	保定市妇幼保健院检验科	河北
116	保定市儿童医院检验科	河北
117	保定市第一中心医院医学检验科	河北
118	长治医学院附属和平医院检验科	山西
119	运城市中心血站	山西
120	太原市血液中心（太原市输血技术研究所）	山西
121	太原金域临床检验有限公司	山西
122	山西医科大学第一医院医学检验科	山西

续表

序号	机构名称	机构所在地
123	山西省肿瘤医院病理科	山西
124	山西省中医药研究院（山西省中医院）检验科	山西
125	山西省人民医院检验科	山西
126	山西省儿童医院（山西省妇幼保健院）临床医学检验中心	山西
127	山西尚宁高科技医学检验中心（有限公司）	山西
128	山西迪安医学检验中心有限公司	山西
129	临汾市中心医院检验科	山西
130	临汾市人民医院医学检验科	山西
131	晋中市第一人民医院医学检验科	山西
132	兴安盟人民医院检验科	内蒙古
133	锡林郭勒盟中心医院检验科	内蒙古
134	通辽市医院检验科	内蒙古
135	通辽市科尔沁区第一人民医院检验科	内蒙古
136	内蒙古医科大学附属医院检验科	内蒙古
137	内蒙古民族大学附属医院检验中心	内蒙古
138	内蒙古林业总医院检验科	内蒙古
139	内蒙古包钢医院检验科	内蒙古
140	呼伦贝尔市人民医院检验科	内蒙古
141	呼和浩特金域医学检验所有限公司	内蒙古
142	呼和浩特迪安医学检验所有限公司	内蒙古
143	鄂尔多斯市中心医院康巴什部检验科	内蒙古
144	鄂尔多斯市中心医院东胜部检验科	内蒙古
145	赤峰学院附属医院检验科	内蒙古
146	赤峰市医院检验科	内蒙古
147	巴彦淖尔市医院检验科	内蒙古
148	中国医科大学附属盛京医院检验科	辽宁
149	中国医科大学附属第一医院检验科	辽宁
150	中国人民解放军北部战区总医院检验医学中心	辽宁
151	盘锦市中心医院医学检验科	辽宁
152	盘锦辽油宝石花医院医学检验科（本部院区）	辽宁
153	辽宁中医药大学附属医院临床检验中心	辽宁

续表

序号	机构名称	机构所在地
154	辽宁中医药大学附属第二医院医学检验中心	辽宁
155	辽宁省肿瘤医院（辽宁省肿瘤研究所）检验科	辽宁
156	辽宁省人民医院检验医学科	辽宁
157	锦州医科大学附属第一医院检验科	辽宁
158	抚顺市中心医院检验科	辽宁
159	丹东市中心医院检验科	辽宁
160	丹东市第一医院检验中心	辽宁
161	大连医科大学附属第一医院检验科	辽宁
162	大连医科大学附属第二医院检验科	辽宁
163	大连市中心医院检验科	辽宁
164	大连市血液中心	辽宁
165	大连晶泰医学检验实验室有限公司	辽宁
166	沈阳中心血站（辽宁省血液中心）	辽宁
167	沈阳医学院附属中心医院检验科	辽宁
168	沈阳市第五人民医院医学检验中心	辽宁
169	沈阳平安好医医学检验实验室有限公司	辽宁
170	沈阳金域医学检验所有限公司	辽宁
171	沈阳迪安医学检验所有限公司	辽宁
172	沈阳艾迪康医学检验所有限公司	辽宁
173	本溪市中心医院检验科	辽宁
174	长春中医药大学附属医院检验科	吉林
175	长春中医药大学附属第三临床医院检验科	吉林
176	长春千麦医学检验实验室有限公司	吉林
177	长春迪安医学检验所有限公司	吉林
178	吉林金域医学检验所有限公司	吉林
179	吉林国健高新妇产医院（集团）有限公司检验科	吉林
180	吉林大学中日联谊医院检验科	吉林
181	吉林大学中日联谊医院核医学科	吉林
182	吉林大学第一医院输血科	吉林
183	吉林大学第一医院乐群院区检验科	吉林
184	吉林大学第一医院检验科	吉林

续表

序号	机构名称	机构所在地
185	吉林大学第一医院基因诊断中心	吉林
186	吉林艾迪康医学检验实验室有限公司	吉林
187	珲春市人民医院医学检验科	吉林
188	北华大学附属医院检验科	吉林
189	齐齐哈尔市第一医院南院医学检验科	黑龙江
190	齐齐哈尔市第一医院检验科	黑龙江
191	牡丹江市中心血站	黑龙江
192	牡丹江市第一人民医院检验科	黑龙江
193	佳木斯市中心血站实验室	黑龙江
194	佳木斯市妇幼保健院检验科	黑龙江
195	佳木斯大学附属第一医院医学检验科	黑龙江
196	黑龙江中医药大学附属第一医院检验科	黑龙江
197	黑龙江金域医学检验实验室有限公司	黑龙江
198	黑龙江迪安医学检验实验室有限公司	黑龙江
199	哈尔滨医科大学附属第一医院检验科	黑龙江
200	哈尔滨市血液中心	黑龙江
201	大庆油田总医院检验科	黑龙江
202	中国人民解放军海军特色医学中心检验科	上海
203	中国人民解放军海军军医大学第三附属医院检验科	上海
204	中国福利会国际和平妇幼保健院检验科	上海
205	上海中医药大学附属岳阳中西医结合医院医学检验科	上海
206	上海中医药大学附属曙光医院检验科	上海
207	上海中医药大学附属龙华医院检验科	上海
208	上海中科润达医学检验实验室有限公司	上海
209	上海中检医学检验所有限公司	上海
210	上海至本医学检验所有限公司	上海
211	上海长征医院检验科	上海
212	上海长海医院检验科	上海
213	上海裕隆医学检验所股份有限公司	上海
214	上海新培晶医学检验所有限公司	上海
215	上海芯超医学检验所有限公司	上海

续表

序号	机构名称	机构所在地
216	上海桐树医学检验实验室有限公司	上海
217	上海思路迪医学检验所有限公司	上海
218	上海市中西医结合医院检验科	上海
219	上海市杨浦区中心医院检验科	上海
220	上海市血液中心	上海
221	上海市胸科医院检验科	上海
222	上海市同仁医院检验科	上海
223	上海市同济医院检验科	上海
224	上海市同济医院病理科	上海
225	上海市松江区中心医院检验科	上海
226	上海市青浦区中心医院检验科	上海
227	上海市普陀区中心医院检验科	上海
228	上海市浦东医院（复旦大学附属浦东医院）检验科	上海
229	上海市浦东新区公利医院检验科	上海
230	上海市静安区闸北中心医院检验科	上海
231	上海市精神卫生中心检验科	上海
232	上海市嘉定区中心医院检验科	上海
233	上海市公共卫生临床中心检验医学科	上海
234	上海市肺科医院检验科	上海
235	上海市儿童医院检验科	上海
236	上海市东方医院南院医学检验科	上海
237	上海市东方医院检验科	上海
238	上海市第一人民医院检验医学中心	上海
239	上海市第五人民医院医学检验科	上海
240	上海市第十人民医院检验科	上海
241	上海市第七人民医院医学检验科	上海
242	上海市第六人民医院（临港院区）医学检验科	上海
243	上海市宝山区中西医结合医院检验科	上海
244	上海市宝山区吴淞中心医院检验科	上海
245	上海厦维医学检验实验室有限公司	上海
246	上海千麦博米乐医学检验所有限公司	上海

续表

序号	机构名称	机构所在地
247	上海兰卫医学检验所股份有限公司	上海
248	上海康黎医学检验所有限公司	上海
249	上海凯普医学检验所有限公司	上海
250	上海锦测医学检验所有限公司	上海
251	上海金域医学检验所有限公司	上海
252	上海交通大学医学院附属上海儿童医学中心检验科	上海
253	上海交通大学医学院附属瑞金医院临床实验诊断中心	上海
254	上海交通大学医学院附属仁济医院检验科	上海
255	上海嘉会国际医院有限公司检验科	上海
256	上海华测艾普医学检验所有限公司	上海
257	上海衡道医学病理诊断中心有限公司	上海
258	上海枫林医药医学检验有限公司	上海
259	上海荻硕贝肯医学检验所有限公司	上海
260	上海迪安医学检验所有限公司	上海
261	上海达安医学检验所有限公司	上海
262	上海宝藤医学检验所有限公司	上海
263	上海阿克曼医学检验所有限公司	上海
264	华东医院医学检验科	上海
265	复旦大学附属肿瘤医院检验科	上海
266	复旦大学附属肿瘤医院病理科	上海
267	复旦大学附属中山医院检验科	上海
268	复旦大学附属华山医院检验科	上海
269	复旦大学附属妇产科医院检验科	上海
270	复旦大学附属儿科医院临床检验医学中心	上海
271	中国人民解放军东部战区总医院全军临床检验医学研究所	江苏
272	张家港市中医医院检验科	江苏
273	张家港市第一人民医院检验科	江苏
274	张家港澳洋医院有限公司检验科	江苏
275	扬州市中心血站	江苏
276	扬州大学附属医院（扬州市第一人民医院）医学检验科	江苏
277	盐城市第一人民医院检验科	江苏

续表

序号	机构名称	机构所在地
278	盐城市第三人民医院检验科	江苏
279	徐州医科大学附属医院检验科	江苏
280	徐州市中心医院检验科	江苏
281	徐州市第一人民医院医学检验科	江苏
282	兴化市人民医院检验科	江苏
283	无锡正则精准医学检验有限公司	江苏
284	无锡市中心血站	江苏
285	无锡市人民医院医学检验科	江苏
286	无锡市惠山区人民医院检验科	江苏
287	无锡市妇幼保健院检验科	江苏
288	无锡市儿童医院检验科	江苏
289	无锡市第二人民医院检验科	江苏
290	泰州市中医院检验科	江苏
291	泰州市人民医院检验科	江苏
292	泰州市第四人民医院检验科	江苏
293	泰州市第二人民医院检验科	江苏
294	宿迁市中医院检验科	江苏
295	宿迁市第一人民医院医学检验科	江苏
296	苏州元德友勤医学检验所有限公司	江苏
297	苏州市中医医院检验科	江苏
298	苏州市吴江区儿童医院检验科	江苏
299	苏州市立医院医学检验科	江苏
300	苏州市广济医院医学检验科	江苏
301	苏州市独墅湖医院临床检测中心	江苏
302	苏州市第五人民医院检验中心	江苏
303	苏州市第九人民医院检验科	江苏
304	苏州科技城医院检验科	江苏
305	苏州高新区人民医院检验科	江苏
306	苏州大学附属儿童医院医学检验科	江苏
307	苏州大学附属第一医院临床检测中心	江苏
308	苏州大学附属第一医院病理科	江苏

续表

序号	机构名称	机构所在地
309	苏州大学附属第一医院 HLA 配型实验室	江苏
310	苏州艾迪康医学检验实验室有限公司	江苏
311	沭阳医院检验科	江苏
312	南通市第一人民医院医学检验科	江苏
313	南通市第一老年病医院检验科	江苏
314	南通瑞恩医学检验所有限公司	江苏
315	南通大学附属医院医学检验科	江苏
316	南京医科大学附属逸夫医院检验科	江苏
317	南京医科大学第二附属医院检验医学中心	江苏
318	南京同仁医院有限公司医学检验科	江苏
319	南京市江宁医院输血科	江苏
320	南京市江宁医院检验科	江苏
321	南京市高淳人民医院医学检验科	江苏
322	南京市妇幼保健院医学检验科	江苏
323	南京市儿童医院输血科	江苏
324	南京市儿童医院检验科	江苏
325	南京市第一医院医学检验科	江苏
326	南京脑科医院检验科	江苏
327	南京明基医院有限公司检验科	江苏
328	南京临床核医学中心实验诊断部	江苏
329	南京兰卫医学检验所有限公司	江苏
330	南京金域医学检验所有限公司	江苏
331	南京江河华晟医学检验实验室有限公司	江苏
332	南京华银医学检验所有限公司	江苏
333	南京红十字血液中心实验室	江苏
334	南京鼓楼医院输血科	江苏
335	南京鼓楼医院检验科	江苏
336	南京鼓楼医院核医学科	江苏
337	南京鼓楼医院病理科	江苏
338	南京迪安医学检验所有限公司	江苏
339	南京艾迪康医学检验所有限公司	江苏

续表

序号	机构名称	机构所在地
340	涟水县人民医院医学检验科	江苏
341	连云港市赣榆区人民医院检验科	江苏
342	连云港市妇幼保健院检验科	江苏
343	连云港市第二人民医院医学检验科	江苏
344	昆山迪安医学检验实验室有限公司	江苏
345	靖江市人民医院医学检验科	江苏
346	江苏省肿瘤医院检验科	江苏
347	江苏省中医院检验科	江苏
348	江苏省中西医结合医院检验科	江苏
349	江苏省太湖疗养院检验科	江苏
350	江苏省苏北人民医院医学检验科	江苏
351	江苏省人民医院检验学部	江苏
352	江苏省人民医院病理学部	江苏
353	江苏大学附属医院医学检验科	江苏
354	江南大学附属医院检验科	江苏
355	淮安市第一人民医院检验科	江苏
356	淮安市第二人民医院临床检验中心	江苏
357	华东疗养院检验科	江苏
358	核工业总医院检验科	江苏
359	核工业总医院核医学科	江苏
360	东台市人民医院医学检验科	江苏
361	东南大学附属中大医院检验科	江苏
362	东海县人民医院检验科	江苏
363	丹阳市人民医院医学检验科	江苏
364	常州市中医医院医学检验科	江苏
365	常州市武进人民医院检验科	江苏
366	常州市妇幼保健院检验科	江苏
367	常州市第一人民医院检验科	江苏
368	常州市第三人民医院医学检验科	江苏
369	常熟市医学检验所	江苏
370	舟山医院检验中心	浙江

续表

序号	机构名称	机构所在地
371	浙江医院医学检验科	浙江
372	浙江省肿瘤医院检验科	浙江
373	浙江省肿瘤医院病理科	浙江
374	浙江省中医院检验科	浙江
375	浙江省血液中心	浙江
376	浙江省人民医院检验中心	浙江
377	浙江省嘉善县第一人民医院检验科	浙江
378	浙江大学医学院附属邵逸夫医院检验科	浙江
379	浙江大学医学院附属妇产科医院检验科	浙江
380	浙江大学医学院附属儿童医院实验检验中心	浙江
381	浙江大学医学院附属第一医院检验科	浙江
382	浙江大学医学院附属第四医院检验医学中心	浙江
383	浙江大学医学院附属第二医院检验科	浙江
384	永康市第一人民医院检验科	浙江
385	义乌市中心医院检验科	浙江
386	温州医科大学附属眼视光医院检验科	浙江
387	温州医科大学附属第一医院医学检验中心	浙江
388	温州市中心医院检验科	浙江
389	温岭市第一人民医院检验科	浙江
390	台州恩泽医疗中心（集团）浙江省台州医院检验科	浙江
391	树兰（杭州）医院有限公司实验诊断部	浙江
392	绍兴市人民医院医学检验科	浙江
393	宁波市鄞州区第二医院检验科	浙江
394	宁波市临床病理诊断中心	浙江
395	宁波市第二医院检验科	浙江
396	宁波美康盛德医学检验所有限公司	浙江
397	宁波海尔施医学检验所有限公司	浙江
398	宁波大学附属第一医院检验科	浙江
399	丽水市中心医院医学检验中心	浙江
400	丽水市人民医院医学检验中心	浙江
401	金华市中心医院检验科	浙江

续表

序号	机构名称	机构所在地
402	嘉兴雅康博医学检验所有限公司	浙江
403	嘉兴市第一医院检验科	浙江
404	嘉兴市第二医院检验科	浙江
405	湖州市中心医院检验科	浙江
406	横店文荣医院检验科	浙江
407	杭州市萧山区第一人民医院检验科	浙江
408	杭州市妇产科医院检验科	浙江
409	杭州市第一人民医院检验科	浙江
410	杭州市第九人民医院检验科	浙江
411	杭州千麦医学检验实验室有限公司	浙江
412	杭州美康盛德医学检验实验室有限公司	浙江
413	杭州凯莱谱医学检验实验室有限公司	浙江
414	杭州金域医学检验所有限公司	浙江
415	杭州华硕医学检验实验室有限公司	浙江
416	杭州汉库医学检验所有限公司	浙江
417	杭州迪安医学检验中心有限公司	浙江
418	杭州博圣医学检验实验室有限公司	浙江
419	杭州艾迪康医学检验中心有限公司	浙江
420	海宁市人民医院检验科	浙江
421	东阳市人民医院检验科	浙江
422	芜湖市第二人民医院检验科	安徽
423	马鞍山市临床检验中心	安徽
424	合肥市第二人民医院（广德路院区）检验科	安徽
425	合肥千麦医学检验实验室有限公司	安徽
426	合肥平安好医医学检验有限公司	安徽
427	合肥诺森医学检验有限公司	安徽
428	合肥金域医学检验实验室有限公司	安徽
429	合肥迪安医学检验实验室有限公司	安徽
430	合肥安为康医学检验有限公司	安徽
431	合肥艾迪康医学检验实验室有限公司	安徽
432	蚌埠兰卫医学检验所有限公司	安徽

续表

序号	机构名称	机构所在地
433	安徽中医药大学第一附属医院检验中心	安徽
434	安徽医科大学第一附属医院检验科	安徽
435	安徽医科大学第一附属医院高新院区检验科	安徽
436	安徽医科大学第二附属医院检验科	安徽
437	安徽省立医院检验科	安徽
438	安徽省公共卫生临床中心病理科	安徽
439	中国人民解放军联勤保障部队第九〇〇医院检验科	福建
440	中国人民解放军联勤保障部队第九一〇医院检验科	福建
441	厦门市海沧医院医学检验科	福建
442	厦门市妇幼保健院医学检验科	福建
443	厦门市儿童医院（复旦大学附属儿科医院厦门医院）医学检验科	福建
444	厦门市第五医院检验科	福建
445	厦门湖里国宇门诊部有限公司检验科	福建
446	厦门弘爱医院医学检验中心	福建
447	厦门大学附属中山医院检验科	福建
448	厦门大学附属第一医院检验科	福建
449	泉州市第一医院检验科	福建
450	福州金域医学检验实验室有限公司	福建
451	福州迪安医学检验实验室有限公司	福建
452	福州艾迪康医学检验实验室有限公司	福建
453	福建医科大学附属第一医院检验科	福建
454	福建省肿瘤医院检验科	福建
455	福建省立医院检验科	福建
456	福建华银医学检验实验室有限公司	福建
457	福建博奥医学检验所有限公司	福建
458	新余美康盛德医学检验实验室有限公司	江西
459	上饶市中心血站	江西
460	南昌千麦医学检验实验室有限公司	江西
461	南昌大学第一附属医院象湖院区检验科	江西
462	南昌大学第一附属医院检验科	江西
463	南昌大学第二附属医院检验科	江西

续表

序号	机构名称	机构所在地
464	南昌艾迪康医学检验实验室有限公司	江西
465	江西省儿童医院（红谷滩院区）检验科	江西
466	江西金域医学检验实验室有限公司	江西
467	江西迪安华星医学检验实验室有限公司	江西
468	赣州市人民医院输血科	江西
469	赣州市人民医院检验科	江西
470	赣南医学院第一附属医院检验科	江西
471	邹城市人民医院医学检验科	山东
472	淄博市妇幼保健院检验科	山东
473	淄博市第一医院检验科	山东
474	中国人民解放军海军青岛特勤疗养中心检验科	山东
475	中国人民解放军海军第九七一医院检验科	山东
476	枣庄市立医院检验科	山东
477	银丰基因科技有限公司	山东
478	烟台毓璜顶医院检验科	山东
479	烟台业达医院检验科	山东
480	烟台市烟台山医院检验医学科	山东
481	潍坊市中医院检验科	山东
482	潍坊市人民医院检验科	山东
483	山东中医药大学附属医院检验科	山东
484	山东阳光融和医院有限责任公司医学检验科	山东
485	山东威高诺润医学检验实验室有限公司	山东
486	山东省肿瘤医院检验科	山东
487	山东省肿瘤医院病理科	山东
488	山东省青岛市市立医院医学检验部	山东
489	山东省公共卫生临床中心检验科	山东
490	山东山大附属生殖医院有限公司医学检验科	山东
491	山东第一医科大学附属省立医院（山东省立医院）临床医学检验部	山东
492	山东第一医科大学第一附属医院（山东省千佛山医院）输血科	山东
493	山东第一医科大学第一附属医院（山东省千佛山医院）检验科	山东
494	山东大学齐鲁医院检验科	山东

续表

序号	机构名称	机构所在地
495	山东大学第二医院检验医学中心	山东
496	青岛市中心医院检验科	山东
497	青岛市中心血站	山东
498	青岛市城阳区人民医院检验科	山东
499	青岛金域医学检验实验室有限公司	山东
500	青岛大学附属医院（平度）检验科	山东
501	平邑县人民医院检验科	山东
502	临沂市人民医院检验医学中心	山东
503	聊城市人民医院检验科	山东
504	聊城市东昌府区妇幼保健院检验科	山东
505	济宁医学院附属医院医学检验科	山东
506	济宁市兖州区中医医院医学检验科	山东
507	济南星齐医学检验有限公司	山东
508	济南市中心医院医学实验诊断中心（东院区）	山东
509	济南市中心医院医学实验诊断中心	山东
510	济南市儿童医院检验科	山东
511	济南市第四人民医院检验科	山东
512	济南千麦医学检验有限公司	山东
513	济南金域医学检验中心有限公司	山东
514	济南迪安医学检验中心有限公司	山东
515	济南艾迪康医学检验中心有限公司	山东
516	单县中心医院检验科	山东
517	曹县人民医院检验科	山东
518	滨州医学院烟台附属医院医学检验科	山东
519	郑州颐和医院检验医学中心	河南
520	郑州千麦贝康医学检验实验室有限公司	河南
521	郑州凯普医学检验实验室有限公司	河南
522	郑州金域临床检验中心有限公司	河南
523	郑州迪安医学检验所有限公司	河南
524	郑州大学第三附属医院病理科	河南
525	郑州艾迪康医学检验所（普通合伙）	河南

续表

序号	机构名称	机构所在地
526	濮阳市中医医院检验科	河南
527	浚县人民医院检验科	河南
528	河南中医药大学第一附属医院医学检验科	河南
529	河南省肿瘤医院病理科	河南
530	河南省三门峡市中心医院医学检验中心	河南
531	河南省人民医院输血科	河南
532	河南省人民医院检验科	河南
533	河南省人民医院病理科	河南
534	河南省洛阳正骨医院（河南省骨科医院）医学检验中心	河南
535	阜外华中心血管病医院医学检验科	河南
536	安阳市人民医院医学检验中心	河南
537	长江航运总医院检验科	湖北
538	宜昌市红十字中心血站	湖北
539	孝感市中心医院输血科	湖北
540	襄阳市中心医院医学检验部	湖北
541	襄阳市中心血站	湖北
542	武汉亚洲心脏病医院检验医学中心	湖北
543	武汉亚心总医院有限公司医学检验科	湖北
544	武汉市中心医院检验科	湖北
545	武汉市普仁医院医学检验科	湖北
546	武汉千麦医学检验实验室有限公司	湖北
547	武汉平安好医医学检验实验室有限公司	湖北
548	武汉兰卫医学检验实验室有限公司	湖北
549	武汉兰丁云医学检验实验室有限公司	湖北
550	武汉康圣达医学检验所有限公司	湖北
551	武汉金域医学检验所有限公司	湖北
552	武汉华大医学检验所有限公司	湖北
553	武汉迪安医学检验实验室有限公司	湖北
554	武汉大学中南医院医学检验科	湖北
555	武汉大学人民医院（湖北省人民医院）医学检验科	湖北
556	武汉艾迪康医学检验所有限公司	湖北

续表

序号	机构名称	机构所在地
557	天门市第一人民医院检验科	湖北
558	荆州市中心医院检验医学部	湖北
559	黄石医养医学检验有限公司	湖北
560	黄石市中医医院（市传染病医院）医学检验科	湖北
561	黄石市中心医院（市普爱医院、湖北理工学院附属医院、鄂东医疗集团）医学检验科	湖北
562	华中科技大学同济医学院附属协和医院检验科	湖北
563	华中科技大学同济医学院附属协和医院病理科	湖北
564	华中科技大学同济医学院附属同济医院检验科	湖北
565	湖北省肿瘤医院病理科	湖北
566	湖北省中医院检验科	湖北
567	湖北省妇幼保健院检验科	湖北
568	国药东风总医院医学检验科	湖北
569	株洲市中心医院检验医学中心	湖南
570	中信湘雅生殖与遗传专科医院有限公司检验科	湖南
571	中南大学湘雅医院检验科	湖南
572	中南大学湘雅三医院检验科	湖南
573	中南大学湘雅二医院检验科	湖南
574	长沙中南大学湘雅医学检验所	湖南
575	长沙市中医医院（长沙市第八医院）医学检验科	湖南
576	长沙市中心医院检验科	湖南
577	长沙市第一医院检验科	湖南
578	长沙山水医学检验所有限公司	湖南
579	长沙人和未来医学检验实验室	湖南
580	长沙千麦医学检验实验室有限公司	湖南
581	长沙兰卫医学检验实验室有限公司	湖南
582	长沙金域医学检验实验室有限公司	湖南
583	长沙迪安医学检验所有限公司	湖南
584	长沙艾迪康医学检验实验室有限公司	湖南
585	岳阳市人民医院检验科	湖南
586	浏阳市中医医院检验科	湖南

续表

序号	机构名称	机构所在地
587	浏阳市人民医院检验科	湖南
588	湖南中医药高等专科学校附属第一医院（湖南省直中医医院）检验科	湖南
589	湖南中医药大学第一附属医院医学检验中心	湖南
590	湖南圣维尔医学检验所有限公司	湖南
591	湖南省肿瘤医院检验科	湖南
592	郴州市第一人民医院检验医学中心	湖南
593	郴州市第三人民医院检验医学中心	湖南
594	常德力源医学检验中心	湖南
595	珠海市人民医院检验科	广东
596	珠海慧心医学检验有限公司	广东
597	中山市人民医院检验医学中心	广东
598	中山大学肿瘤防治中心检验科	广东
599	中山大学肿瘤防治中心分子诊断科	广东
600	中山大学肿瘤防治中心病理科	广东
601	中山大学孙逸仙纪念医院深汕中心医院检验科	广东
602	中山大学附属第五医院临床检验科	广东
603	中国医学科学院肿瘤医院深圳医院检验科	广东
604	中国医学科学院阜外医院深圳医院医学检验科	广东
605	台山市人民医院检验科	广东
606	深圳市中医院检验科	广东
607	深圳市盐田区人民医院医学检验中心	广东
608	深圳市血液中心	广东
609	深圳市人民医院检验科	广东
610	深圳市罗湖医院集团医学检验实验室	广东
611	深圳市罗湖区人民医院输血科	广东
612	深圳市龙岗区人民医院检验科	广东
613	深圳市龙岗区妇幼保健检验科	广东
614	深圳市龙岗区第三人民医院检验科	广东
615	深圳市妇幼保健院检验科	广东
616	深圳市儿童医院检验科	广东
617	深圳市第三人民医院医学检验科	广东

续表

序号	机构名称	机构所在地
618	深圳市第二人民医院检验科	广东
619	深圳市第二人民医院病理科	广东
620	深圳市宝安区妇幼保健院检验科	广东
621	深圳华大医学检验实验室	广东
622	深圳恒生医院医学检验科	广东
623	深圳荻硕贝肯医学检验实验室	广东
624	深圳大学总医院检验科	广东
625	清远市人民医院检验医学部	广东
626	南方医科大学珠江医院输血科	广东
627	南方医科大学珠江医院检验医学部	广东
628	南方医科大学南方医院增城院区检验科	广东
629	南方医科大学南方医院输血医学科	广东
630	南方医科大学南方医院检验科	广东
631	南方医科大学南方医院白云分院区域检验中心	广东
632	梅州市人民医院临床检验中心	广东
633	揭阳市人民医院检验科	广东
634	江门市中心医院输血科	广东
635	江门市中心医院检验科	广东
636	江门市五邑中医院输血科	广东
637	华中科技大学协和深圳医院检验医学中心	广东
638	广州中医药大学深圳医院（福田）医学检验科	广东
639	广州中医药大学第一附属医院检验科	广东
640	广州知力医学诊断技术有限公司	广东
641	广州医科大学附属妇女儿童医疗中心检验部	广东
642	广州医科大学附属番禺中心医院检验科	广东
643	广州医科大学附属第一医院检验科	广东
644	广州医科大学附属第二医院检验科	广东
645	广州视源门诊部有限责任公司医学检验科	广东
646	广州市干部和人才健康管理中心（广州市人才研修院、广州市第十一人民医院、广州市公职人员心理健康服务中心）	广东
647	广州市番禺区妇幼保健院检验科	广东

续表

序号	机构名称	机构所在地
648	广州市第一人民医院检验科	广东
649	广州平安好医医学检验实验室有限公司	广东
650	广州康都临床检验所	广东
651	广州凯普医学检验所有限公司	广东
652	广州金域医学检验中心有限公司实验诊断部	广东
653	广州惠善医学检验实验室有限公司	广东
654	广州华银医学检验中心有限公司	广东
655	广州迪安医学检验实验室有限公司	广东
656	广州达安临床检验中心有限公司	广东
657	广州博富瑞医学检验有限公司	广东
658	广州安必平医学检验实验室有限公司	广东
659	广州艾迪康医学检验所有限公司	广东
660	广东省中医院珠海医院检验科	广东
661	广东省中医院检验科	广东
662	广东省中医院芳村医院检验科	广东
663	广东省中医院二沙岛医院检验科	广东
664	广东省中医院大学城医院检验科	广东
665	广东省人民医院检验科	广东
666	广东省妇幼保健院临床检验中心	广东
667	广东省第二中医院检验科	广东
668	佛山市中医院检验医学中心	广东
669	佛山市妇幼保健院检验科	广东
670	佛山市第一人民医院检验科	广东
671	佛山复星禅诚医院有限公司检验科	广东
672	东莞市人民医院医学检验科	广东
673	东莞兰卫医学检验实验室有限公司	广东
674	东莞康华医院有限公司检验科	广东
675	东莞东华医院有限公司检验科	广东
676	达瑞医学检验（广州）有限公司	广东
677	北京中医药大学深圳医院（龙岗）检验科	广东
678	北京大学深圳医院检验科	广东

续表

序号	机构名称	机构所在地
679	北京大学深圳医院病理科	广东
680	融水苗族自治县人民医院检验科	广西
681	南宁中心血站	广西
682	南宁市妇幼保健院检验科	广西
683	南宁市第一人民医院医学检验科	广西
684	南宁市第四人民医院检验科	广西
685	南宁市第二人民医院医学检验科	广西
686	南宁市第二人民医院核医学科	广西
687	柳州市中医医院（柳州市壮医医院）医学检验科	广西
688	柳州市柳铁中心医院检验科	广西
689	柳州市工人医院输血科	广西
690	柳州市工人医院检验科	广西
691	贺州市人民医院医学检验科	广西
692	桂林市人民医院检验科	广西
693	贵港市人民医院医学检验科	广西
694	广州市妇女儿童医疗中心柳州医院医学检验科	广西
695	广西壮族自治区人民医院医学检验科	广西
696	广西中医药大学附属瑞康医院医学检验科	广西
697	广西中医药大学第一附属医院检验科	广西
698	广西医科大学第二附属医院医学检验科	广西
699	广西金域医学检验实验室有限公司	广西
700	广西华银医学检验所有限公司	广西
701	广西迪安医学检验实验室有限公司	广西
702	百色市人民医院医学检验科	广西
703	中国人民解放军总医院海南医院输血医学科	海南
704	中国人民解放军总医院海南分院检验中心	海南
705	三亚市妇幼保健院（三亚市妇女儿童医院）检验科	海南
706	海南省肿瘤医院医学检验科	海南
707	海南省人民医院医学检验科	海南
708	海南金域医学检验中心有限公司	海南
709	海南迪安医学检验中心有限公司	海南

续表

序号	机构名称	机构所在地
710	重庆医科大学附属永川医院检验科	重庆
711	重庆医科大学附属儿童医院临床检验中心	重庆
712	重庆医科大学附属第一医院检验科	重庆
713	重庆医科大学附属第二医院检验科	重庆
714	重庆医科大学附属大学城医院检验科	重庆
715	重庆市永川区妇幼保健院医学检验科	重庆
716	重庆市人民医院（三院院区）检验科	重庆
717	重庆市垫江县中医院检验输血科	重庆
718	重庆市垫江县人民医院医学检验科	重庆
719	重庆市第九人民医院医学检验科	重庆
720	重庆金域医学检验所有限公司	重庆
721	重庆迪安医学检验中心有限公司	重庆
722	重庆艾迪康医学检验实验室有限公司	重庆
723	中国人民解放军陆军特色医学中心检验科	重庆
724	中国人民解放军陆军特色医学中心病理科	重庆
725	陆军军医大学第一附属医院检验科	重庆
726	陆军军医大学第二附属医院检验科	重庆
727	自贡市中医医院检验科	四川
728	中核中同蓝博（成都）医学检验有限公司	四川
729	宜宾市第一人民医院检验科	四川
730	雅安市人民医院核医学科	四川
731	宣汉县人民医院检验科	四川
732	西南医科大学附属中医医院检验科	四川
733	西南医科大学附属医院医学检验部	四川
734	西南医科大学附属医院核医学科	四川
735	西昌市人民医院检验科	四川
736	遂宁市中心医院检验科	四川
737	四川省自贡市第一人民医院检验科	四川
738	四川省医学科学院·四川省人民医院输血科	四川
739	四川省医学科学院·四川省人民医院临床医学检验中心	四川
740	四川赛尔医学检验有限公司	四川

续表

序号	机构名称	机构所在地
741	四川金域医学检验中心有限公司	四川
742	四川华西康圣达医学检验有限公司	四川
743	四川大学华西医院实验医学科	四川
744	四川大学华西第二医院临床检验科	四川
745	四川大家医学检测有限公司	四川
746	射洪市人民医院检验科	四川
747	攀枝花市中心医院检验科	四川
748	攀枝花市中心医院核医学科	四川
749	攀枝花市中西医结合医院检验科	四川
750	攀钢集团总医院检验科	四川
751	南充市中心医院医学检验科	四川
752	绵阳市中心医院检验科	四川
753	眉山市中医医院医学检验科	四川
754	凉山彝族自治州第一人民医院检验科	四川
755	乐山市中医医院检验科	四川
756	核工业四一六医院核医学科	四川
757	广元市中心医院输血科	四川
758	广元市中心医院检验科	四川
759	德阳市人民医院检验科	四川
760	成都中医药大学附属医院（四川省中医医院）检验科	四川
761	成都新基因格医学检验所有限公司	四川
762	成都市血液中心	四川
763	成都市妇女儿童中心医院检验科	四川
764	成都市第五人民医院核医学科	四川
765	成都市第五人民医院病理科	四川
766	成都市第三人民医院临床医学检验部	四川
767	成都市第二人民医院医学检验科	四川
768	成都千麦医学检验所有限公司	四川
769	成都诺森医学检验有限公司	四川
770	成都凯普医学检验所有限公司	四川
771	成都华银医学检验所有限公司	四川

续表

序号	机构名称	机构所在地
772	成都高新达安医学检验有限公司	四川
773	成都迪安医学检验所有限公司	四川
774	成都博奥独立医学实验室有限公司	四川
775	成都艾迪康医学检测实验室有限公司	四川
776	遵义医科大学附属医院医学检验科	贵州
777	遵义市第一人民医院检验科	贵州
778	浙江省人民医院毕节医院（毕节市第一人民医院）医学检验科	贵州
779	兴义市人民医院医学检验科	贵州
780	黔西南布依族苗族自治州人民医院医学检验科	贵州
781	黔西南布依族苗族自治州人民医院输血科	贵州
782	盘州市人民医院医学检验科	贵州
783	贵州中医药大学第一附属医院检验输血科	贵州
784	贵州医科大学附属医院临床检验中心	贵州
785	贵州医科大学第二附属医院临床检验中心	贵州
786	贵州省人民医院检验科	贵州
787	贵州金域医学检验中心有限公司	贵州
788	贵州迪安医学检验中心有限公司	贵州
789	贵州安康医学检验中心有限公司	贵州
790	贵阳市妇幼保健院（贵阳市儿童医院）医学检验科	贵州
791	贵阳市第一人民医院医学检验科	贵州
792	贵阳市第二人民医院医学检验科	贵州
793	贵航贵阳医院医学检验科	贵州
794	贵航安顺医院临床医学检验中心	贵州
795	安顺市人民医院医学检验科	贵州
796	云南省肿瘤医院（昆明医科大学第三附属医院）医学检验科	云南
797	云南省肿瘤医院（昆明医科大学第三附属医院）分子诊断中心	云南
798	云南省中医医院（云南中医药大学第一附属医院）检验科	云南
799	云南省滇南中心医院（红河哈尼族彝族自治州第一人民医院）医学检验科	云南
800	云南省第一人民医院医学检验科	云南
801	云南迪安医学检验所有限公司	云南
802	云南大学附属医院医学检验科	云南

续表

序号	机构名称	机构所在地
803	云南大家医学检验所有限公司	云南
804	云南艾迪康医学检验所有限公司	云南
805	玉溪市中心血站	云南
806	玉溪市人民医院医学检验科	云南
807	宣威市第一人民医院医学检验科	云南
808	曲靖市第一人民医院检验中心	云南
809	曲靖市第二人民医院检验科	云南
810	普洱市人民医院医学检验科	云南
811	普洱市人民医院核医学科	云南
812	昆明医科大学第一附属医院医学检验科	云南
813	昆明医科大学第二附属医院医学检验科	云南
814	昆明盘谷医学检验实验室有限公司	云南
815	昆明凯普医学检验所有限公司	云南
816	昆明金域医学检验所有限公司	云南
817	楚雄彝族自治州中医医院医学检验科	云南
818	保山市人民医院检验科	云南
819	安宁市第一人民医院医学检验科	云南
820	西藏自治区人民医院检验科	西藏
821	延安大学附属医院检验科	陕西
822	咸阳市中心血站	陕西
823	西京医院检验科	陕西
824	西京医院病理科	陕西
825	西电集团医院医学检验科	陕西
826	西安天博医学检验所有限公司	陕西
827	西安市中心医院检验科	陕西
828	西安市长安区医院检验科	陕西
829	西安市人民医院（西安市第四医院）临床检验中心	陕西
830	西安市儿童医院检验科	陕西
831	西安市第一医院医学检验科	陕西
832	西安市第三医院检验科	陕西
833	西安市第九医院医学检验科	陕西

续表

序号	机构名称	机构所在地
834	西安区域医学检验中心有限公司	陕西
835	西安平安好医医学检验实验室有限公司	陕西
836	西安金域医学检验所有限公司	陕西
837	西安交通大学医学院第一附属医院输血科	陕西
838	西安交通大学医学院第一附属医院检验科	陕西
839	西安交通大学医学院第二附属医院检验科	陕西
840	西安交通大学第一附属医院榆林医院医学检验科	陕西
841	西安迪安医学检验实验室有限公司	陕西
842	西安宝石花长庆医院检验科	陕西
843	西安艾迪康医学检验实验室有限公司	陕西
844	渭南市中心血站	陕西
845	渭南市妇幼保健院检验科	陕西
846	神木市医院检验科	陕西
847	陕西中医药大学附属医院医学检验科	陕西
848	陕西友谊医学检验实验室	陕西
849	陕西省人民医院检验科	陕西
850	陕西省核工业二一五医院医学检验科	陕西
851	三二〇一医院医学检验科	陕西
852	三二〇一医院微生物免疫检验科	陕西
853	汉中市中心医院检验科	陕西
854	汉中市中心血站	陕西
855	宝鸡市中心医院检验科	陕西
856	宝鸡高新医院有限公司检验科	陕西
857	安康市中医医院检验科	陕西
858	安康市中心医院检验科	陕西
859	安康市中心血站	陕西
860	中国人民解放军联勤保障部队第九四〇医院检验科	甘肃
861	天水市第一人民医院检验科	甘肃
862	兰州大学第一医院医学检验中心	甘肃
863	兰州大学第二医院检验医学中心	甘肃
864	金昌市人民医院检验科	甘肃

续表

序号	机构名称	机构所在地
865	甘肃省人民医院检验中心	甘肃
866	甘肃金域医学检验所有限公司	甘肃
867	甘肃迪安同享医学检验中心有限公司	甘肃
868	西宁市第一人民医院医学检验科	青海
869	青海省中医院检验科	青海
870	青海省人民医院检验科	青海
871	青海红十字医院检验科	青海
872	青海迪安医学检验中心有限公司	青海
873	青海大学附属医院医学检验中心	青海
874	海东市第一人民医院检验科	青海
875	海东市第二人民医院检验科	青海
876	宁夏医科大学总医院医学实验中心	宁夏
877	宁夏金域医学检验所（有限公司）	宁夏
878	宁夏迪安医学检验中心有限公司	宁夏
879	新疆医科大学第一附属医院病理科	新疆
880	新疆维吾尔自治区中医医院临床检验中心	新疆
881	新疆维吾尔自治区人民医院临床检验中心	新疆
882	新疆维吾尔自治区喀什地区第二人民医院检验科	新疆
883	新疆生产建设兵团医院医学检验科	新疆
884	新疆生产建设兵团第十师北屯医院医学检验科	新疆
885	新疆生产建设兵团第十三师红星医院医学检验科	新疆
886	新疆普瑞赛新医学检验所（有限公司）	新疆
887	新疆金域医学检验所有限公司	新疆
888	乌鲁木齐市妇幼保健院检验科	新疆
889	乌鲁木齐市第一人民医院（乌鲁木齐儿童医院）检验科	新疆
890	乌鲁木齐迪安元鼎医学检验所有限公司	新疆
891	石河子大学第一附属医院检验中心	新疆
892	沙湾市人民医院检验科	新疆
893	克拉玛依市中西医结合医院（市人民医院）检验科	新疆
894	喀什地区第一人民医院检验科	新疆

续表

序号	机构名称	机构所在地
895	巴音郭楞蒙古自治州人民医院检验科	新疆
896	国检（澳门）卫生检测有限公司	澳门
897	澳门特别行政区政府卫生局公共卫生化验所	澳门

附录 D 美国病理学家协会（CAP）认证的临床检验实验室

序号	机构名称	实验室认证类型	英文名称 机构名称	实验室认证类型	机构所在地
1	上海思路迪医学检验所有限公司	临床实验室	3DMed Clinical Laboratory Inc	Clinical Laboratory	上海
2	上海精翰生物科技有限公司*	实验室	Accurant Biotechnology Co., Ltd. (Shanghai)	Laboratory	上海
3	天津橡鑫生物科技有限公司*	临床实验室	Acornmed Medical Laboratory Co., Ltd.	Clinical Laboratory	天津
4	厦门艾德生物技术研究中心有限公司	医学研究所	Biotechnology Research Ctr	AmoyDx Medical Institute Lab	厦门
5	安诺优达基因科技（北京）有限公司	新一代测序技术临床实验室	Beijing Annoroad Medical Laboratory Co., Ltd.	NGS Clinical Lab	北京
6	北京贝瑞基因医学实验室有限公司	实验室	Beijing BerryGenomics Medical Laboratory Co., Ltd.	Laboratory	北京
7	Beijing CHUPO Medical Laboratory Co., Ltd.	NA	Beijing CHUPO Medical Laboratory Co., Ltd.	NA	北京
8	北京优乐复生科技有限责任公司*	实验室	Beijing Euler Genomics Medical	Lab	北京
9	北京吉因加医学检验实验室有限公司	临床实验室	Beijing GenePlus Clinical Laboratory Co., Ltd.	Clinical Laboratory	北京
10	北京元码医学检验实验室有限公司	新一代测序技术临床实验室	Beijing Geneis Medical Lab	NGS Clinical Lab	北京
11	北京焕一医学检验实验室有限公司*	实验室	Beijing Huanyi Medical	Laboratory	北京
12	北京洛奇医学检验实验室股份有限公司	中心实验室	Beijing Lawke Health Lab	Central Laboratory	北京

续表

序号	机构名称	实验室认证类型	英文名称 机构名称	英文名称 实验室认证类型	机构所在地
13	北京迈基诺基因科技股份有限公司	实验室	Beijing Mygenostics Medical	Laboratory	北京
14	首都医科大学附属北京世纪坛医院	临床医学实验室	Beijing Shijitan Hosp, Capital Med Univ	Clinical Lab Medicine	北京
15	北京和睦家医院	病理临床检验实验室	Beijing United Family Hospital Co., Ltd.	Department of Pathology & Laboratory	北京
16	北京优迅医学检验实验室有限公司*	实验室	Beijing Youxun Medical	Laboratory	北京
17	福建和瑞基因科技有限公司北京分公司	分子诊断实验室	Berry Oncology Co., Ltd.	Molecular Diagnostic Lab	北京
18	燃石医学-CTONG联合实验室	NA	Burning Rock & CTONG Laboratory	NA	广州
19	浙江迪赛思诊断技术有限公司*	实验室	Calibra Scientific, Inc.	Laboratory	杭州
20	恒拓及因医药科技（山东）有限公司	实验室	CellCarta China Ltd.	Laboratory	济宁
21	成都高新达安医学检验有限公司	NA	Chengdu Gaoxin-DAAN Medical Laboratory Co., Ltd.	NA	成都
22	北京中因医学检验实验室有限公司*	医学实验室	Chigenovolab Co., Ltd.	Medical Laboratory	北京
23	北京求臻医学检验实验室有限公司	实验室	ChosenMed Clinical Laboratory Co., Ltd.	Laboratory	北京
24	冠科生物技术（苏州）有限公司*	实验室	Crown Bioscience Inc（Suzhou）	Laboratory	苏州
25	上海普恩海汇医学检验所	实验室	Epione Medical Laboratory	Laboratory	上海
26	欧陆检测技术服务（上海）有限公司	NA	Eurofins Central Laboratory China Ltd.	NA	上海

续表

序号	机构名称	实验室认证类型	英文名称		机构所在地
			机构名称	实验室认证类型	
27	福州福瑞医学检验实验室有限公司	医学实验室	Fuzhou Frey Medical Lab Co., Ltd.	Medical Lab	福州
28	协鑫集成科技股份有限公司	临床研究实验室	GCL Co., Ltd.	Clinical Research Laboratory	北京
29	北京基石生命科技有限公司*	实验室	GeneX Health Co., Ltd.	Laboratory	北京
30	臻和精准医学检验实验室无锡有限公司	NA	Genecast Precision Medical Diagnostic Laboratory Wuxi Co., Ltd.	NA	无锡
31	北京泛生子基因科技有限公司	临床实验室	Genetron Health (Beijing) Co., Ltd.	Clinical Laboratory	北京
32	启东领星医学检验所有限公司	NA	GenomiCare Clinical Laboratory, Qidong	NA	启东
33	广州达安临床检验中心有限公司	临床检验中心	Guangzhou DAAN Clinical Laboratory Ctr Co., Ltd.	Clinical Laboratory Ctr	广州
34	广州华银医学检验中心有限公司	病理诊断中心实验室	Guangzhou Huayin Med Lab Ctr Co., Ltd.	Pathological Diagnosis Center Lab	广州
35	杭州迪安生物技术有限公司	NA	Hangzhou Dian Medical Laboratory Center Co., Ltd.	NA	杭州
36	杭州迈迪科生物科技有限公司	生物技术实验室	Hangzhou Med Biotech Co., Ltd.	Biotechnology Lab	杭州
37	杭州诺康医学检验实验室有限公司*	医学实验室	Hangzhou Nuokang Medical Laboratory Co., Ltd.	Medical Laboratory	杭州
38	杭州瑞普基因科技有限公司	实验室	Hangzhou Repu Medical Lab Co., Ltd.	Laboratory	杭州
39	杭州奕真医学检验所有限公司	遗传医学研究所	Hangzhou Veritas Co., Ltd.	Genetics Medical Institute	杭州

续表

序号	机构名称	实验室认证类型	英文名称 机构名称	英文名称 实验室认证类型	机构所在地
40	哈尔滨星之云医学检验实验室有限公司 *	NA	Harbin Xingzhiyun Medical Laboratory Co., Ltd.	NA	哈尔滨
41	河南省肿瘤医院	基因检测实验室	Henan Cancer Hospital	Genetic Testing Ctr Laboratory	郑州
42	慧渡（上海）医疗科技有限公司	中医临床检验所	Huidu Shanghai Medical Sciences Co., Ltd.	Predicine Shanghai Clinical Laboratory	上海
43	爱尔兰爱康控股临床研究国际有限公司	实验室	ICON Laboratory Services China	Laboratory	北京
44	上海益诺思生物技术股份有限公司	NA	Shanghai Innostar Bio-Tech. Co., Ltd.	NA	上海
45	中国医学科学院血液病研究所	血液病理学实验室	Institute of Hematology & Blood Diseases Hospital, CAMS & PUMC	Dept of Hematopathology Lab	天津
46	鹰维珂锐医疗科技（上海）有限公司	实验室	Invivoscribe Diagnostic Technologies (Shanghai) Co., Ltd.	Laboratory	上海
47	北京嘉宝医学检验实验室有限公司	实验室	Jab Diagnostics	Laboratory	北京
48	嘉兴雅康博医学检验所有限公司 *	医学实验室	Jiaxing ACCB Diagnostics Co., Ltd.	Medical Laboratory	嘉兴
49	嘉兴允英医学检验有限公司 *	实验室	Jiaxing Yunying Med Inspection	Laboratory	嘉兴
50	济南市中心医院	临床分子和细胞遗传学实验室	Jinan Central Hospital	Clinical Molecular and Cytogenetics Laboratory	济南
51	广州金域医学检验中心有限公司	临床实验室	Kingmed Ctr for Clin Lab Co., Ltd.	Clinical Laboratory	广州

续表

序号	机构名称	实验室认证类型	英文名称 机构名称	实验室认证类型	机构所在地
52	上海金域医学检验所有限公司	实验室	Kingmed Diagnostics (Shanghai)	Laboratory	上海
53	上海金墁利医药科技有限公司*	NA	Kingmylab Pharmaceutical Research Co.,Ltd.	NA	上海
54	阔然医学检验实验室（徐州）有限公司	NA	Kuoran Medical Laboratory Xuzhou Co., Ltd.	NA	徐州
55	徕博科医药研发（上海）有限公司	NA	Labcorp Pharmaceutical Research and Development (Shanghai) Co., Ltd.	NA	上海
56	北京明谛生物医药科技有限公司	临床实验室	MD Biotech Corp	Clinical Laboratory	北京
57	迈杰转化医学研究（苏州）有限公司	中心实验室	MEDx Suzhou Translational Medicine Co., Ltd.	Central Laboratory	苏州
58	迈得派斯（上海）医药科技有限公司	NA	Medpace Pharmaceutical Sciences (Shanghai) Co., Ltd.	NA	上海
59	广州迈景基因医学科技有限公司	实验室	MyGene Diagnostics Co., Ltd.	Laboratory	广州
60	南京世和基因生物技术股份有限公司	实验室	Nanjing Geneseeq Technology Inc	Laboratory	南京
61	江苏先声诊断科技有限公司*	实验室	Nanjing Simcere Diagnostics	Laboratory	南京
62	中国食品药品检定研究院食品药品安全评价研究所	临床实验室	National Center for Safety Evaluation of Drugs	Clinical Laboratory	北京
63	时益医药研究（苏州）有限公司	实验室	PPD Laboratories Suzhou Co., Ltd.	Laboratory	苏州

续表

序号	机构名称	实验室认证类型	英文名称 机构名称	英文名称 实验室认证类型	机构所在地
64	北京大学肝病研究所	肝病研究实验室	Peking University	Hepatology Institute Laboratory	北京
65	北京大学人民医院	检验科	People's Hospital Peking University	Laboratory Medicine	北京
66	普瑞基准科技（北京）有限公司*	实验室	Precision Scientific (Beijing) Co., Ltd.	Laboratory	北京
67	普瑞基准科技（苏州）有限公司	实验室	Precision Scientific (Suzhou) Co., Ltd.	Laboratory	苏州
68	昆皓睿诚医药研发（北京）有限公司	实验室	Q Squared Solutions (Beijing) Co., Ltd.	Laboratory	北京
69	赛赋（北京）检测技术服务有限公司	实验室	SAFE Beijing Testing Technology Service Co., Ltd.	Laboratory	北京
70	苏州精准医疗科技有限公司*	NA	Sano Medical Laboratories Inc	NA	苏州
71	上海序祯达生物科技有限公司	实验室	Sequanta Technologies Co., Ltd.	Laboratory	上海
72	上海阿克曼医学检验所有限公司*	实验室	Shanghai AKM Pathology and Diagnostics Co., Ltd.	Laboratory	上海
73	上海千麦博米乐医学检验所有限公司	NA	Shanghai CBML Med Labs Inc	NA	上海
74	上海达安医学检验所有限公司	NA	Shanghai Daan Med Laboratory Co., Ltd.	NA	上海
75	上海迪安医学检验所有限公司	中心实验室	Shanghai Dian Med Testing Lab Centre Co., Ltd.	Central Laboratory	上海
76	上海枫林医药医学检验有限公司	临床中心实验室	Shanghai Fenglin Clinical Laboratory Co., Ltd.	Clinical & Central Laboratories	上海

续表

序号	机构名称	实验室认证类型	英文名称 机构名称	英文名称 实验室认证类型	机构所在地
77	上海国瑞怡康医学检验所	NA	Shanghai Greenikon Clinical Laboratory	NA	上海
78	上海市内分泌代谢病研究所	内分泌临床实验室	Shanghai Inst of Endocrine and Meta	Clinical Laboratory for Endocrinology	上海
79	上海锦测医学检验所有限公司	NA	Shanghai Jince Clinical Laboratories Co., Ltd.	NA	上海
80	上海立闻医学检验所	实验室	Shanghai Liwen Diagnostics	Laboratory	上海
81	至本医疗科技（上海）有限公司*	临床实验室	OrigiMed (Shanghai) Co., Ltd.	Clinical Laboratory	上海
82	上海仁东医学检验所有限公司	NA	Shanghai Rendong Clinical Laboratory Co., Ltd.	Shanghai Rendong Clinical Laboratory	上海
83	上海桐树医学检验实验室有限公司	医学实验室	Shanghai Tongshu Medical Laboratory Co., Ltd.	Medical Laboratory	上海
84	上海韦翰斯生物医药科技有限公司*	临床实验室	Shanghai WeHealth Co., Ltd.	Clinical Lab	上海
85	上海厦维医学检验实验室有限公司	NA	Shanghai Xiawei Medical Laboratory	NA	上海
86	上海允晟医学检验所有限公司*	临床实验室	Shanghai Yunsheng Medical Laboratory	Clinical Laboratory	上海
87	上海贞固医学检验实验室有限公司*	NA	Shanghai Zhengu Diagnostic Laboratory Co., Ltd.	NA	上海
88	深圳海普洛斯医学检验实验室	新一代测序技术临床实验室	Shenzhen HaploX Med Lab	NGS Clinical Laboratory	深圳
89	浙江湖州数问观止医学检验中心有限公司	NA	Shuwen Guanz Diagnostic Lab Co., Ltd.	NA	湖州

续表

序号	机构名称	实验室认证类型	英文名称 机构名称	英文名称 实验室认证类型	机构所在地
90	上海鸥远医学检验所有限公司	医学实验室	Singlera Medical Laboratory Shanghai Co., Ltd.	Medical Laboratory	上海
91	苏州赛美科基因科技有限公司*	临床实验室	Suzhou Cipher Gene Tech Co., Ltd.	Clinical Laboratory	苏州
92	苏州绘真医学检验有限公司*	实验室	Suzhou Geno Truth Clinical Diagnostics Co., Ltd.	Laboratory	苏州
93	苏州科诺医学检验实验室有限公司	实验室	Suzhou KeyTest	Laboratory	苏州
94	苏州瑞孚迪医学检验实验室有限公司*	中心实验室	Suzhou Revvity Medical Lab Co., Ltd.	Center Lab	太仓
95	信纳克（北京）生化标志物检测医学研究有限责任公司	NA	Synarc Research Laboratory (Beijing) Co., Ltd.	NA	北京
96	江苏昂朴医疗科技有限公司	NA	Taizhou Amplicon-gene Medical Lab	NA	泰州
97	上海观合医药科技有限公司	NA	Teddy Clinical Research Laboratory	NA	上海
98	康德弘翼医学临床研究有限公司	诊断实验室	Teddy Clinical Research Laboratory（WuXi）	Diagnostics Lab	无锡
99	中国医科大学附属第一医院医学	医学实验室	The First Hospital of CMU	Department of Laboratory Medicine	沈阳
100	香港大学深圳医院	医院病理学服务	The University of Hong Kong Shenzhen Hospital	Hospital Pathology Services	深圳
101	天津诺禾医学检验所有限公司*	新一代测序技术临床实验室	Tianjin Novogene Med LAB Co., Ltd.	NGS Clinical Lab	天津
102	天津见康华美医学诊断技术有限公司	实验室	Tianjin Sino-US Diagnostics Co., Ltd.	Laboratory	天津

续表

序号	机构名称	实验室认证类型	英文名称 机构名称	英文名称 实验室认证类型	机构所在地
103	天津市第三中心医院	临床实验室	Tianjin Third Central Hospital	Clinical Laboratory	天津
104	华中科技大学同济医学院附属同济医院	医学实验室	Tongji Hospital, Tongji Med College, HUST	Department of Laboratory Medicine	汉口
105	浙江鼎晶医学检验有限公司	临床实验室	Topgen Medical Laboratory	Clinical Laboratory	湖州
106	广州微远基因科技有限公司*	临床实验室	Vision Medicals Co., Ltd.	Clinical Laboratory	广州
107	四川大学华西医院实验	医学实验室	West China Hosp of Sichuan Univ	The Department of Lab Medicine	成都
108	四川大学华西第二医院	医学实验室	West China Second Univ Hosp, Sichuan	Department of Laboratory Medicine	成都
109	四川大学华西医院	病理学实验室	West-China Hospital	Department of Pathology Laboratory	成都
110	成都华西海圻医药科技有限公司	临床病理学实验室	West China-Frontier PharmaTech Co., Ltd.	Clinical Pathology Department Lab	成都
111	深圳智康技术有限公司	实验室	WiHealth Medical Laboratory	Laboratory	深圳
112	上海药明傲喆医学检验所有限公司	中心实验室	WuXi AppTec	Central Laboratory	上海
113	上海药明奥测医疗科技有限公司	临床实验室	WuXi Diagnostic Medical Testing Institute (Shanghai) Co., Ltd.	Independant Clinical Lab	上海
114	武汉希望组医学检验实验室有限公司*	实验室	Wuhan Grandomics Medical Genetics & Genomics Lab Co., Ltd.	Laboratory	武汉
115	厦门飞朔生物技术有限公司*	实验室	Xiamen Spacegen Medical	Laboratory	厦门

续表

序号	机构名称	实验室认证类型	英文名称 机构名称	英文名称 实验室认证类型	机构所在地
116	上海亿康医学检验所有限公司	实验室	Yikon Genomics (Shanghai) Co., Ltd.	Laboratory	上海
117	苏州亿康医学检验有限公司	临床实验室	Yikon Genomics (Suzhou) Co., Ltd.	Clinical Lab	苏州
118	银丰基因科技有限公司	实验室	Yinfeng Gene Technology Co., Ltd.	Laboratory	济南
119	浙江圣庭生物科技有限公司	实验室	Zhejiang ShengTing Biotech Co., Ltd.	Laboratory	台州

注：机构名称中带 * 的为 2023 年新获 CAP 认证的单位，NA 表示相应数据未公布。

附录 E 2023 年度中国企业发起的国际多中心临床试验

序号	登记号	药物名称	适应证	试验题目	申办单位
1	CTR20234120	HTD1801 胶囊	非酒精性脂肪性肝炎（NASH）伴 2 型糖尿病或糖尿病前期	HTD1801 在患有进展至肝纤维化的非酒精性脂肪性肝炎（NASH）伴 2 型糖尿病或糖尿病前期的成人患者中的Ⅱb 期研究	深圳君圣泰生物技术有限公司
2	CTR20234110	SKG0106 眼内注射溶液	新生血管性年龄相关性黄斑变性（nAMD）	一项评估 SKG0106 眼内注射溶液在新生血管性年龄相关性黄斑变性（nAMD）患者中的安全性、耐受性、疗效探索性Ⅰ/Ⅱ期临床研究	揽月生物医药科技（杭州）有限公司
3	CTR20234047	BL0020 注射液	暂定为晚期实体瘤，包括但不限于三阴性乳腺癌、小细胞肺癌、胰腺癌等	评价 BL0020 在晚期实体肿瘤受试者中的安全性、耐受性、药代动力学及初步疗效的Ⅰ期临床试验	上海弼领生物技术有限公司
4	CTR20233814	替雷利珠单抗注射液	非小细胞肺癌	评价替雷利珠单抗皮下注射用于晚期或转移性非小细胞肺癌（NSCLC）患者一线治疗的生物利用度的研究	广州百济神州生物制药有限公司
5	CTR20233735	SGN1 注射液	晚期实体瘤	SGN1 瘤内注射给药的Ⅰ/Ⅱa 期研究	广州华津医药科技有限公司
6	CTR20233708	注射用 DB-1303	HER2 低表达、激素受体阳性转移性乳腺癌	一项在 HER2 低表达、激素受体阳性转移性乳腺癌患者中比较 DB-1303 与研究者选择的化疗方案的Ⅲ期研究	映恩生物制药（苏州）有限公司
7	CTR20233642	SGN1 注射液	晚期实体瘤	SGN1 在晚期实体瘤患者中的Ⅰ/Ⅱa 期研究	广州华津医药科技有限公司
8	CTR20233635	APL-1401 胶囊	溃疡性结肠炎	一项在中重度活动期溃疡性结肠炎患者中评价 APL-1401 的 1b 期研究	江苏亚虹医药科技股份有限公司
9	CTR20233589	D3S-002 片	携带 MAPK 通路突变的晚期实体瘤	一项在携带 MAPK 通路突变的晚期实体瘤成人受试者中进行的 D3S-002 单药治疗的Ⅰ期研究	德昇济医药（无锡）有限公司

续表

序号	登记号	药物名称	适应证	试验题目	申办单位
10	CTR20233566	噻托溴铵喷雾剂	适用于慢性阻塞性肺疾病（包括慢性支气管炎和肺气肿）及其相关呼吸困难的维持治疗，改善COPD患者的生活质量，能够减少COPD急性加重	评估受试制剂噻托溴铵吸入喷雾剂（规格：1.25微克/揿）与参比制剂在健康成年参与者空腹状态下的单中心、开放、随机、单剂量、四周期、两序列、完成重复交叉生物等效性试验	上海谷森医药有限公司
11	CTR20233563	噻托溴铵/奥达特罗吸入喷雾剂	适用于慢性阻塞性肺疾病（包括慢性支气管炎和肺气肿）及其相关呼吸困难的维持治疗，改善COPD患者的生活质量，能够减少COPD急性加重	评估受试制剂噻托溴铵奥达特罗吸入喷雾剂与参比制剂在健康成年参与者空腹状态下的单中心、开放、随机、单剂量、四周期、两序列、完全重复交叉生物等效性试验	上海谷森医药有限公司
12	CTR20233460	IBI334	晚期实体瘤	IBI334治疗晚期恶性肿瘤的Ⅰa、Ⅰb及Ⅱ期研究	信达生物制药（苏州）有限公司
13	CTR20233404	BGB-30813片	晚期或转移性实体瘤	一项评估DGKζ抑制剂BGB-30813安全性、耐受性、药代动力学、药效学和初步抗肿瘤活性的Ⅰa/Ⅰb期研究	百济神州（苏州）生物科技有限公司
14	CTR20233227	LBL-007注射液	不可切除的局部晚期或转移性食管鳞状细胞癌	探索LBL-007联合替雷利珠单抗联合化疗作为不可切除的局部晚期或转移性食管鳞状细胞癌患者一线治疗的有效性和安全性	广州百济神州生物制药有限公司
15	CTR20233182	重组人源化抗BTLA单克隆抗体注射液	局限期小细胞肺癌	特瑞普利单抗联合或不联合Tifcemalimab治疗局限期小细胞肺癌的研究	上海君实生物医药科技股份有限公司；上海君实生物工程有限公司

续表

序号	登记号	药物名称	适应证	试验题目	申办单位
16	CTR20233143	HLX04-O，重组抗VEGF人源化单克隆抗体眼用注射液	湿性年龄相关性黄斑变性	一项评价HLX04-O对湿性年龄相关性黄斑变性患者的有效性和安全性的随机、双盲、阳性对照Ⅲ期研究	上海复宏汉霖生物制药有限公司；上海复宏汉霖生物医药有限公司
17	CTR20233070	BGB-A445注射液	经抗PD-(L)1治疗的非小细胞肺癌	BGB-A445联合试验用药物在既往接受过抗PD-(L)1抗体治疗的非小细胞肺癌患者中的Ⅱ期伞式研究	广州百济神州生物制药有限公司
18	CTR20233006	注射用那库巴坦	Nacubactam与头孢吡肟或氨曲南联合给药，针对治疗方案有限的成人需氧革兰阴性菌感染	头孢吡肟/Nacubactam或氨曲南/Nacubactam与亚胺培南/西司他丁相比在治疗成人复杂性尿路感染或急性单纯性肾盂肾炎中的Ⅲ期研究	上海复星医药产业发展有限公司
19	CTR20233005	注射用那库巴坦	Nacubactam与头孢吡肟或氨曲南联合给药，针对治疗方案有限的成人需氧革兰阴性菌感染	头孢吡肟/Nacubactam和氨曲南/Nacubactam与现有最佳治疗方法相比在治疗成人因耐碳青霉烯肠杆菌引起的复杂性尿路感染、急性单纯性肾盂肾炎、医院获得性细菌性肺炎、呼吸机相关性细菌性肺炎和复杂性腹腔感染的Ⅲ期研究	上海复星医药产业发展有限公司
20	CTR20232927	ONC-392注射液	非小细胞肺癌	比较ONC-392或多西他赛治疗PD-(L)1抑制剂耐药非小细胞肺癌	广州昂科免疫生物技术有限公司
21	CTR20232920	HG004眼用注射液	Leber's先天性黑矇	评价HG004基因治疗在Leber's先天性黑矇受试者中的安全性和疗效性的临床研究	辉大（上海）生物科技有限公司
22	CTR20232870	XG005片	癌性骨痛	一项评估XG005口服片剂在CIBP受试者中的安全性和疗效的研究	昌郁医药（上海）有限公司
23	CTR20232835	注射用DB-1311	晚期/转移性实体瘤	一项DB-1311治疗晚期/转移性实体瘤的Ⅰ/Ⅱa期研究	映恩生物制药（苏州）有限公司

续表

序号	登记号	药物名称	适应证	试验题目	申办单位
24	CTR20232832	XNW21015片	标准治疗失败的或对标准治疗不耐受或缺乏有效标准治疗的晚期和/或转移性恶性实体瘤	一项评估XNW21015治疗晚期实体瘤受试者的安全性、耐受性、药代动力学和药效动力学特征的开放性、多中心Ⅰ期临床研究	苏州信诺维医药科技股份有限公司
25	CTR20232767	注射用ASKG915	晚期恶性肿瘤	注射用ASKG915单药治疗在晚期实体瘤患者中安全性、耐受性及药代动力学的Ⅰ期临床研究	江苏奥赛康生物医药有限公司
26	CTR20232736	奥斯米妥单抗注射液	Claudin18.2阳性的局部晚期或转移性胃或胃食管结合部腺癌	评估TST001联合纳武利尤单抗和化疗作为一线治疗Claudin18.2阳性的局部晚期或转移性胃或胃食管结合部腺癌的Ⅲ期研究	苏州创胜医药集团有限公司
27	CTR20232718	Sonrotoclax片	华氏巨球蛋白血症	一项在华氏巨球蛋白血症患者中评估BGB-11417的有效性和安全性的研究	百济神州（苏州）生物科技有限公司
28	CTR20232680	奥雷巴替尼片	Ph染色体阳性的急性淋巴细胞白血病（Ph+ALL）	奥雷巴替尼联合化疗治疗新诊断Ph染色体阳性的急性淋巴细胞白血病（Ph+ALL）患者的关键注册性Ⅲ期临床研究	广州顺健生物医药科技有限公司
29	CTR20232612	泰它西普注射液	系统性红斑狼疮	评价泰它西普与安慰剂相比在中至重度活动性SLE患者中的有效性和安全性研究	荣昌生物制药（烟台）股份有限公司
30	CTR20232546	RC198注射液	实体瘤	在局部晚期不可切除或转移性实体瘤受试者中评估RC198安全性、耐受性、药代动力学特征、免疫原性和初步有效性的Ⅰ期临床研究	荣昌生物制药（烟台）股份有限公司
31	CTR20232545	泽布替尼胶囊	复发/难治滤泡性淋巴瘤，复发/难治边缘区淋巴瘤	一项在复发/难治滤泡性或边缘区淋巴瘤患者中比较泽布替尼（BGB-3111）联合抗CD20抗体与来那度胺联合利妥昔单抗的研究	百济神州（苏州）生物科技有限公司
32	CTR20232541	他雷替尼胶囊	恶性肿瘤	在ROS1阳性肺癌患者中进行的TaletrectinibⅡ期全球研究	葆元生物医药科技（杭州）有限公司

续表

序号	登记号	药物名称	适应证	试验题目	申办单位
33	CTR20232532	BGB-24714胶囊	实体瘤	在实体瘤患者中评价BGB-24714作为单药治疗或联合治疗的研究	百济神州（苏州）生物科技有限公司
34	CTR20232457	依沃西单抗注射液	一线转移性鳞状非小细胞肺癌	AK112联合化疗对比K药联合化疗一线治疗转移性鳞状NSCLC	中山康方生物医药有限公司
35	CTR20232339	IBI354	晚期实体瘤	IBI354治疗晚期实体瘤受试者的Ⅰ/Ⅱ期研究	信达生物制药（苏州）有限公司
36	CTR20232325	AND019胶囊	ER+/HER2-乳腺癌	AND019在晚期/转移性ER+/HER2-乳腺癌患者中的安全性、耐受性、药代动力学、药效动力学及初步疗效的开放、剂量递增和剂量扩展的Ⅰ期临床研究	杭州安道药业有限公司
37	CTR20232237	注射用AMT-151	a.浆液性、子宫内膜样、透明细胞或黏液性上皮性卵巢癌、输卵管癌或原发性腹膜癌。b.浆液性、子宫内膜样或透明细胞子宫内膜癌。c.肺腺癌。d.三阴性乳腺癌，定义为雌激素受体、孕激素受体和人表皮生长因子受体2阴性（根据美国临床肿瘤学会/美国病理学家学会的建议）。e.胰腺导管腺癌。f.恶性胸膜或腹膜间皮瘤	AMT-151在晚期实体瘤患者中Ⅰ期研究	普众发现医药科技（上海）有限公司

续表

序号	登记号	药物名称	适应证	试验题目	申办单位
38	CTR20232208	注射用贺普拉肽	慢性丁型病毒性肝炎	贺普拉肽治疗丁肝Ⅱa期临床试验	上海贺普药业股份有限公司
39	CTR20232123	替雷利珠单抗注射液	复发性或转移性头颈部鳞状细胞癌	评价替雷利珠单抗联合试验用药物作为复发性或转移性头颈部鳞状细胞癌患者一线治疗的有效性	百济神州（上海）生物科技有限公司
40	CTR20231932	Sonrotoclax片	复发/难治性多发性骨髓瘤	BGB-11417单药或联合卡非佐米和地塞米松联合卡非佐米、达雷妥尤单抗和泊马度胺治疗伴t(11；14)复发/难治性多发性骨髓瘤患者的Ⅰb/Ⅱ期研究	百济神州（苏州）生物科技有限公司
41	CTR20231829	TST003注射液	实体瘤	一项在局部晚期或转移性实体瘤受试者中评价TST003的首次用于人体、开放、多中心Ⅰ期研究	苏州创胜医药集团有限公司
42	CTR20231812	CPL-01	术后镇痛	一项评价CPL-01用于单侧第一跖骨远端拇囊炎切除伴截骨术后镇痛的有效性和安全性的随机、双盲、安慰剂和阳性对照研究	加立（深圳）生物科技有限公司；深圳信立泰药业股份有限公司
43	CTR20231776	CPL-01	术后镇痛	一项评价CPL-01用于开放性腹股沟疝修补术后镇痛的有效性和安全性的随机、双盲、安慰剂和阳性对照研究	加立（深圳）生物科技有限公司；深圳信立泰药业股份有限公司
44	CTR20231736	注射用DB-1310	晚期/转移性实体瘤	一项在晚期/转移性实体瘤中评估DB-1310的Ⅰ/Ⅱa期首次人体研究	映恩生物制药（苏州）有限公司
45	CTR20231735	注射用XNW27011	晚期实体瘤	XNW27011研究	上海信诺维生物医药有限公司
46	CTR20231732	注射用PRO1160	用于实体瘤或淋巴瘤患者	PRO1160在实体瘤或淋巴瘤患者中的研究	普方生物制药（苏州）有限公司

续表

序号	登记号	药物名称	适应证	试验题目	申办单位
47	CTR20231647	EMB-09注射液	局部晚期/转移性实体瘤，包括但不限于黑色素瘤、非小细胞肺癌（NSCLC）、三阴性乳腺癌（TNBC）、头颈部鳞状细胞癌（HNSCC）、鼻咽癌（NPC）、肝细胞癌（HCC）、胃癌（GC）、子宫内膜癌（EC）、卵巢癌（OC）、肾细胞癌（RCC）和小细胞肺癌（SCLC）、结直肠癌（CRC）	一种靶向PD-L1和OX-40的双特异性抗体EMB-09在晚期或转移性实体瘤患者中的首次人体Ⅰ期试验	上海岸迈生物科技有限公司
48	CTR20231547	CB-5339胶囊	复发性或难治性多发性骨髓瘤	一项在复发性或难治性多发性骨髓瘤受试者中评价CB-5339治疗的Ⅰ/Ⅱa期研究	凯信远达医药（中国）有限公司
49	CTR20231537	甲磺酸伏美替尼片	携带EGFR或HER2激酶结构域激活突变的非小细胞肺癌	一项评估伏美替尼对携带EGFR或HER2激活突变的晚期或转移性非小细胞肺癌患者的安全性、药代动力学和抗肿瘤活性的Ⅰb期剂量递增和剂量扩展研究	上海艾力斯医药科技股份有限公司
50	CTR20231450	注射用CBP-1019	晚期恶性实体瘤，包括但不限晚期肺癌、胰腺癌、结直肠癌、食管癌和乳腺癌等	注射用CBP-1019在晚期恶性实体瘤患者中安全性和耐受性、药代动力学及初步疗效的Ⅰ/Ⅱ期临床研究	同宜医药（合肥）有限公司

续表

序号	登记号	药物名称	适应证	试验题目	申办单位
51	CTR20231409	甲磺酸伏美替尼片	治疗既往未经治疗且携带表皮生长因子受体20外显子插入突变的局部晚期或转移性非鳞状细胞非小细胞肺癌患者	一项评估伏美替尼对比含铂化疗一线治疗表皮生长因子受体20外显子插入突变的局部晚期或转移性非小细胞肺癌患者的疗效和安全性的国际、Ⅲ期、随机、多中心、开放标签研究	上海艾力斯医药科技股份有限公司
52	CTR20231354	HH-003注射液	慢性丁型肝炎病毒感染	在慢性丁型肝炎病毒感染者中评估HH-003注射液的疗效和安全性的Ⅱb期临床研究	华辉安健（北京）生物科技有限公司
53	CTR20231287	BGB-21447片	复发性非霍奇金淋巴瘤，难治性非霍奇金淋巴瘤，慢性淋巴细胞白血病，小淋巴细胞淋巴瘤，滤泡性淋巴瘤，边缘区淋巴瘤，弥漫性大B细胞淋巴瘤	Bcl-2抑制剂BGB-21447用于成熟B细胞恶性肿瘤患者的Ⅰ期研究	百济神州（苏州）生物科技有限公司
54	CTR20231158	替雷利珠单抗注射液	肝细胞癌	司曲替尼联合替雷利珠单抗或安慰剂联合替雷利珠单抗对比安慰剂作为肝细胞癌辅助治疗的临床研究	百济神州（上海）生物科技有限公司
55	CTR20231157	替雷利珠单抗注射液	肝细胞癌	司曲替尼联合替雷利珠单抗或安慰剂联合替雷利珠单抗对比安慰剂作为肝细胞癌辅助治疗的临床研究	百济神州（苏州）生物科技有限公司
56	CTR20231152	ABSK121-NX片	实体瘤	ABSK121-NX在晚期实体瘤患者中的Ⅰ期临床研究	无锡和誉生物医药科技有限公司
57	CTR20231049	BGB-15025片	晚期实体瘤	评价BGB-15025单药及联合替雷利珠单抗治疗晚期实体瘤患者中的安全性、耐受性、药代动力学和初步抗癌活性的Ⅰ期研究	百济神州（苏州）生物科技有限公司

续表

序号	登记号	药物名称	适应证	试验题目	申办单位
58	CTR20230996	HLX04-O，重组抗VEGF人源化单克隆抗体眼用注射液	湿性年龄相关性黄斑变性	一项评价HLX04-O对湿性年龄相关性黄斑变性患者的有效性和安全性的随机、双盲、阳性对照Ⅲ期研究	上海复宏汉霖生物制药有限公司；上海复宏汉霖生物技术股份有限公司
59	CTR20230901	注射用ATG-022ADC	晚期/转移性实体瘤（Claudin 18.2阳性表达）	ATG-022在晚期/转移性实体瘤患者中的研究	德琪（杭州）生物有限公司
60	CTR20230892	替雷利珠单抗注射液	既往未经治疗的局部晚期、不可切除或转移性非小细胞肺癌	一项替雷利珠单抗联合试验用药物在非小细胞肺癌患者中的研究	百济神州（上海）生物科技有限公司
61	CTR20230825	注射用sacituzumab tirumotecan	非小细胞肺癌	SKB264单药或联合治疗晚期或转移性非小细胞肺癌患者的Ⅱ期临床研究	四川科伦博泰生物医药股份有限公司
62	CTR20230813	注射用PRO1184	用于局部晚期和/或转移性实体瘤患者	PRO1184在实体瘤患者中的研究	普方生物制药（苏州）有限公司
63	CTR20230603	AND017胶囊	贫血	口服AND017在治疗透析依赖性慢性肾病（DD-CKD）贫血受试者的Ⅱ期临床试验	杭州安道药业有限公司
64	CTR20230546	泽布替尼胶囊	原发性膜性肾病	一项评估泽布替尼治疗原发性膜性肾病患者的有效性和安全性的研究	百济神州（苏州）生物科技有限公司
65	CTR20230517	HMI-115注射液	中重度子宫内膜异位症相关疼痛	评价HMI-115在12周治疗期内对患有中重度子宫内膜异位症相关疼痛的女性的安全性和有效性	和其瑞医药（南京）有限公司
66	CTR20230451	谷美替尼片	本品用于既往接受免疫治疗和含铂双药化疗后进展的驱动基因阴性且伴有MET过表达的局部晚期或转移性非小细胞肺癌患者	谷美替尼对比多西他赛在既往接受免疫治疗和含铂双药化疗后进展驱动基因阴性且伴有MET过表达的非小细胞肺癌Ⅲ期临床研究	上海海和药物研究开发股份有限公司

续表

序号	登记号	药物名称	适应证	试验题目	申办单位
67	CTR20230370	注射用SIM0237	局部晚期不可切除或转移性实体瘤	评价SIM0237在晚期实体瘤成人受试者中的安全性、耐受性、药代动力学和初步抗肿瘤活性的首次人体、开放性、多中心Ⅰ期研究	江苏先声药业有限公司
68	CTR20230350	EMB-07注射液	三阴性乳腺癌、肺腺癌、卵巢癌、胰腺癌、结直肠癌、胃癌、前列腺癌、膀胱癌、子宫癌、慢性淋巴细胞白血病、小淋巴细胞淋巴瘤、套细胞淋巴瘤和弥漫大B细胞淋巴瘤	一项EMB-07 [一种双特异性抗体抗CD3和受体酪氨酸激酶样孤儿受体1（ROR1）] 在局部晚期/转移性实体瘤或复发性/难治性淋巴瘤患者中的首次人体Ⅰ期开放性研究	岸迈生物科技（苏州）有限公司
69	CTR20230213	IBI343	晚期恶性肿瘤受试者	IBI343治疗晚期恶性肿瘤受试者的Ⅰ期研究	信达生物制药（苏州）有限公司
70	CTR20230067	舒沃替尼片	非小细胞肺癌	DZD9008在EGFR或HER2突变的肺癌患者中的Ⅰ/Ⅱ期研究	迪哲（江苏）医药股份有限公司
71	CTR20230063	西格列汀二甲双胍缓释片	本品配合饮食号运动治疗，用于经二甲双胍单药治疗血糖仍控制不佳或正在接受二者联合治疗的2型糖尿病患者	西格列汀二甲双胍缓释片的生物等效性试验	南通联亚药业股份有限公司
72	CTR20230062	西格列汀二甲双胍缓释片	本品配合饮食号运动治疗，用于经二甲双胍单药治疗血糖仍控制不佳或正在接受二者联合治疗的2型糖尿病患者	西格列汀二甲双胍缓释片的生物等效性试验	南通联亚药业股份有限公司

续表

序号	登记号	药物名称	适应证	试验题目	申办单位
73	CTR20223400	ATG-037胶囊	局部晚期或转移性实体瘤	ATG-037单药和与帕博利珠单抗I联合治疗局部晚期或转移性实体瘤患者的安全性、药代动力学、药效学和初步有效性的研究	德丽（浙江）医药有限公司

附录 F 2023 年度国家药品监督管理局批准的创新药

序号	药品名称	上市许可持有人	药品类型	适应证
1	氢溴酸氘瑞米德韦片	上海旺实生物医药科技有限公司	化学药品	用于新型冠状病毒感染的治疗
2	先诺特韦片/利托那韦片组合包装	海南先声药业有限公司	化学药品	用于治疗轻至中度新型冠状病毒感染（COVID-19）成年患者
3	盐酸凯普拉生片	江苏柯菲平医药股份有限公司	化学药品	反流性食管炎；十二指肠溃疡
4	谷美替尼片	上海海和药物研究开发股份有限公司	化学药品	用于治疗具有间质-上皮转化因子（MET）外显子14跳变的局部晚期或转移性非小细胞肺癌
5	来瑞特韦片	广东众生睿创生物科技有限公司	化学药品	用于治疗轻中度新型冠状病毒感染（COVID-19）的成年患者
6	奥磷布韦片	南京圣和药业股份有限公司	化学药品	本品与盐酸达拉他韦联用，治疗初治或干扰素经治的基因1、2、3、6型成人慢性丙型肝炎病毒（HCV）感染，可合并或不合并代偿性肝硬化
7	甲磺酸贝福替尼胶囊	贝达药业股份有限公司	化学药品	本品适用于既往经表皮生长因子受体（EGFR）酪氨酸激酶抑制剂（TKI）治疗出现疾病进展，并且伴随EGFR T790M突变阳性的局部晚期或转移性非小细胞肺癌（NSCLC）患者的治疗
8	伏罗尼布片	贝达药业股份有限公司	化学药品	与依维莫司联合，用于既往接受过酪氨酸激酶抑制剂治疗失败的晚期肾细胞癌（RCC）患者
9	安奈拉唑钠肠溶片	轩竹（北京）医药科技有限公司	化学药品	用于抑制胃酸，治疗酸相关性疾病，如成人十二指肠溃疡（DU）的治疗及其相关症状（腹痛、腹胀、烧灼感、反酸、嗳气、恶心、呕吐等）控制
10	伊鲁阿克片	齐鲁制药有限公司	化学药品	适用于既往接受过克唑替尼治疗后疾病进展或对克唑替尼不耐受的间变性淋巴瘤激酶（ALK）阳性的局部晚期或转移性非小细胞肺癌（NSCLC）患者的治疗
11	磷酸瑞格列汀片	江苏恒瑞医药股份有限公司	化学药品	配合饮食控制和运动，本品单药或与二甲双胍联用于治疗成人2型糖尿病

续表

序号	药品名称	上市许可持有人	药品类型	适应证
12	奥特康唑胶囊	eVENUS PHARMACEUTICAL LABORATORIES INC.	化学药品	本品用于治疗重度外阴阴道假丝酵母菌病（VVC）
13	培莫沙肽注射液	江苏豪森药业集团有限公司	化学药品	未接受促红细胞生成素治疗的非透析慢性肾病患者的贫血；因慢性肾脏病（CKD）引起贫血，且正在接受促红细胞生成素治疗的透析患者
14	舒沃替尼片	迪哲（江苏）医药股份有限公司	化学药品	用于既往经含铂化疗治疗时或治疗后出现疾病进展，或不耐受含铂化疗，并且经检测确认存在表皮生长因子受体（EGFR）20号外显子插入突变的局部晚期或转移性非小细胞肺癌（NSCLC）成人患者
15	甲苯磺酸利特昔替尼胶囊	Pfizer Inc.	化学药品	利特昔替尼用于适合接受系统性治疗的12岁及以上青少年和成人斑秃患者，包括全秃和普秃
16	氘可来昔替尼片	Bristol-Myers Squibb Pharma EEIG	化学药品	本品适用于适合系统治疗或光疗的成年中重度斑块状银屑病患者
17	地达西尼胶囊	浙江京新药业股份有限公司	化学药品	本品适用于失眠障碍患者的短期治疗
18	伯瑞替尼肠溶胶囊	北京浦润奥生物科技有限责任公司	化学药品	用于治疗具有间质－上皮转化因子（MET）外显子14跳变的局部晚期或转移性非小细胞肺癌患者
19	阿泰特韦片/利托那韦片组合包装	福建广生中霖生物科技有限公司	化学药品	用于治疗轻型、中型新型冠状病毒感染（COVID-19）的成年患者
20	口服三价重配轮状病毒减毒活疫苗（Vero细胞）	兰州生物制品研究所有限责任公司	预防用生物制品	本疫苗用于预防轮状病毒血清型G1、G2、G3、G4和G9导致的婴幼儿腹泻
21	四价流感病毒亚单位疫苗	江苏中慧元通生物科技股份有限公司	预防用生物制品	接种本品后，可刺激机体产生抗流感病毒的免疫力。用于预防疫苗相关型别的流感病毒引起的流行性感冒
22	阿得贝利单抗注射液	上海盛迪医药有限公司	治疗用生物制品	本品与卡铂和依托泊苷联合用于广泛期小细胞肺癌患者的一线治疗
23	白桦花粉变应原皮肤点刺液	浙江我武生物科技股份有限公司	治疗用生物制品	用于皮肤点刺试验，辅助诊断与白桦花粉致敏相关的Ⅰ型变态反应性疾病

续表

序号	药品名称	上市许可持有人	药品类型	适应证
24	黄花蒿花粉变应原皮肤点刺液	浙江我武生物科技股份有限公司	治疗用生物制品	用于皮肤点刺试验，辅助诊断与黄花蒿/艾蒿花粉致敏相关的Ⅰ型变态反应性疾病
25	苋草花粉变应原皮肤点刺液	浙江我武生物科技股份有限公司	治疗用生物制品	用于皮肤点刺试验，辅助诊断与苋草花粉致敏相关的Ⅰ型变态反应性疾病
26	艾贝格司亭α注射液	亿一生物制药（北京）有限公司	治疗用生物制品	本品适用于成年非髓性恶性肿瘤患者在接受容易引起发热性中性粒细胞减少症的骨髓抑制性抗癌药物治疗时，降低以发热性中性粒细胞减少症为表现的感染发生率
27	泽贝妥单抗注射液	浙江博锐生物制药有限公司	治疗用生物制品	本品适用于CD20阳性弥漫大B细胞淋巴瘤，非特指性（DLBCL，NOS）成人患者，应与标准CHOP化疗（环磷酰胺、阿霉素、长春新碱、泼尼松）联合治疗
28	拓培非格司亭注射液	厦门特宝生物工程股份有限公司	治疗用生物制品	本品适用于非髓性恶性肿瘤患者在接受容易引起发热性中性粒细胞减少症的骨髓抑制性抗癌药物治疗时，降低以发热性中性粒细胞减少症为表现的感染发生率
29	伊基奥仑赛注射液	南京驯鹿生物医药有限公司	治疗用生物制品	用于治疗复发或难治性多发性骨髓瘤成人患者，既往经过至少三线治疗后进展（至少使用过一种蛋白酶体抑制剂及免疫调节剂）
30	托莱西单抗注射液	信达生物制药（苏州）有限公司	治疗用生物制品	在控制饮食的基础上，与他汀类药物，或者与他汀类药物及其他降脂疗法联合用药，用于在接受中等剂量或中等剂量以上他汀类药物治疗，仍无法达到低密度脂蛋白胆固醇（LDL-C）目标的原发性高胆固醇血症（包括杂合子型家族性和非家族性高胆固醇血症）和混合型血脂异常的成人患者，以降低低密度脂蛋白胆固醇（LDL-C）、总胆固醇（TC）、载脂蛋白B（ApoB）水平
31	纳鲁索拜单抗注射液	上海津曼特生物科技有限公司	治疗用生物制品	本品用于治疗不可手术切除或手术切除可能导致严重功能障碍的骨巨细胞瘤成人患者

续表

序号	药品名称	上市许可持有人	药品类型	适应证
32	注射用埃普奈明	武汉海特生物制药股份有限公司	治疗用生物制品	本品联合沙利度胺和地塞米松用于既往接受过至少2种系统性治疗方案的复发或难治性多发性骨髓瘤成人患者，既往含免疫调节剂（如来那度胺、沙利度胺）方案难治的患者不宜接受本联合方案治疗
33	格菲妥单抗注射液	Roche Pharma (Schweiz) AG	治疗用生物制品	单药适用于治疗既往接受过至少两线系统性治疗的复发或难治性弥漫大B细胞淋巴瘤（DLBCL）成人患者
34	纳基奥仑赛注射液	合源生物科技（天津）有限公司	治疗用生物制品	本品适用于成人复发或难治性B细胞急性淋巴白血病。细胞急性淋巴白血病
35	索卡佐利单抗注射液	兆科（广州）肿瘤药物有限公司	治疗用生物制品	本品适用于既往接受含铂化疗治疗失败的复发或转移性宫颈癌患者的治疗
36	参郁宁神片	广东思济药业有限公司	中药	益气养阴、宁神解郁。用于轻、中度抑郁症中医辨证属气阴两虚证者，症见失眠多梦、多疑善惊、口咽干燥、舌淡红或红、苔薄白少津、脉细或沉细等
37	小儿紫贝宣肺糖浆	健民药业集团股份有限公司	中药	宣肺止咳，化痰利咽。用于治疗小儿急性气管–支气管炎风热犯肺证。症见咳嗽不爽或咳声重浊，痰黄黏稠，不易咳出，恶风，汗出，咽痛，口渴，鼻浊流涕等；舌苔薄黄，脉浮数
38	通络明目胶囊	石家庄以岭药业股份有限公司	中药	化瘀通络，益气养阴，止血明目。用于2型糖尿病引起的中度非增殖性糖尿病视网膜病变血瘀络阻、气阴两虚证所致的眼底点片状出血、目睛干涩、面色晦暗、倦怠乏力、舌质淡，或舌暗红少津，或有瘀斑瘀点，脉细，或脉细数，或脉涩
39	枳实总黄酮片	江西青峰药业有限公司	中药	行气消积、散痞止痛。用于功能性消化不良，症见餐后饱胀感、早饱、上腹烧灼感和上腹疼痛等
40	香雷糖足膏	合一生技股份有限公司	中药	本品适用于清创后创面截面积小于25 cm^2 的 Wagner 1级糖尿病足部伤口溃疡

附录 G　2023 年度获批创新医疗器械产品名单

序号	产品名称	注册人	注册证号
1	病人监护仪	深圳市科曼医疗设备有限公司	国械注准 20233070003
2	混合闭环胰岛素输注系统	Medtronic MiniMed	国械注进 20233140061
3	血液透析尿素清除率计算软件	北京英福美信息科技股份有限公司	国械注准 20233210219
4	胶原蛋白软骨修复支架	Ubiosis Co., Ltd.	国械注进 20233130129
5	磁共振监测半导体激光治疗设备	华科精准（北京）医疗科技有限公司	国械注准 20233010449
6	冠状动脉 CT 血流储备分数计算软件	上海博动医疗科技股份有限公司	国械注准 20233210450
7	一次性使用激光光纤套件	华科精准（北京）医疗科技有限公司	国械注准 20233010485
8	人工晶状体	Alcon Laboratories, Inc.	国械注进 20233160146
9	冠状动脉功能测量系统	苏州润迈德医疗科技有限公司	国械注准 20233070520
10	金属增材制造胸腰椎融合匹配式假体系统	北京爱康宜诚医疗器材有限公司	国械注准 20233130524
11	自膨式可载粒子胆道支架	南京融晟医疗科技有限公司	国械注准 20233130621
12	肠息肉电子下消化道内窥镜图像辅助检测软件	武汉楚精灵医疗科技有限公司	国械注准 20233210629
13	血管内成像设备	Conavi Medical Inc.	国械注进 20233060200
14	放射治疗计划软件	上海联影医疗科技股份有限公司	国械注准 20233210665
15	结肠息肉电子内窥镜图像辅助检测软件	腾讯医疗健康（深圳）有限公司	国械注准 20233210707
16	一次性使用冠状动脉介入手术控制系统附件	Corindus Inc.	国械注进 20233010226
17	冠状动脉介入手术控制系统	Corindus Inc.	国械注进 20233010225
18	碳离子治疗系统	兰州科近泰基新技术有限责任公司	国械注准 20233050708
19	植入式左心室辅助系统	深圳核心医疗科技有限公司	国械注准 20233120716
20	多模态肿瘤治疗系统	上海美杰医疗科技有限公司	国械注准 20233010773
21	植入式骶神经刺激器	杭州承诺医疗科技有限公司	国械注准 20233120807

续表

序号	产品名称	注册人	注册证号
22	植入式骶神经刺激延伸导线	杭州承诺医疗科技有限公司	国械注准 20233120808
23	植入式骶神经刺激电极	杭州承诺医疗科技有限公司	国械注准 20233120809
24	穿刺手术导航定位系统	真健康（北京）医疗科技有限公司	国械注准 20233010810
25	锆铌合金股骨头	苏州微创关节医疗科技有限公司	国械注准 20233130813
26	冲击波治疗仪	深圳市慧康精密仪器有限公司	国械注准 20233090834
27	腹腔内窥镜单孔手术系统	北京术锐机器人股份有限公司	国械注准 20233010833
28	头颈部 X 射线立体定向放射外科治疗系统	睿谱外科系统股份有限公司	国械注进 20233050263
29	膝关节置换手术导航定位系统	北京天智航医疗科技股份有限公司	国械注准 20233010962
30	人工晶状体	Alcon Laboratories, Inc.	国械注进 20233160317
31	静脉支架系统	苏州茵络医疗器械有限公司	国械注准 20233131034
32	医用电子直线加速器	西安大医集团股份有限公司	国械注准 20233051067
33	一次性使用血管内成像导管	Conavi Medical Inc.	国械注进 20233060333
34	硬性巩膜接触镜	上海艾康特医疗科技有限公司	国械注准 20233161081
35	髋关节置换手术导航定位系统	杭州柳叶刀机器人有限公司	国械注准 20233011155
36	磁共振成像系统	武汉中科极化医疗科技有限公司	国械注准 20233061160
37	颅内取栓支架	Rapid Medical Co., Ltd.	国械注进 20233030369
38	球囊型冷冻消融导管	上海微创电生理医疗科技股份有限公司	国械注准 20233011225
39	冷冻消融设备	上海微创电生理医疗科技股份有限公司	国械注准 20233011226
40	注射用重组Ⅲ型人源化胶原蛋白溶液	山西锦波生物医药股份有限公司	国械注准 20233131245
41	二尖瓣夹系统	上海捍宇医疗科技股份有限公司	国械注准 20233131292
42	非小细胞肺癌组织 TMB 检测试剂盒（可逆末端终止测序法）	南京世和医疗器械有限公司	国械注准 20233401452
43	X 射线计算机体层摄影设备	西门子医疗有限公司（Siemens Healthcare GmbH）	国械注进 20233060455
44	关节置换手术模拟软件	北京长木谷医疗科技有限公司	国械注准 20233211543
45	质子治疗系统	瓦里安医疗系统粒子治疗有限公司	国械注进 20233050480

续表

序号	产品名称	注册人	注册证号
46	单光子发射及X射线计算机断层成像系统	北京永新医疗设备有限公司	国械注准 20233061628
47	增材制造聚醚醚酮颅骨缺损修复假体	西安康拓医疗技术股份有限公司	国械注准 20233131652
48	增材制造匹配式人工膝关节假体	纳通生物科技（北京）有限公司	国械注准 20233131698
49	腹腔内窥镜单孔手术系统	深圳市精锋医疗科技股份有限公司	国械注准 20233011753
50	一次性使用心腔内超声诊断导管	江苏霆升科技有限公司	国械注准 20233061761
51	明胶－聚己内酯分层牙龈修复膜	诺一迈尔（苏州）医学科技有限公司	国械注准 20233171776
52	经导管二尖瓣夹系统	杭州德晋医疗科技有限公司	国械注准 20233131775
53	冷冻消融设备	康沣生物科技（上海）股份有限公司	国械注准 20233011815
54	球囊型冷冻消融导管	康沣生物科技（上海）股份有限公司	国械注准 20233011816
55	骨盆骨折复位手术导航定位系统	北京罗森博特科技有限公司	国械注准 20233011923
56	可降解镁金属闭合夹	苏州奥芮济医疗科技有限公司	国械注准 20233021931
57	人乳腺癌分子分型检测试剂盒（PCR－荧光探针法）	百欧恩泰诊断有限责任公司	国械注进 20233400600
58	一次性使用环形肺动脉射频消融导管	无锡帕母医疗技术有限公司	国械注准 20233012011
59	一次性使用心脏脉冲电场消融导管	四川锦江电子医疗器械科技股份有限公司	国械注准 20233012053
60	心脏脉冲电场消融仪	四川锦江电子医疗器械科技股份有限公司	国械注准 20233012051
61	质子治疗系统	瓦里安医疗系统粒子治疗有限公司	国械注进 20233050613

附录 H 2023 年度国家科学技术奖励（医药卫生领域）

2023 年度国家自然科学奖获奖项目目录

编　号	项目名称	主要完成人	奖项等级
Z-103-2-04	高分子递药载体的构筑与功能调控研究	申有青（浙江大学） 顾　臻（浙江大学） 周珠贤（浙江大学） 唐建斌（浙江大学） 邵世群（浙江大学）	二等奖
Z-104-2-02	中国大气成分变化驱动因素及环境健康效应	张　强（清华大学） 贺克斌（清华大学） 刘　俊（北京大学） 郑　博（清华大学） 朱　彤（北京大学）	二等奖
Z-104-2-06	环境中耐药基因的形成和扩散机制	朱永官（中国科学院城市环境研究所） 苏建强（中国科学院城市环境研究所） 乔　敏（中国科学院生态环境研究中心） 陈青林（中国科学院城市环境研究所） 安新丽（中国科学院城市环境研究所）	二等奖
Z-105-2-01	负性情绪和社会竞争导致抑郁症的脑机制研究	胡海岚（浙江大学） 李　坤（中国科学院脑科学与智能技术卓越创新中心） 崔一卉（浙江大学） 汪　菲（中国科学院脑科学与智能技术卓越创新中心） 杨　艳（浙江大学）	二等奖
Z-105-2-02	环形 RNA 生成和功能机制的研究	陈玲玲（中国科学院分子细胞科学卓越创新中心） 杨　力（中国科学院上海营养与健康研究所） 刘楚霄（中国科学院分子细胞科学卓越创新中心） 张　杨（中国科学院分子细胞科学卓越创新中心） 沈　南（上海交通大学医学院附属仁济医院）	二等奖

续表

编　号	项目名称	主要完成人	奖项等级
Z-105-2-03	细胞命运稳定性与可塑性的表观遗传调控机制	朱　冰（中国科学院生物物理研究所） 李颖峰（中国科学院生物物理研究所） 徐　墨（北京生命科学研究所） 张珠强（中国科学院生物物理研究所） 袁　文（北京生命科学研究所）	二等奖
Z-105-2-04	T细胞免疫的触发机制	许琛琦（中国科学院分子细胞科学卓越创新中心） 杨　巍（中国科学院分子细胞科学卓越创新中心） 施小山（中国科学院分子细胞科学卓越创新中心） 吴　微（中国科学院分子细胞科学卓越创新中心） 李伯良（中国科学院分子细胞科学卓越创新中心）	二等奖
Z-106-2-01	炎-癌转化和癌前病变的分子基础和干预策略	黎孟枫（南方医科大学） 尹玉新（北京大学） 周伟杰（南方医科大学） 夏来新（南方医科大学） 蔡俊超（中山大学）	二等奖
Z-106-2-02	人类生殖发育表观遗传调控机制及代际传递规律研究	乔　杰（北京大学第三医院） 汤富酬（北京大学） 闫丽盈（北京大学第三医院） 严　杰（北京大学第三医院） 李　蓉（北京大学第三医院）	二等奖
Z-106-2-03	细胞外小RNA原创发现、功能与应用	张辰宇（南京大学） 巴　一（天津医科大学肿瘤医院） 张峻峰（南京大学） 曾　科（南京大学） 陈　熹（南京大学）	二等奖
Z-106-2-04	EB病毒致癌分子机制与靶向干预	曾木圣（中山大学肿瘤防治中心） LIU，QUENTIN QIANG（中山大学肿瘤防治中心） 贝锦新（中山大学肿瘤防治中心） 徐　淼（中山大学肿瘤防治中心） 白　凡（北京大学）	二等奖

编 号	项目名称	主要完成人	奖项等级
Z-106-2-05	免疫细胞新亚群及其调控机制	吴玉章（中国人民解放军陆军军医大学）	二等奖
		叶丽林（中国人民解放军陆军军医大学）	
		刘新东（中国人民解放军陆军军医大学）	
		朱　波（中国人民解放军陆军军医大学）	
		许力凡（中国人民解放军陆军军医大学）	
Z-106-2-06	生长因子FGFs调控糖脂代谢新功能与新机制	李校堃（温州医科大学）	二等奖
		徐爱民（香港大学）	
		黄志锋（温州医科大学）	
		林灼锋（温州医科大学）	
		李华婷（上海市第六人民医院）	

2023年度国家技术发明奖获奖项目目录（通用项目）

编 号	项目名称	主要完成人	奖励等级
F-302-2-01	多核磁共振成像（MRI）装备研制	周　欣（中国科学院精密测量科学与技术创新研究院）	二等奖
		李海东（中国科学院精密测量科学与技术创新研究院）	
		陈世桢（中国科学院精密测量科学与技术创新研究院）	
		娄　昕（中国人民解放军总医院）	
		赵修超（中国科学院精密测量科学与技术创新研究院）	
		刘买利（中国科学院精密测量科学与技术创新研究院）	
F-302-2-02	超声引导心脏病介入治疗技术及产品体系创建与国内外推广应用	潘湘斌（中国医学科学院阜外医院）	二等奖
		陈　娟（上海形状记忆合金材料有限公司）	
		张德元［先健科技（深圳）有限公司］	
		李安宁［先健科技（深圳）有限公司］	
		蒋世良（中国医学科学院阜外医院）	
		张凤文（中国医学科学院阜外医院）	

2023年度国家科学技术进步奖获奖项目目录（通用项目）

编号	项目名称	主要完成人	主要完成单位	奖项等级
J-253-1-01	创建外周－中枢通路修复肢体运动障碍的重大技术突破及理论创新	徐文东，顾玉东，张定国，冯俊涛，章晓辉，贾 杰，徐建光，邱彦群，李 铁，董 震，沈云东，曹晓华，张嘉漪，吴 平，蒋 苏	复旦大学附属华山医院，上海市静安区中心医院，上海交通大学，北京师范大学，华东师范大学，复旦大学	一等奖
J-204-2-01	《话说生命之宫》（上下卷）	谭先杰，向 阳，王海峰，周希亚，乔彩芬，刘欣燕，孙智晶，陈明雁，赵 峻，杨 华		二等奖
J-231-2-02	环境污染健康风险监测、管控与应急关键技术及应用	于云江，陈思莉，石利利，展思辉，龙 涛，丁 成，董光辉，向明灯，刘立鹏，杨 勇	生态环境部华南环境科学研究所，生态环境部南京环境科学研究所，南开大学，盐城工学院，中山大学，杭州谱育科技发展有限公司，中科鼎实环境工程有限公司	二等奖
J-233-2-01	肺癌放疗联合分子靶向和免疫治疗的关键机制与临床应用	于金明，邢力刚，邓刘福，陈大卫，伍 钢，袁响林，周彩存，袁双虎，邵 阳，王泉人	山东第一医科大学附属肿瘤医院，上海交通大学，华中科技大学同济医学院附属协和医院，华中科技大学同济医学院附属同济医院，上海市肺科医院，南京世和基因生物技术股份有限公司，江苏恒瑞医药股份有限公司	二等奖
J-233-2-02	鼻咽癌精准防治策略的创立及推广应用	马 骏，孙 颖，葛胜祥，唐玲珑，季明芳，柳 娜，张 媛，陈雨沛，毛燕萍，曹素梅	中山大学肿瘤防治中心，厦门大学，中山市人民医院	二等奖

续表

编号	项目名称	主要完成人	主要完成单位	奖项等级
J-233-2-03	突发病毒性呼吸道传染病防控关键技术体系创建及应用	王健伟，金 奇，任丽丽，李中杰，王全意，刘 忠，王丽萍，郭 丽，周 卓，张强锋	中国医学科学院病原生物学研究所，中国疾病预防控制中心，北京市疾病预防控制中心，中国医学科学院输血研究所，广州微远基因科技有限公司，北京卡尤迪生物科技股份有限公司，北京卓诚惠生生物科技股份有限公司	二等奖
J-233-2-04	小儿先天性心脏病介入诊疗体系创建及推广应用	孙 锟，李 奋，华益民，潘 微，陈 笋，傅立军，朱 铭，周爱卿，陈树宝，张 健	上海交通大学医学院附属新华医院，上海交通大学医学院附属上海儿童医学中心，四川大学华西第二医院，广东省人民医院，上海锦葵医疗器械股份有限公司	二等奖
J-234-2-01	中医药防治新冠病毒感染诊疗技术体系创建与应用	张伯礼，刘清泉，张俊华，张 炜，张 晗，夏文广，赵玉斌，宋新波，杨丰文，郑文科	天津中医药大学，首都医科大学附属北京中医医院，湖北省中西医结合医院，石家庄市人民医院，上海中医药大学附属曙光医院，武汉市中医医院，浙江大学	二等奖
J-234-2-02	中药材生态种植理论和技术体系的构建及示范应用	郭兰萍，黄璐琦，高文远，刘晖晖，杨 野，王 晓，韩邦兴，刘大会，周 涛，康传志	中国中医科学院中药研究所，中国中医科学院，天津大学，华润三九医药股份有限公司，山东省分析测试中心，皖西学院，贵州中医药大学	二等奖

续表

编号	项目名称	主要完成人	主要完成单位	奖项等级
J-234-2-03	经典方剂类方研究模式与中药配伍禁忌规律性发现的关键技术及应用	段金廒，范欣生，张艳军，唐于平，曹龙祥，ZHAO, TAO，钟赣生，王宇光，宿树兰，郭立玮	南京中医药大学，天津中医药大学，陕西中医药大学，济川药业集团有限公司，山东步长制药股份有限公司，北京中医药大学，中国人民解放军军事科学院军事医学研究院	二等奖
J-234-2-04	中医体质辨识体系建立及应用	王济，王琦，杨志敏，朱爱松，徐云生，李玲孺，李英帅，郑燕飞，白明华，黄鹂	北京中医药大学，广州中医药大学第二附属医院，浙江中医药大学，山东中医药大学，博奥生物集团有限公司	二等奖
J-234-2-05	中药质量检测技术集成创新与支撑体系创建及应用	果德安，季申，刘志强，刘艳芳，吴婉莹，李楚源，穆竟伟，钱勇，宋凤瑞，胡青	中国科学院上海药物研究所，上海市食品药品检验所，中国科学院长春应用化学研究所，中国科学院大连化学物理研究所，上海诗丹德标准技术服务有限公司，上海凯宝药业股份有限公司，广州白云山和记黄埔中药有限公司	二等奖
J-235-2-01	全球首创手足口病EV71疫苗研制及产业化	李琦涵，王军志，张云涛，李静，宋俐霏，李秀玲，梁争论，刘龙丁，沈心亮，莫兆军	中国医学科学院医学生物学研究所，中国食品药品检定研究院，中国生物技术股份有限公司，北京科兴生物制品有限公司，广西壮族自治区疾病预防控制中心	二等奖

续表

编号	项目名称	主要完成人	主要完成单位	奖项等级
J-253-2-01	骨性错颌畸形防治新技术体系的创建与临床应用	陈莉莉，张玉峰，林久祥，宋锦璘，金作林，毛靖，张珞颖，罗志强，苏彬，陈贤明	华中科技大学，武汉大学口腔医学院，北京大学口腔医院，重庆医科大学附属口腔医院，中国人民解放军空军军医大学第三附属医院，浙江新亚医疗科技股份有限公司	二等奖
J-253-2-02	胃癌转移防治关键诊疗技术创新与推广应用	王振宁，徐惠绵，王淑君，徐大志，靳照宇，刘云鹏，曲秀娟，宋永喜，苗智峰，刘福团	中国医科大学附属第一医院，沈阳药科大学，复旦大学附属肿瘤医院，明济生物制药（北京）有限公司	二等奖
J-253-2-03	膀胱癌精准微创智能诊疗技术创新与推广应用	林天歆，黄健，陈旭，王建辰，吴少旭，FAN, JIAN BING，陈长昊，何旺，钟文龙，冯嘉豪	中山大学孙逸仙纪念医院，深圳市精锋医疗科技股份有限公司，广州市基准医疗有限责任公司，赛维森（广州）医疗科技服务有限公司	二等奖
J-257-2-03	富含多糖的营养健康食品创制关键技术与产业化	聂少平，谢明勇，殷军艺，胡婕伦，黄延盛，钟虹光，黄晓君，胡流云，王君巧，尧梅香	南昌大学，无限极（中国）有限公司，江中食疗科技有限公司	二等奖
J-207-1-01	上海交通大学医学院附属瑞金医院血液病转化医学研究创新团队	陈赛娟，陈竺，赵维莅，沈志祥，李军民，糜坚青，WANG, KAN KAN，诸江，刘晗，胡炯，蒙国宇，韩泽广，王升跃，蔡宇伽，FAN, XIAO HU	上海交通大学医学院附属瑞金医院	创新团队奖

附录Ⅰ 英语缩略词表

英文缩写	英文全称	中文名称
ACT-EU	Accelerating Clinical Trials in the EU	《欧盟加速临床试验研究2022—2026年工作计划》
AMP	Accelerating Medicines Partnership	加速药物伙伴关系
AMR	Anti-Microbial Resistance	抗生素耐药性
ANCCA	Asian National Cancer Centers Alliance	亚洲国家癌症联盟
APHP	Assistance Publique Hopitaux Paris	巴黎公立医院集团
ATMP	Advanced Therapy Medicinal Product	先进疗法药品
BGTC	Bespoke Gene Therapy Consortium	定制基因治疗联盟
BLA	Biologics License Applications	生物制品药物
BMJ	British Medical Journal	《英国医学杂志》
BPD	Biological Product Development	生物产品开发
BRICS	Blood Bacterial Resistant Investigation Collaborative System	全国血流感染细菌耐药监测联盟
BsUFA	Biosimilar User Fee Act	《生物类似药使用者付费法案》
CAP	College of American Pathologists	美国病理学家协会
CAR	Chimeric Antigen Receptor	嵌合抗原受体
CCT	Complex Clinical Trail	复杂临床试验
CDE	Center for Drug Evaluation	国家药品监督管理局药品审评中心
CDER	Center for Drug Evaluation and Research	FDA药物评估和研究中心
CDRH	Center for Devices and Radiological Health	FDA器械和放射健康中心
CDS	Clinical Decision Support	临床决策支持
CKD	Chronic Kidney Disease	慢性肾脏病
CKDMC	Chronic Kidney Disease Management Center	慢性肾脏病全程管理中心
CNAS	China National Accreditation Service for Conformity Assessment	中国合格评定国家认可委员会
COVID-19	Corona Virus Disease 2019	新型冠状病毒感染
CPG	Clinical practice guideline	临床实践指南

续表

英文缩写	英文全称	中文名称
CTIS	Clinical Trials Information System	欧洲临床试验信息系统
CTR	Clinical Trials Regulation	《临床试验法规》
DPCC	Diabetes Prevention & Control Center	国家糖尿病标准化防控中心
DTN	Digital Transformation Network	数字转化网络
ECMO	Extracorporeal Membrane Oxygenation	体外膜氧合
EMA	European Medicine Agency	欧洲药品管理局
EMRN	European Medicines Regulatory Network	欧洲药物监管网络
FDA	U.S. Food and Drug Administration	美国食品药品管理局
FIH	First in Human	首次人体试验
GDUFA	Generic Drug User Fee Amendments	《仿制药使用者付费修正案》
GIN	Guidelines International Network	国际指南协作网
HFmrEF	Heart Failure with mild reduced Ejection Fraction	射血分数轻度降低的心衰
HFpEF	Heart Failure with preserved Ejection Fraction	射血分数保留的心衰
HFrEF	Heart Failure with reduced Ejection Fraction	射血分数降低的心衰
HIM	Holistic Integrative Management	整合医学
HMA	Heads of Medicines Agencies	欧洲药品局总部
IARC	International Agency for Research on Cancer	国际癌症研究机构
IBD	Inflammatory Bowel Disease	炎症性肠病
ICH	International Council for Harmonisation of Technical Requirements for Pharmaceuticals for Human Use	人用药品技术要求国际协调理事会
ICTRP	International Clinical Trial Registry Platform	国际临床试验注册平台
JAMA	Journal of the American Medical Association	《美国医学会杂志》
LVEF	Left Ventricular Ejection Fraction	左室射血分数
MDT	Multiple Discipline Team	多学科参与合作
MGH	Massachusetts General Hospital	马萨诸塞州综合医院
MHRA	Medicines and Healthcare products Regulatory Agency	英国医药和健康产品管理局
MM	Multiple Myeloma	多发性骨髓瘤
MMC	Metabolic Management Center	国家标准化代谢性疾病管理中心
MPS	Microphysiological Systems	微生理系统
MRD	Measurable Residual Disease	可测量的残留疾病

续表

英文缩写	英文全称	中文名称
MRD	Minimal Residual Disease	最小残留病灶
NCI	National Cancer Institute	美国国家癌症研究所
NEJM	New England Journal of Medicine	《新英格兰医学杂志》
NIH	National Institute of Health	美国国立卫生研究院
NLM	National Library of Medicine	美国国立医学图书馆
NME	New Molecular Entities	新分子实体药物
NSC	National Safety Council	美国国家安全委员会
OSTP	Office of Science and Technology	美国白宫科技政策办公室
PDUFA	Prescription Drug User Fee Act	《处方药使用者付费法案》
PMA	Premarket Approval Process	上市前审批制度
RWD	Real-World Data	真实世界数据
RWE	Real-World Evidence	真实世界证据
TGH	Toronto General Hospital	多伦多综合医院
UHN	University Health Network	加拿大大学医疗网络

致 谢

2024年初，中国生物技术发展中心组织国内临床医学专家和中国科学院上海营养与健康研究所生命科学信息中心（生命健康科技智库）团队，成立了《2024中国临床医学研究发展报告》（简称《报告》）编写组，开始进行全书的框架设计、信息收集、写作资料筹备等工作。《报告》延续了以往的框架结构，包括临床医学研究现状与趋势、2023年国内外临床医学研究政策与法规、2023年中国临床医学研究重要成果、2023年临床医学研究热点等内容。在编制过程中，编写组多次召开专家咨询会，组织一线临床研究、政策法规、科研管理等领域的权威专家对《报告》内容进行研讨，并邀请浙江大学潘纲教授团队就"脑机接口技术及临床应用进展"这一热点话题进行分析。

《报告》编写工作历时近一年，凝结了编写组与各位专家的心血和智慧。特别感谢参与《报告》撰写指导和意见咨询的各位专家，感谢《报告》中重要成果和进展的研发团队进行的细致审核。

最后，感谢编写组的辛勤付出及中国科学院上海营养与健康研究所的大力支持。

中国生物技术发展中心
2024年9月